动作发展视角下幼儿体质健康促进与干预体系构建

莫月红　著

中国原子能出版社

图书在版编目（CIP）数据

动作发展视角下幼儿体质健康促进与干预体系构建 / 莫月红著. --北京：中国原子能出版社，2024.4（2025.3重印）
ISBN 978-7-5221-3352-2

Ⅰ. ①动… Ⅱ. ①莫… Ⅲ. ①幼儿–体质–健康教育–研究 Ⅳ. ①R179②G613

中国国家版本馆 CIP 数据核字（2024）第 074672 号

内容简介

幼儿健康是国家和社会十分关注的话题，是整个健康教育周期的重要环节和基础环节。当前，我国幼儿身体活动水平不足、体质不容乐观等问题已严重影响到幼儿的身心健康发展，为此，针对幼儿体质健康和动作发展中存在的问题，如何科学有效地进行干预是值得思考的问题。本书以“动作发展”为视角，围绕幼儿体质健康和动作发展干预展开了多层面、多维度的探索。全书共包括七章内容，主要阐述了幼儿动作发展运动干预的认知与背景、幼儿体质健康促进与干预的理论基础、幼儿基本动作技能和综合运动技能发展、幼儿体质健康现状与动作发展水平调查分析、体育活动干预的指导与实施、体育游戏促进幼儿体质健康的方案、幼儿体质健康评价与动作发展干预效果检验等内容。

动作发展视角下幼儿体质健康促进与干预体系构建

出版发行	中国原子能出版社（北京市海淀区阜成路 43 号 100048）
责任编辑	蒋焱兰
责任校对	冯莲凤
装帧设计	北京华联印刷有限公司
责任印制	赵 明
印 刷	北京天恒嘉业印刷有限公司
经 销	全国新华书店
开 本	787 mm×1092 mm 1/16
印 张	15.75
字 数	250 千字
版 次	2024 年 4 月第 1 版 2025 年 3 月第 2 次印刷
书 号	ISBN 978-7-5221-3352-2 **定 价** 89.00 元

发行电话：010-68452845

前　言

《3～6 岁儿童学习与发展指南》（以下简称《指南》）把幼儿园生活和学习的孩子统称为幼儿，其中小班年龄为 3～4 岁、中班年龄为 4～5 岁、大班年龄为 5～6 岁。幼儿期是孩子身体发育较快的一个时期，身体机能、动作技能快速发展。在这一阶段，幼儿因为家庭成员的重点关爱和陪伴极有安全感，心态也很乐观。幼儿时期，孩子们是否具有强健的身体和健康的心理、良好的基本动作与综合运动技能，以及掌握基本的生活能力，这些都是他们后续年龄段学习和发展的重要基础。

幼儿健康是国家和社会十分关注的重要内容，也是整个健康教育周期的重要环节和基础环节，为后续阶段的健康教育奠定了基础。在《指南》中，身心健康是幼儿发展的重要目标，其中良好的体质是幼儿健康成长的基石，而作为促进和干预幼儿身体健康的重要途径的幼儿体育活动则备受瞩目。人体发育是每个人都要经历的，而幼儿阶段的动作发展在人体生长发育过程中则是不可逆转的，且动作顺序的发展也不可颠倒。无论是幼儿的大脑发育、语言和心理发展，还是身体素质的提高、良好个性的形成都与动作发展有着紧密的联系。可以说，动作发展与身体活动是幼儿体质健康促进的良药。然而，随着生活水平的逐年提高，幼儿的身体活动严重不足，力量、耐力、协调性等身体素质都没有得到良好的发展，体质健康状况不容乐观，而且动作技能的发展也较为缓慢，这些都对他们的身心健康产生了影响。幼儿阶段作为发展动作技能和塑造

良好身体素质的关键时期，如何抓住这一重要节点进行有效干预是值得人们关注和思考的。

本书以“动作发展”为视角，围绕幼儿体质健康和动作发展干预展开了多层面、多维度的研究，按照幼儿身心发展特征、动作发展规律和干预理论，通过调查与分析，找出幼儿体质健康和动作发展中存在的问题，有针对性地设计和实施体育活动干预方案，同时还对幼儿的游戏活动进行了重点介绍。全书共分为七章，主要阐述了幼儿动作发展运动干预的基本认知与时代背景、动作发展视角下幼儿体质健康促进与干预的理论基础、幼儿基本动作技能和综合运动技能的发展、现阶段我国幼儿体质健康现状与动作发展水平的调查和分析、幼儿动作发展体育活动干预的科学指导与实施、动作发展视角下体育游戏促进幼儿体质健康的方案研究、幼儿体质健康评价体系与动作发展的干预效果检验等内容。这些内容在有关研究的基础上有所深化或拓展，丰富了对幼儿动作发展的认知，旨在为幼儿体质健康和动作发展的干预提供一些理论依据。总体来说，本书内容完整、结构合理，注重科学性与可读性的有机统一。

由于作者缺乏经验，水平与时间有限，书中难免有疏漏之处，敬请广大教育工作者、读者批评指正。

目　录

第一章　幼儿动作发展运动干预的基本认知与时代背景……………………1

第一节　幼儿动作发展与动作发展干预概述……………………1
第二节　当前我国幼儿体育发展的现实困境……………………15
第三节　基本动作技能的发展对幼儿身心健康的影响……………………22

第二章　动作发展视角下幼儿体质健康促进与干预的理论基础……………………29

第一节　幼儿身体发展特征与规律……………………29
第二节　幼儿心理发展特征与规律……………………35
第三节　幼儿感觉统合发展的特征与规律……………………43
第四节　幼儿动作发展干预的四大理论……………………49

第三章　幼儿基本动作技能和综合运动技能的发展……………………58

第一节　幼儿动作发展的重点与教育建议……………………58
第二节　幼儿基本动作技能的发展特点与练习方法……………………64
第三节　幼儿综合运动技能的发展特点与练习方法……………………77

第四章　现阶段我国幼儿体质健康现状与动作发展水平的调查和分析……………………85

第一节　现阶段幼儿体质健康现状及存在问题……………………85

第二节　幼儿动作发展水平调查及存在问题 ······ 94
第三节　幼儿动作发展与体质健康关系的分析 ······ 109

第五章　幼儿动作发展体育活动干预的科学指导与实施 ······ 117

第一节　幼儿动作发展体育活动干预方案的制订 ······ 117
第二节　幼儿动作发展体育活动的创编与设计 ······ 128
第三节　幼儿动作发展的运动营养与安全防护 ······ 144

第六章　动作发展视角下体育游戏促进幼儿体质健康的方案研究 ······ 164

第一节　幼儿体育游戏开展意义与现状 ······ 165
第二节　体育游戏促进幼儿体质健康的方案设计与实施 ······ 179
第三节　自制器械与一物多玩在体育游戏中的运用 ······ 200

第七章　幼儿体质健康评价体系与动作发展的干预效果检验 ······ 218

第一节　幼儿体质与大肌肉动作发展的测量及评价 ······ 218
第二节　幼儿体育活动的运动量及其测定 ······ 225
第三节　幼儿动作发展的干预效果检验 ······ 229

参考文献 ······ 238

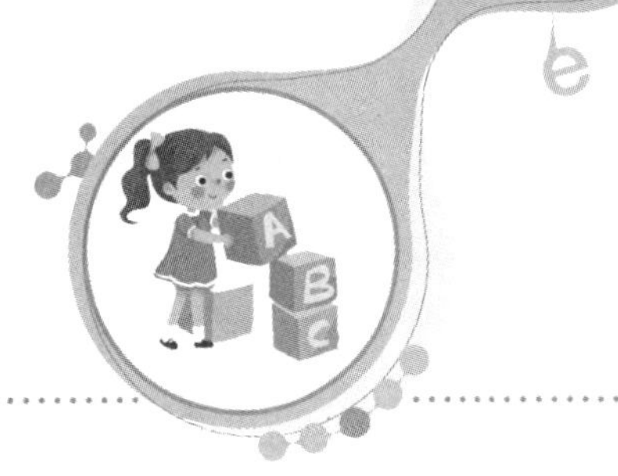

第一章 幼儿动作发展运动干预的基本认知与时代背景

第一节　幼儿动作发展与动作发展干预概述

一、动作与动作发展

（一）动作的定义

《辞海》将动作定义为举动和活动。《现代汉语词典》中，动作有名词和动词之分，在作为名词时，动作是指身体的活动；在作为动词时，通常指行动或活动。董奇和淘沙认为动作是身体活动的基础，是衡量身体能力的一种载体[①]。在运动学的领域，一般将动作当作是在特定的时空下，身体各部位协同发力所形成的活动模式，既包括身体多个系统进行的整体活动模式，也包括单一部位所进行的活动模式。动作是一个动态发展的复杂系统，任何一个动作的发生都是由动机所引发的，而且是由

① 董奇，淘沙. 动作与心理发展［M］. 北京：北京师范大学出版社，2004：3.

特定的肢体活动来实现的。

动作既是人出生后生长发育的核心，又是身体活动的基础，为人们的生存、生活、运动等技能的掌握提供良好条件。同时，动作通常都是在个体与环境进行互动时所发生的[①]。

（二）动作发展的定义

Clark 等认为动作发展是一个动态变化的过程，体现着人的一生中所有动作行为的变化[②]。Payne 则将动作发展当作是一个术语，用来描述人的一生中行为的变化，而且强调行为交互作用会促使动作发生相应的改变[③]。在国外，动作发展是作为一门学科而存在的，为了更好地促进幼儿的生长发育，以及有效识别动作发展中存在的问题，进而有针对性地实施干预。

从以上定义可知，动作是通过身体或肢体完成一定指向性和复杂性的活动，并且具有一定目的性。动作发展是一个动态的变化过程，是由多种因素的不断变化而形成的，例如人与环境相互作用、人与社会相互作用，而这一系列相互作用的结果就会导致动作发生改变。

通常来说，任何一个动作的发生都是有目的性的，如为了练习走路、跑步、抓握等。动作发展必然是动态的，可以将其认为是人一生动作变化发展的过程，但具体分析则应包含两个主要层面，即动作变化过程和结果，因为不同阶段的动作发展变化必然会形成不同的动作结果。

（三）粗大动作与精细动作

常把大肌肉群动作称为粗大动作、大肌肉动作，把小肌肉群动作称

---

① 雷园园. 功能性动作练习对大班幼儿身体活动能力影响的研究［D］. 河北师范大学，2016.

② Clark J E，Whitall J. What is motor development? The lessons of history［J］. Quest，1989，41（3）：183-202.

③ Greg Payne，耿培新，梁国立. 人类动作发展概论［M］. 北京：人民教育出版社，2008：173.

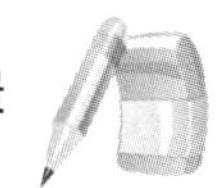

为精细动作、小肌肉动作。这些概念隶属于动作发展中的下位概念，主要根据参与工作肌群大小进行划分。

根据 Magill 的观点，粗大动作指的是需要大肌肉系统参与的动作，例如走、跑、跳、投掷、攀登等动作；而精细动作则需要小肌肉系统参与，包括手眼协调动作和手部精确性的手指、手腕动作，比如画画、穿扣子、使用筷子等动作[①]。此外，Payne 指出精细动作技能主要由小肌肉群运动而产生，典型的精细动作通常涉及与手部有关的动作行为，例如抓握、进食和书写[②]。

虽然人们对肌肉群进行了区分，但这种区分只是针对肌群参与工作的外在形式来说的，要知道人类的任何动作都是通过粗大动作与精细动作的共同配合而完成的，不能将二者分割开来。人体肌肉在参与身体活动时是作为完整体而存在的，不能分散工作。举例说明，当进行投篮动作时，在起跳进行投篮的准备动作阶段，下肢、躯干、上肢部位的大肌肉群会协同发力，而在篮球出手的瞬间，为了更好地控制球的方向和速度，就会充分利用手部的精细动作进行调整，争取投篮得分。也就是说，投篮动作看似都是大肌肉群的动作，但为了投篮落点准确则会通过小肌肉群的精细动作进行相应调整。因此，如何分辨是大肌肉群还是小肌肉群的工作，可以通过谁对完成目标起主导作用来进行判定。

（四）移动性动作与操作性动作

Haywood 等认为基本动作可分为移动性动作和操作性动作[③]。移动性动作指通过空间产生身体移动，包括跑、马步跑、单脚跳、滑步、立定跳远等。操作性动作包括操纵和控制物体的动作，包括如投掷、拍球、

① [美] 玛吉尔. 运动技能学习与控制 [M]. 7版. 张忠秋，等，译. 北京：中国轻工业出版社，2006：8.

② Greg Payne，耿培新，梁国立. 人类动作发展概论 [M]. 北京：人民教育出版社，2008：173.

③ Haywood K M，Getchell N. Lifespan motor development [M]. 4th ed. Champaign，IL：Human Kinetics，2005.

踢球、抛接、滚动等。Payne 等认为移动性动作通常是那些会产生空间位移的动作，如跑步、跳跃、攀登等[①]；操作性动作则是那些对具体物体，如篮球、标枪等进行控制的动作。常见的操作性动作包括投掷、挥、击、拍、踢、抛、接等动作。从以上可以看出，对于移动性动作和操作性动作的界定基本一致，移动性动作主要是通过时间、空间来改变身体位移，而操作性动作是通过身体来操作、控制物体的动作。

（五）动作技能

动作技能是指在为了完成某一任务时，如为了提高身体灵活性、加强手眼协调能力等，通过不断的练习和实践而掌握的一些特定动作和技能。例如，篮球运动员为提高实战能力，通过不断训练获得的运球、持球突破、投篮、盖帽等动作的知识经验和技能。可以认为，动作技能是在某一目标或任务的驱使下，通过一定时间的训练后所掌握的一种能力，且这种能力必须有着较高的质量，是经过自身的努力而习得的。

二、幼儿基本动作的发展界定

（一）幼儿基本动作概念界定

根据目前已收集到的资料，借鉴前人对动作、动作发展、基本动作技能等概念的界定，我们就可以对幼儿基本动作的概念进行界定，认为幼儿基本动作是指在成长发育过程中通过先天的遗传基础和不断地训练而掌握的身体活动的方式，是发展更高级别动作技术和掌握综合运动技能的基础。基本动作主要包括两种类型的动作：一是粗大动作，如行走、跑步、跳跃、攀登等；二是精细动作，如握笔、使用筷子、穿扣子等。例如，婴儿开始会爬，然后学会走路，随着身体发育可以逐渐掌握跑步、

① Greg Payne，耿培新，梁国立．人类动作发展概论［M］．北京：人民教育出版社，2008：200-239.

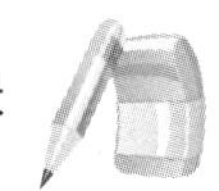

跳跃、攀爬等移动性动作技能，在获得这些技能的同时操控物体等精细动作技能也会随着身体协调性的增强而不断提升。

（二）幼儿基本动作的发展界定

在《汉语词典》中，发展指开展、进步的意思。《通用规范汉字字典》中，发展指开展、兴起、张开、扩大、放宽，陈列给别人看，发挥能力，显露的意思。英语中翻译为 develop，作为动词时指某事物或人的发展、发育、成长，逐步形成、产生的意思，作为形容词 developed 指先进的、发达的、成熟的。

在对幼儿的基本动作进行定义的基础上，再结合发展的概念就可明确幼儿基本动作发展的内涵，即在掌握基本动作技能的基础上，为促使幼儿动作水平向更好的方向发展，通过持续的训练获得的更复杂的动作技能，如单脚站立、闭目转圈、走平衡木、抓杠垂悬等。基本动作的发展最终目的是更好地满足生存、生活、学习和玩耍等方面的需要。在幼儿的基本动作发展中，发展的内容是基本动作，发展的前提是已经获得的遗传基础。例如，3 岁左右的幼儿会跑、会跳，在经过小班和中班阶段的体育活动练习后，可以掌握投掷、钻、爬、攀登等更复杂的动作技能，进而形成出色的运动技能。因此，幼儿的基本动作发展是动态的变化过程，是在他人不断指导下经过持续练习后而获得的复杂动作技能，这些也是他们未来进行更高级身体活动的基础。

三、幼儿动作发展的特征与规律

在 3～6 岁这一阶段，随着身体的发育幼儿的基本动作技能会得到显著发展，这一时期也被认为是幼儿发展基本动作技能的关键节点[①]。在这

① 陈皆播. 幼儿跑步动作发展规律的纵向研究［D］. 北京体育大学，2018.

一阶段，幼儿开始学习和掌握一系列关键的动作技能，如跑步、跳跃、投掷、钻、爬等，这些技能会对他们的日常生活和未来参与体育锻炼产生重要的影响。

3～6 岁，幼儿具有一定的反射和预先适应能力，这也是他们掌握基本动作技能和综合运动技能的前提条件。例如，4 岁左右的幼儿可以进行骑小自行车的活动，但这需要预先适应能力来保持他们身体的平衡，与此同时，反射能力可以保证他们在摔倒等意外发生时快速做出反应，如改变体位和姿势以稳定身体。同时，随着年龄的增加，身体会逐渐发育，此时幼儿会因为受到外部环境的影响逐渐发展出由大脑皮质所控制的更高级的自主性动作。与反射和预先适应能力这种受身体内部因素影响较大的动作相比，由外部因素影响的自主性动作表现更为复杂，需要外在机制的影响和长期的练习才能形成。这一阶段的动作主要包括粗大动作和精细动作，但主要以粗大动作发展为主，精细动作仅限于拿笔写字、使用筷子、穿扣子等。

（一）幼儿动作发展的序列和特征

幼儿基本动作的发展是遵循固定的序列的，且每个序列都会表现出一定的特点。通过这些序列和特点可以辨别基本动作发展的情况，以便在发现问题时可以及时干预。例如，当幼儿学会站立并尝试迈出第一步时，就标志着基本动作的发展序列在前进。随着年龄的增加，则会逐渐掌握行走、跑步、跳跃、投掷等更为复杂的动作技能。值得注意的是，这种序列和特点强调的内容是幼儿动作的形式或行为，也就是动作形式的质变，而非关注量变。比如，当幼儿学会了行走和跑步后，这代表着他们的肌肉力量、身体协调性等身体素质有了质的变化，而不仅仅是肌肉数量上的增加。

就基本动作整体发展的序列和特征而言，因幼儿的动作发展是动态变化的，这会通过不同阶段来表现出来，且不同阶段的数量因动作技能

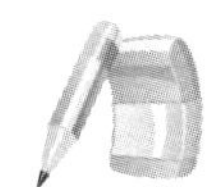

的不同而表现出一定的差异，但都可以表明幼儿基本动作技能是渐进发展的。例如，在发展跑步这一动作技能时，可以分为不同的阶段，即在经过高位跑→中位跑→低位跑三个阶段后，会逐渐形成熟练跑的能力。表 1-1 整理出了 11 种基本动作整体发展序列及特征①。

表 1-1　基本动作整体发展序列及特征

基本动作	阶段一	阶段二	阶段三	阶段四
爬	伏地爬行：胸腹部着地、手伸向前方，利用手臂的力量拖动身体前进，腿几乎没有发挥作用	手膝爬行：胸腹离开地面、依靠手和膝盖移动前行。从同侧身体协调发展到对侧身体协调	手脚爬行：头部稍抬起，手脚触地，肘关节和膝关节基本伸直。从同侧身体协调发展到对侧身体协调	攀爬：由同侧手脚同时攀爬，发展到手脚交替攀爬
走	双臂抬高：步幅小，头向前伸，两腿间距大，手臂高抬摆动，走路不稳	偶尔脚跟着地：行进较平稳，偶尔脚后跟着地，过渡到脚前掌着地。步长一致性有所增加，膝关节不再摇晃。手臂在身体两侧，有时左右摇摆	腿部动作较连贯：脚跟到脚尖着地的过程中，身体重心移动自如，膝关节轻微的弯曲使前腿的伸展和直立动作自如产生。两臂协调向相反方向摆动	熟练动作：步长基本保持一致，动作节奏流畅自然，手臂和腿摆动协调。两腿间距小，小部分脚尖着地动作
跑	高位保护跑：手臂高位保护，脚扁平着地，步幅小，两脚与肩同宽	中位保护跑：手臂中位保护，身体直立，膝关节接近伸展	低位保护跑：手臂反向摆动，脚跟—脚趾伸展，肘关节几乎伸直，脚跟—脚趾着地动作	熟练跑：疾跑时脚前掌着地，手臂协调有力摆动，肘关节自然弯曲
前滑步	断续跳：类似有节奏的不平衡跑，腾空阶段，后腿超过前腿	后腿僵硬：速度缓慢，断续节奏，后腿僵硬，臀部常侧倾，垂直方向动作夸张	有节奏跳：流畅富有节奏，适中的速度，脚距离地面近，髋部向前送	—
垫步跳	不连贯垫跳步：不连贯，缺乏节奏，缓慢而勉强地动作，手臂摆动不协调	手臂和腿高抬：手臂高抬帮助身体上升，有一定节奏地跳	熟练地连续垫跳：轻松有节奏，双手在体侧，单脚起跳时蹬地有力	—

① Greg Payne，耿培新，梁国立. 人类动作发展概论［M］. 北京：人民教育出版社，2008：197-259.

续表

基本动作	阶段一	阶段二	阶段三	阶段四
单脚跳	摆动腿在体前：大腿与地面平行，身体垂直，手臂处于肩部位置	摆动腿在体侧：摆动腿膝关节弯曲在前，脚在后，身体稍微前倾，两侧手臂随重心而上下移动	摆动腿在支撑腿后：摆动腿膝关节弯曲，身体有较大前倾，两侧手臂随重心移动	摆动腿协调摆动：摆动腿有力摆动，身体前倾，手臂与摆动腿协调反向摆动
立定跳远	手臂制动：手臂动作僵硬无摆动，垂直向上跳，腿没有伸展	手臂稍有摆动：手臂如钟摆，垂直向上跳，腿部接近完全伸展	手臂向前上方摆动：起跳时手臂向前移动，肘位于躯干的前面，手臂摆动至头，起跳角度大于45°，膝关节几乎完全伸直	身体舒展地跳：起跳时手臂和腿部完全伸展，起跳角度接近45°，落地时屈膝缓冲
投掷	砍：身体向前，手臂砍切动作，下肢静态支撑，躯干无扭转	扔掷：手臂上挥扔掷，稍有转体动作，后续动作手臂超过身体	同侧跨步：手臂高挥，同侧上步，躯干小幅度扭转，手臂后续动作超过身体	异侧跨步：手臂高挥，异侧上步，躯干扭转，手臂超过身体
接球	延迟反应：手臂延迟反应，手臂向前伸展，能触球	抱球：手臂先向两侧伸展，然后做弧线画圈动作，将球抱在胸部	捞球：用胸触球，手臂前伸到球的下方，用手将球抱住，脚移动接球	手接球：只用双手接球，原地或迈出一小步
踢球	原地用脚推球：腿稍微或没有摆动，原地站立用脚推球，推球后经常后退	原地腿摆动：腿稍向后摆动，原地站立，手臂和腿反向摆动	移动踢球：脚以较小的弧度迈出，胳膊反向运动，踢球后脚向前或侧迈步	跨步踢球：跨步接近球，躯干后倾，踢球后身体跟进
挥棒击球	砍：用球棒从上向下砍，双脚原地不动	推：水平方向将球推出，稍转体，双脚原地不动或迈出一小步	同侧上步：迈出同侧腿，斜向下挥动击球	异侧上步：异侧腿上步，击球，身体转动挥棒击球

动作的发展在生长发育的过程中，按照从整体的、粗大的动作到局部的、精细化的动作不断完善和提高。精细动作主要指与手部动作相关的小肌肉群动作，生活中常见的精细动作包括抓握、书写、描画、穿珠、裁剪、系绳子、搭建积木、使用餐具等。以绘画书写为例，幼儿在3岁左右就可以用笔照着涂写简单的线条、图形，到4岁左右时能照着画出

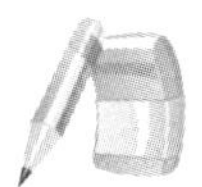

更为复杂的圆形和“X”形，到5岁左右就能画出至少有6个身体部分的人物形象，6岁左右就能写出自己的名字，说明手部精细动作的发展是迅速的，并且是按照由简单到复杂的过程逐渐发展的。幼儿通过感知觉、触觉等与外部世界进行信息交换，手是幼儿认识事物的重要途径，不但反映了精细动作发展水平而且还反映了心智发展水平。

（二）幼儿动作发展的阶段特征

幼儿的动作发展通常都是在特定年龄段内逐步形成和掌握的，有着明显的阶段性特征，而且这种动作特征通常是与他们的身心特点相契合的。因此，在发展幼儿的基本动作技能时，必须要以身心特点为依据，选择具有针对性的活动来发展不同的基本动作技能，这既可以满足幼儿身心特点和动作发展的需要，又能在特定阶段内通过动作发展来提高他们的体质健康水平。例如，幼儿在2岁左右会开始尝试快速移动，但因身体协调性较差导致动作笨拙，步伐不稳健，而到了4岁左右，跑步动作明显自然敏捷，可以熟练地向不同方位奔跑，并能自主控制跑步的速度。再如，在3岁左右，幼儿开始尝试跳跃，通常都是双脚同时离地进行一些简单的跳跃动作，但因为平衡能力较差在落地时容易摔倒，而到了5岁左右，幼儿的跳跃动作变得更加灵活，可以进行单脚跳或连续跳跃动作，而且落地时可以很好地保持身体的平衡。这些都可以表现出幼儿在不同阶段内跑步及跳跃动作技能的发展特征，而且每个阶段随着身体发育其动作技能也会随之提高。因此，在幼儿的不同年龄阶段，想要发展他们的基本动作技能和促进体质健康，就要以身心发展为基础，有针对性地进行动作设计，并利用丰富的游戏形式来开展动作练习。

（三）幼儿动作发展的一般规律

幼儿的动作发展是一个动态的过程，基本动作技能水平既会随着年龄的增加而不断提升，也会按照一定的规律而顺序发展，如先学会行走进而学会跑步，但同时又存在着多变性[①]。可以说，幼儿的动作既按照一定常规模式发展，但由于干预又复杂多变。动作发展的一般规律如下。

1. 整分规律

动作发展的整分规律具体是指，幼儿在发展特定动作技能时，通常会经历一系列的分阶段的发展过程，且每个阶段都会表现出一定的特征[②]。刚出生的婴儿，他们的动作因为未经过分化是较为笼统的，当身体开始发育，神经系统传导信息后，他们的动作会开始分化，且随着动作练习的增多，大肌肉群动作开始不断分化，此时的动作更多的是小肌肉群的局部动作和一些专门动作；在幼儿后期，神经系统进一步完善，身体动作的练习也不断增多，此时幼儿对自身小肌肉群动作的控制比较好，就会对局部动作进行整合，整体动作开始变得准确和复杂，这也就是幼儿动作发展的整分规律。例如，幼儿在爬行技能的发展中，会经历从仰卧爬→俯卧爬→手膝爬行的过程，且每个阶段都有不同的特征和表现。

2. 首尾规律

首尾规律指的是在幼儿的动作发展过程中，一些基本的动作通常会遵循由头到脚的发展顺序[③]。刚出生的婴儿最先学会的动作就是抬头，然后随着月份变大慢慢学会翻身、坐和爬。随着年龄的增加，幼儿可以逐渐形成站立、行走、奔跑等动作技能。比如，幼儿可能在 10 个月左右尝试站立，然后在 12 个月左右开始行走，最终在 2 岁左右能够熟练奔跑。这也表明，幼儿往往身体上肢的动作是最先学会的，然后随着生长发育逐渐学会下肢的动作技能。

---

① 李玉宝. 简析学生体育动作的科学化学习［J］. 教学与管理（理论版），2010（4）：101-102.

② 许燕. 游戏教学：让幼儿快乐成长［J］. 黑河学院学报，2013，4（3）：67-69.

③ 张利芳. 动作发展视角下的幼儿体育游戏创编探究——以操作性技能为例［J］. 当代体育科技，2018（21）：246-247.

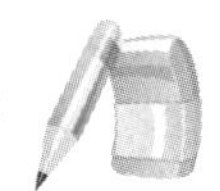

3. 大小规律

幼儿的动作发展体现出了明显的大小规律，即最初发展粗大动作技能，随着神经系统的发育逐渐发展精细动作技能。粗大动作主要是行走、奔跑、跳跃等技能，而精细动作主要指的是手部和手指的动作，如握笔、系鞋带、扣扣子等。

2 岁左右：幼儿的粗大动作开始发展，能够自如地行走，并且开始尝试奔跑，但动作较为笨拙，可能会摔倒；在精细动作方面，幼儿可以进行简单的握笔、叠积木等活动，但动作协调性较差，只能拿起大块的积木。3 岁左右：幼儿的粗大动作方面，奔跑动作变得更为自然敏捷，能够较好地控制奔跑的速度和方向；在精细动作方面，幼儿能够进行简单的剪纸、画图等活动，且因为手眼协调性有所提高，已经可以剪出一些简单的图形。4 岁左右：幼儿的粗大动作方面，跳跃动作变得更为灵活，能够掌握单脚跳跃或者连续跳跃等更加复杂的动作技能；在精细动作方面，幼儿可以进行较为复杂的手部操作，如系鞋带、画出简单图形等。5 岁左右：幼儿的粗大动作方面，已经可以进行更为复杂的动作，如攀登攀爬架、滑滑板等；在精细动作方面，幼儿能够进行复杂且细致的手部动作，如进行绳子打结、拉拉链等。

4. 远近规律

远近规律主要是指幼儿的动作发展遵循着由远端到近端的发展顺序。远端指的是离躯干较远的外围部位，如手和脚；而近端指的是离躯干较近的部位，如大臂、大腿等。在幼儿的动作发展中，离躯干越近的身体部位的动作技能往往会先于离躯干较远部位的动作技能得到发展。例如，幼儿的大臂和大腿往往会先发育，会先掌握手膝爬的动作技能，然后随着生长发育，手部和脚部开始发展动作技能，如慢慢学会握笔、抓取玩具等。

5. 无有规律

无有规律指的是幼儿动作发展的过程，从最初的无意识、本能的动作逐渐转变为有意识的、可控制的动作。在早期，幼儿的动作大多都是无意识的、不受控制的，没有特定的目的性，主要受外界客观刺激的影响，如婴儿时期的头部转动动作可能会随着光线方向的变化而变化。随着生长发育，幼儿的动作逐渐受到意识的支配，动作变得更加主动和有目的性，即使在没有外部客观刺激的情况下，他们也能够主动地、有目的地去接触事物。比如，随着年龄的增加，幼儿可能会学会有意识地伸手去抓取玩具或者走向感兴趣的物体，这些行为都表明了他们的动作发展从无意识到有意识的过渡。总之，外界的刺激可以促使幼儿发展自己的有意识学习和控制动作的能力。

四、幼儿动作的发展干预

（一）幼儿动作的发展干预界定

在对幼儿基本动作及幼儿动作发展有了一定认识后，如何更科学、有效地发展幼儿基本动作？进行合理的干预是一种重要方式。《辞海》中将干预定义为：“预，亦作：‘与’，过问别人的事，关涉”。《古代汉语词典》中干预指干涉、关涉。

本书中的干预指的是为了提高幼儿的动作发展而进行的有目的、人为的干涉和干预。在幼儿体育活动过程中，应根据实验的要求和规定的内容，设定好因变量和自变量，对实验过程严格控制，也就是要将动作发展作为因变量，干预内容作为自变量，并采用对照实验的方法分别测试实验对象干预前后的动作发展状况，然后分析实验前后的具体差异及影响因素，从而对干预效果进行较为细致的检验。通过科学地设计干预

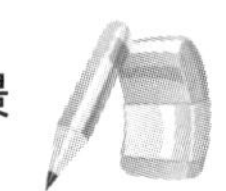

方案并实施该方案，最终促使幼儿基本动作进一步得到有效发展。

（二）幼儿动作发展干预的研究现状

在幼儿动作发展的研究领域中，动作发展干预占有重要的地位，国内和国外的学者纷纷对动作发展干预展开了大量的研究，并取得了一定的成果。

1. 动作发展干预类型

根据幼儿学习与生活的场所环境，可以分为学校干预、家庭干预、社区干预、综合干预 4 种类型。通过相关文献可以发现，动作发展干预类型研究主要集中在学校，而家庭、社区及综合干预相关研究较少，可能与幼儿日常生活主要在学校有关。

2. 动作发展干预内容

从我国学前教育专业教材中对体育活动内容分类可以看出，我国幼儿体育活动主要内容可分为基本动作类、基本体操类、体育游戏类、运动器械类、民族体育活动及其他项目（冰雪项目、游泳、定向运动、律动等）。基本动作练习之所以能够在学前教育中占有重要地位，其原因就在于幼儿基本动作的发展会对他们的身心发育、体质健康、运动能力等方面产生重要的影响，而且基本动作的良好发展也为实现学前体育教育目标奠定了基础。

3. 动作发展干预方案

幼儿动作发展干预能否达到预期的效果主要取决于所制订的干预方案是否科学、有效。干预方案的制订是一项系统工程，需要考虑影响幼儿动作发展的诸多方面。因此，如何科学有效地制订干预方案成为值得关注的问题。

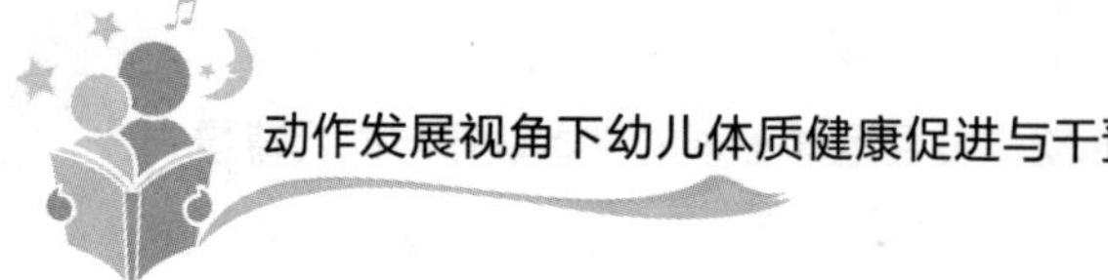

根据辛飞①、吴升扣②等的研究可以看出，目前干预方案设计总体的思路是按照“实验前测—干预实验—实验后测”对比的模式，把研究对象分为实验班和对照班，多数是准实验设计。干预项目选择多以基本动作类、体操类、游戏类为主，年龄上多数以3～6岁为主，少数研究仅针对某一年龄阶段进行干预。干预周期差异较大，有1年、32周、16周、12周，最少的8周，多数为8～12周。每周活动次数最多5次，多数研究在2～3次。每次活动时间上差异较大，多数为25～40分钟，但还有研究为每次1小时。多采用TGMD工具进行测试。目前多数研究并没有给出更为详细、更科学的干预方案。因此，在干预时应围绕干预目的、干预模式、干预内容、干预时间、强度负荷、教学指导、干预评价等诸多要素进行统筹设计。

4. 动作发展干预效果

动作发展干预效果是干预研究的重要内容，也是干预的主要目的。多数研究表明实验干预后，实验班幼儿粗大动作发展总体水平高于对照班，精细动作也有所发展。例如，在移动性动作方面，实验班幼儿在空间中移动或改变身体位置的能力，比如爬行、行走、奔跑等优于对照班；在操作性动作方面，实验班幼儿使用手部和手指进行精细动作和手眼协调的能力，比如抓握、拧转、握持等优于对照班；在稳定性动作方面，实验班幼儿保持身体平衡和控制身体姿势的能力，比如站立稳定、保持姿势、身体控制等优于对照班。这些都说明多数干预取得了一定效果。

从动作发展的干预研究中发现以下情况。① 以场所划分的干预类型多数以园所干预为主，家庭、社区及综合干预相关研究较少。一方面可

---

① 辛飞，蔡玉军，鲍冉，等. 国外幼儿基本动作技能干预研究系统评述［J］. 体育科学，2019，39（2）：83-97.

② 吴升扣，姜桂萍，李曙刚，等. 动作发展视角的韵律性身体活动促进幼儿粗大动作发展水平的实证研究［J］. 北京体育大学学报，2015（11）：98-105.

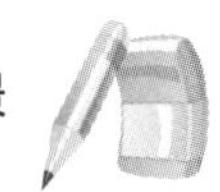

能与幼儿一日生活主要集中在园所有关；另一方面从实验控制来看，单一干预类型实验控制难度相比综合干预要小。② 体育活动干预内容研究方面，主要集中在基本动作类、体操类、游戏类的干预。③ 在干预方案制订上，多数研究表明干预取得了一定效果，但对所实施的干预方案缺少具体性的描述，且对于干预类型、活动的频次、活动量与强度、干预效果测评等有不同的描述，内容精准性不高。④ 干预效果方面，多数研究表明实验班干预后较干预前动作发展水平有所提高，表明干预实验取得了一定效果。

第二节　当前我国幼儿体育发展的现实困境

一、国家对幼儿健康的重视与期盼

国家对幼儿健康的重视与期盼体现在多个方面，包括政策法规、教育投入和社会关注等方面。首先，政府出台了一系列针对幼儿健康的政策。例如实施的《国民营养计划纲要（2017—2030 年）》，旨在改善全民营养状况，特别是关注儿童和青少年的营养健康。这个计划提出了一系列关于幼儿膳食、学校营养和家庭营养的具体政策措施，以保障幼儿的健康营养与成长。其次，加大了对幼儿教育的投入。近年来，国家对幼儿园教育的政策支持力度不断增加，例如，实施了普惠性幼儿园建设工程、提高了对普惠性幼儿园的补助力度，以确保更多的幼儿能够接受良好的早期教育。此外，社会各界也对幼儿健康给予了广泛关注。例如，一些地方政府和非营利组织积极开展健康促进活动，为幼儿提供免费的健康体检和疫苗接种服务，以提升幼儿的健康水平。这些政策措施表明国家对幼儿教育的重视，以及对幼儿健康的共同期盼，希望为每个幼儿

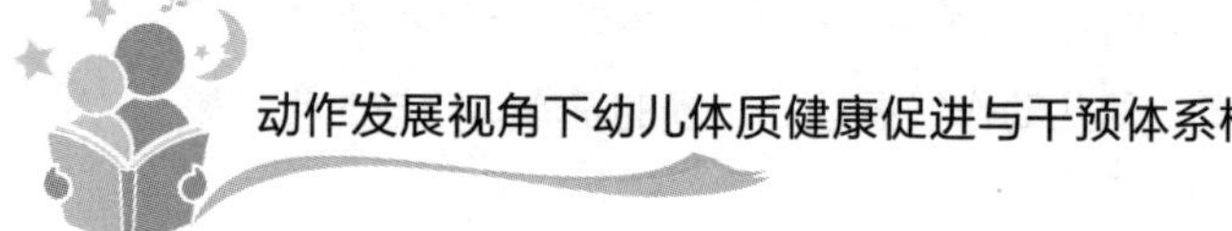

提供良好的成长环境。在体育强国建设的道路上，幼儿健康作为全生命周期健康发展的基础阶段，具有特殊的地位与作用。国家陆续颁布的相关文件和提出的具体要求都表明了国家非常重视幼儿教育改革，也足以证明幼儿健康已经引起高度关注，特别是儿童青少年健康问题更是重中之重。

在学前教育阶段，国家相继颁布了各项指导文件，为幼儿身心健康发展保驾护航。2001 年，《幼儿园教育指导纲要（试行）》对幼儿园教育内容进行整体划分，主要包括健康、语言、社会、科学、艺术几大领域，其中健康是第一关键的领域，而在健康领域中，幼儿体育则是不可或缺的组成部分。文件指明要充分考虑幼儿的想法，用能引起幼儿兴趣的方式增强其基本动作能力，继而提高动作的协调性，促使幼儿的各项动作更加灵活。2012 年版《3～6 岁儿童学习与发展指南》依据《幼儿园教育指导纲要》的精神，从上述五个领域描述了幼儿的学习与发展，其中在健康领域首次将动作发展作为子领域。2016 年版《幼儿园工作规程》总则第五条提出“促进幼儿身体发育与身体机能的同步发展与协调发展，增强幼儿体质；促进幼儿身体健康与心理健康；培养幼儿良好的生活习惯；提高幼儿参与体育活动的积极性”；第二十五条要求“在开展基本活动时要以游戏的形式为核心，利用不同的游戏活动发挥教育作用”。以上关于学前教育的三个纲领性指导文件，提出了幼儿学习与发展的目标和教育建议，为幼儿园的规范化管理、教师的保教工作、幼儿的身心发展提供了政策保障，但“如何采取有效措施高效达成教育教学目标”这一问题没有比较准确的答案，还需在未来工作中不断进行探究和探索。

二、当前我国幼儿体育发展的现实困境

随着我国经济社会的快速发展，人们的生活方式发生了改变，肥胖、超重等问题已成为制约儿童青少年健康发展的重要问题。2019 年，首都体育学院联合体育机构发布的《中国 3～6 岁幼儿体质研究报告》显示，

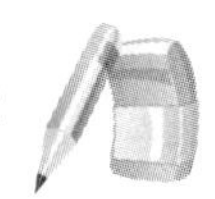

我国 3～6 岁幼儿肥胖问题比较严峻，幼儿肥胖总检出率为 7.2%，男性幼儿肥胖检出率（7.8%）高于女性幼儿（6.6%），6 岁幼儿肥胖检出率最高（男 9.6%、女 9.1%），已逼近我国小学生的肥胖检出率。幼儿体质测试呈现出“两低”特点：一是体质测试评分总体合格率较低，近 1/5（18.4%）幼儿体质测试评分未达到合格标准；二是优秀率（3.4%）和良好率（14.6%）较低，二者相加不足 20%[①]。根据整体情况可以看出，中国 3～6 岁幼儿体质水平与健康水平偏低，造成这一问题的主要原因在于此年龄段的幼儿体育活动时间不充足、体育活动强度不到位。

幼儿时期是儿童基本动作技能快速发展的一个时期，动作发展是否良好、体质水平是否健康直接影响着他们未来的生活和学习。然而，当前我国儿童基本动作发展水平不容乐观，李静等对山东省济南市 1 046 名 3～10 岁的儿童进行粗大动作发展测试，结果表明济南市儿童动作发展出现迟缓的达到了 62.33%。与美国儿童相比，济南市儿童基本动作整体发展优秀的较少（0.9%），而发展滞后的人数较多（38.05%）[②]。任园春等对北京市某普通小学一年级 45 名学生动作发展进行调研，发现有 46.7%学生的位移动作和 35.6%学生的物控动作发育落后于现年龄 6 个月以上[③]。笔者也采用大肌肉动作发展测试量表（TGMD-2），对浙江省 108 名 3～6 岁幼儿进行 12 个大肌肉动作测定，结果表明，浙江省 3～6 岁幼儿大肌肉动作发展水平一般。因此，在幼儿时期对孩子们的动作发展进行及时的干预是非常重要的。

目前，我国幼儿体育活动仍面临着一些挑战，包括缺乏统一的教材和课程标准，以及缺乏具体的评价标准。许多幼儿园依赖自己的园本教

---

① 央广网. 警惕！学前“小胖墩儿”太多了［EB/OL］.（2019.12.12）［2022-10-20］. https://baijiahao.baidu.com/s?id=1652672581419622312&wfr=spider&for=pc.

② 李静，刁玉翠. 3—10岁儿童基本动作技能发展比较研究［J］. 中国体育科技，2013，49（3）：129-132.

③ 任园春，李亚梦，张茜，等. 小学一年级学生动作发展测评方法探索［J］. 中国学校卫生，2017，38（8）：1248-1251.

材，这可能导致幼儿园的体育活动与实际目标存在偏差。根据周毅等人对广州市幼儿园体育活动的调查发现，幼儿在体育活动中缺乏个体主体性的发挥，常常表现出动作协调性差、动作不规范的情况。此外，研究还发现幼儿园的体育活动具有明显的竞技化特征，并且有些幼儿园为保护孩子的安全，很少组织孩子使用大中型活动器械，导致幼儿很少有机会接触这类活动器械；有些教师在体育活动过程中并未及时指导幼儿的基本动作，同时也未能注意到要采取有效教学手段提升幼儿的身体素质。[①]钱建龙提出幼儿素质教育最关键的是开展以动作发展为主的练习活动，这样的活动有针对性且具备不容忽视的教育价值。但根据日常调研发现，在当前，我国动作教育面临着严峻的“三无”问题：一是缺乏专门开展动作教育培训的相关机构；二是缺乏具备一定专业能力的动作教育人才；三是缺乏相对完善的动作教育理论、教育计划、教育教材等支持，甚至在国民教育体系中，也很难找到完整的幼儿动作教育内容。[②]而在英国、美国等西方发达国家，他们有明确的幼儿身体发展与健康目标，同时根据动作幅度进行分类，分出粗大动作与精细动作并将这些动作作为体育活动与体育学习的子目标，与幼儿园课程相结合。比如，芬兰的学校体育课程中就包括了丰富多样的动作教育内容，从简单的动作技能到复杂的运动项目，都得到了充分的关注和培养，在这样的体育课程中，幼儿因为接触到了各种不同的动作形式，从而促使他们的动作技能可以全面发展。

目前，我国一些幼儿园在保教过程中还存在小学化特征和成人化特征的问题，这表现在教育内容、教学方法和学校管理等方面。例如，有些幼儿园过早地开展学前教育，忽视了幼儿的生活、游戏和体验性学习，在教学中过度强调课堂纪律和秩序，将幼儿对待学习的方式过度标准化，要求幼儿在课堂上保持安静、坐姿端正，这些都忽视了幼儿的个体差异

① 周毅，庄弼，辛利. 儿童早期发展与教育中最重要的内容：动作教育与综合训练［J］. 广州体育学院学报，2014，34（6）：108-112，120.

② 钱建龙. 对动作教育的若干思考［J］. 体育学刊，2007，14（1）：82-84.

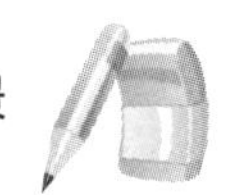

和发展需求。再如，有些幼儿园可能对幼儿的行为要求过于严格，限制了幼儿的自由游戏和探索时间，这种成人化要求特征可能会影响幼儿的自主性和创造性，阻碍他们全面发展。

三、当前幼儿体育发展的具体问题

（一）政策重视，但操作性不足

在人一生受教育的过程中，幼儿教育可以说是最初的起点，也是最为基础的教育阶段。有专家认为，在幼儿教育阶段对幼儿开展各类教育活动可以获得很好的效果，因为幼儿有着很强的可塑性，所以幼儿教育的投资获益比很高[①]。从政策层面分析，我国一直重视幼儿体育教育，从新中国成立之初颁发的《幼儿园暂行教学纲要（试行）》到 2001 年颁发的《幼儿园教育指导纲要（试行）》均强调“对幼儿实施体、智、德、美、劳的全面发展教育方针”，将体育摆在幼儿园教育阶段的首要位置，《3～6 岁儿童学习与发展指南》同样延续了这一方针。但事实上这些政策倾向于“纸上谈兵”，缺少对应的具体实施措施与方案，未将幼儿健康教育的主体责任落实到个人，所以这些政策实施难度大，无法起到应有的作用。2018 年，国内首部《学龄前儿童（3～6 岁）运动指南（专家共识版）》发布，首次以幼儿体育运动为核心提出针对性强、可行性强的指导意见，这有利于实现幼儿体质健康工作的顺利开展与稳定发展。

（二）家园共育缺乏有效平台

目前，家园共育缺乏有效平台，导致幼儿园和家庭之间的沟通与合作存在一定障碍。一方面，由于工作繁忙，许多家长很难参与学校的家

① 周亮，邱苗，杨斌. 我国幼儿体育发展的机遇、困境与对策研究［J］. 山东体育学院学报，2020，36（1）：36-41.

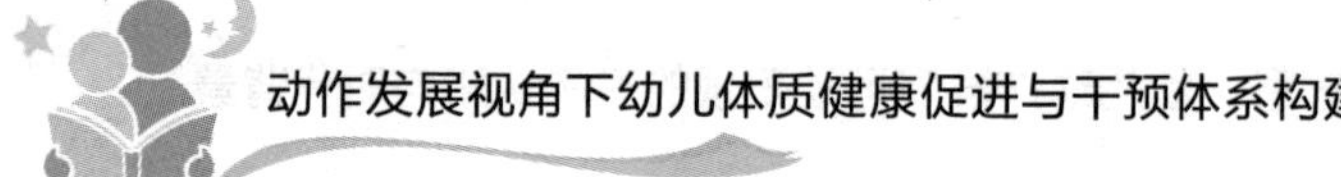

长会或家长活动，无法全面了解孩子在幼儿园的学习和生活情况。另一方面，学校也缺乏有效的方式来与家长沟通，无法及时了解家庭中孩子的成长环境和需求。家园共育实践并不理想的根本原因是缺少合作分享平台的支持，导致信息不能及时分享且分享范围较小，信息缺少时效性，同时各自为政是家园双方无法避免的一大问题，两者难以达成和谐的合作关系，家园合作仅停留于表面，没有实质性进展。家庭与园所没有形成合力，导致幼儿体育工作的开展出现偏差。

（三）幼儿体质健康评价标准科学性不足

幼儿体质健康评价标准科学性不足，这一问题在《国民体质测定标准（幼儿部分）》中有所体现。例如，标准过于注重身体素质测试，却忽视了幼儿全面发展的多维度要求，这可能导致评价结果不够全面和科学，无法准确反映幼儿的整体健康状况。例如，标准中对身体素质的测试项目包括耐力、柔韧性、速度等方面的测试，但却忽略了认知能力、情商、动手能力等其他重要方面。这样的评价标准没有兼顾年龄的差异，部分指标欠缺、评价标准过于单一、缺少过程性评价、测试结果不准，可能会使幼儿的健康发展被片面化，无法全面了解幼儿的全面发展情况。一些专家学者试图借鉴国外幼儿体质测试工具，如格塞尔发展量表、大肌肉群发展测试、儿童运动评定测验等，但这些国外测试工具面临的首要问题是其测评方法的本土化问题和信效度问题。总体而言，我国在评估幼儿体质健康时缺少经过权威认证的统一标准，这也是我国幼儿体育研究难以快速突破的主要瓶颈。

（四）教学内容功利化，隐形安全问题突出

目前，幼儿体育教学内容功利化问题突出。一些幼儿园为了追求在体育比赛中取得好成绩，可能会过分强调技能训练和竞争，例如长时间的跑步或其他激烈运动，而忽略了幼儿的生理特点和安全问题。这种功

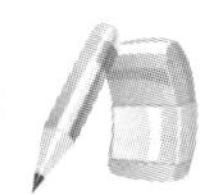

利化的体育教学内容可能会导致一些幼儿在运动中受伤或体力过度消耗，严重影响了他们的健康和快乐成长。另外，隐形安全问题也是一个突出的困扰。在一些幼儿园的体育活动中，由于教师的疏忽或者场地设施的不完善，可能存在一些隐形的安全问题。比如，在进行体育活动时，由于场地不平整、器械不合格等问题，增加了幼儿在运动中受伤的风险。教学内容功利化和隐形安全问题都会对幼儿的身心健康产生极大的负面影响。

（五）基础理论研究尚不深入

在任何一个领域中，基础理论的研究都很重要，它会对实践起到重要的指导作用。尤其是3～6岁的幼儿群体相对特殊，任何一项相关的教育实践都必须以有效的理论研究指导为基础。与成年人相比，幼儿身心发展的阶段性特征显著，其中异速生长是影响幼儿发育较大的特征之一，所以若是将与成年人相关的研究结论用于幼儿，必定无法完全适配，且还会潜藏着诸多未知风险。因此可以认为，当前对于幼儿生理学、运动学、心理学等领域的研究还不够深入。

针对现状和总结的问题，我国幼儿体育发展对策应重点考虑下面几点：一是制定统一的幼儿体育教材和课程标准，确保其适用于各个幼儿园，并且符合幼儿的身心发展特点；二是加强对幼儿体育活动的评估，以便及时发现问题并进行干预，同时，鼓励幼儿园提供多样化的体育活动，包括使用大中型活动器械，可以引入丰富多彩的体育活动，如跳绳、投球、攀岩等，以及举办各种竞赛、团队合作游戏和动作训练课程，在激发幼儿学习兴趣的同时促进动作的全面发展；三是建立专门的动作教育培训机构，为教育从业者提供系统化的动作教育培训，培养更多具备专业能力的动作教育人才；四是加强对幼儿动作教育、体育基础教育的理论研究，推动制定更为完善的动作教育计划和教材，以支持动作教育的实施；五是提倡动作教育理论与实践相结合。通过引入现代科技手段，比如虚拟现实技术、智能化运动辅助设备等更好地促进幼儿的动作发展；

利用现代信息技术，构建家园合作技术平台等，或是利用微信公众号、学校 App 等方式，及时向家长发布学校通知、孩子的学习情况、教育活动等信息，方便家长与学校进行沟通与交流。另外，政府可以鼓励学校开展家庭走访活动，邀请家长到学校参观、交流，加强学校与家庭的联系与合作；六是政府应支持研究机构和专家团队，深入研究幼儿全面发展的评价标准，制定更科学、全面的幼儿体质健康评价指标，并鼓励幼儿园在实施体质健康评价时，注重多元化、个性化的评价方式，关注幼儿在不同方面的发展，避免过分依赖单一的身体素质测试；七是严格规定幼儿园体育场地的使用标准，确保场地平整、器械合格，为幼儿提供安全的体育活动环境，同时加强对幼儿体育教师的培训，提高他们对幼儿身体特点和安全问题的认识，引导他们注重幼儿的全面发展和安全保障。通过这些措施，可以更好地促进幼儿园体育活动的开展，帮助幼儿塑造良好的身体素质和发展动作技能，为他们未来的全面发展打下坚实的基础。

受到传统思想、传统教育教学模式等因素的限制，我国幼儿体育的发展一直难以取得实质性突破，缺少坚实的发展基础。我国幼儿体育教育学界应当主动向其他国家学习，加强国际间的交流，与一些体育教育比较领先的国家达成合作，充分发挥现代信息技术的作用加快相关领域的研究，继而实现我国幼儿体育工作的健康、稳定发展。

第三节　基本动作技能的发展对幼儿身心健康的影响

一、基本动作发展对幼儿身心促进作用的相关研究

幼儿期是动作学习与发展的关键时期，应掌握多种基本动作，如果不能有效掌握或发展迟缓，将对身心产生不利影响。Payne 提到如果儿童

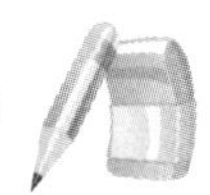

早期能掌握多种不同形式的基本动作，不仅有利于其整个儿童时期的成长，同时还会对其青少年阶段的运动产生明显的促进作用。若是儿童没有及时掌握最基本的运动技能，不仅会阻碍其身体方面的有序发展，同时其心理发展、社会性发展等也会受到不同程度的负面影响[①]。美国学者Hensch[②]和Gallahue[③]认为：2～7岁是人类基础动作阶段，是动作学习的“关键期”或“窗口期”，应主要发展多种基本动作能力，只要能积极地加以指导和干预，此阶段幼儿就可以获得多种动作经验。有些成年人之所以缺乏动作能力，最大的原因在于其幼儿时期的基本动作技能没有得到充足的锻炼，其基本动作的开发不到位，后续发展受到一定阻碍。Bardin认为处于“关键期”的儿童能在短时间内形成动作空间定位能力，但“学习窗口”最多在几年内就会相继关闭。人在幼儿时期已经发育好了绝大多数脑神经回路，此后很难再改善这些功能或重新塑造这些功能[④]。Gallahue提到绝大多数个体在8岁左右即可完全掌握大部分基础性动作，且这种掌握能力可以长时间维持比较稳定的水平，日常生活中一些简单的动作都能够快速完成[⑤]。Clark提到，儿童在3～8岁左右能掌握大多数基本运动技能，儿童青少年开展多种身体活动以及养成体育锻炼的好习惯都离不开这些基本运动技能[⑥]。王政淞等人提到动作发展能有效促进儿童青少年的体力活动，有利于他们的健康成长，建议及时科学干预儿童青少年的动作发展，引导其提高对体力活动的兴趣，使其能够积极主动

---

① Greg Payne，耿培新，梁国立. 人类动作发展概论［M］. 北京：人民教育出版社，2008.

② Hensch T K，Fagiolini M N，et al. Local GABA Circuit Control of Experience-Dependent Plasticity in Developing Visual Cortex［J］. Science，1998, 282 (11):1504-1507.

③ Gallahue D L, Frances C and Donnelly. Developmental physical education for all children［M］. New York: Wiley, 2003：62-63.

④ BardinJ. Unlocking The Brain［J］. Nature, 2012, 487(7): 24-26.

⑤ Gallahue D L, Ozmun J C，Goodway J D. Understanding Motor Development：Infants，Children，Adolescents，Adults［M］. New York：McGraw-Hill，2012: 1-5.

⑥ Clark J E, Humphrey J H. Motor development: Research and reviews［J］. NASPE Publications: Reston, VA. 2002 (2): 163-190.

地参与体力活动，继而进一步实现身体与心理的全面发展[①]。根据这些研究可知，专家学者们都认为基本动作在儿童时期的发展格外关键，会对青少年时期的体育锻炼产生直接影响。

幼儿基本动作的发展除了对其身体发育、体质水平、多种动作能力发展、体育锻炼习惯养成等方面都有积极影响外，还会对幼儿心理发展产生积极影响。Robinson 通过对 119 名儿童（平均年龄 4 岁）的大肌肉发展测验来评估基本动作技能，用感知能力和社会接受量表评估感知身体能力。结果表明：感知身体能力与基本动作技能存在中度显著相关。性别差异上男孩表现出更熟练的动作技能和更高的身体感知能力，两者之间存在正向关系[②]。Davis 研究了 4～11 岁正常儿童认知和动作技能之间的相互关系。研究表明所有参与者的总认知和运动得分之间存在显著的相关性，视觉处理（VP）和精细手动控（FMC）在很大程度上解释了整体域之间的相互关系[③]。任园春等的研究表明低龄学童大肌肉动作发展与其体质指数无关，而与其行为和认知发展水平相一致，年龄越大这一特点越显著，男童大肌肉动作发展与其行为表现有密切关系，而女童大肌肉动作发展与认知水平关系更加密切[④]。

二、发展基本动作技能对幼儿身心健康的影响

在幼儿期，儿童的基本动作发展会对其身心产生积极影响，而幼儿

---

① 王政淞，李红娟，张柳. 动作能力对儿童青少年体力活动与健康促进的重要意义：基于动作能力研究模型的综述分析［J］. 体育科学，2017，37（11）：72-80.

② Robinson L E. The relationship between perceived physical competence and fundamental motor skills in preschool children［J］. Child Care Health Development，2011, 37(4): 589-596.

③ Davis E E，Pitchford N J, Limback E. The interrelation between cognitive and motor development in typically developing children aged 4-11 years is underpinned by visual processing and fine manual control［J］. Psychology, 2011, 102(3): 569-584.

④ 任园春，赵琳琳，王芳，等. 不同大肌肉动作发展水平幼童的体质、行为及认知功能特点［J］. 北京体育大学学报，2013，（3）：79-84.

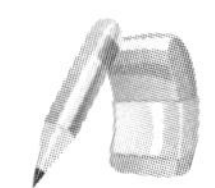

阶段的身心健康发展也会为他们未来的生活、学习、工作奠定良好基础。[①]幼儿基本动作技能的发展能在诸多方面起到积极作用，例如有利于幼儿身体健康、帮助幼儿树立自信心、培养幼儿坚强的意志、促进幼儿尽早养成自觉体育锻炼的良好习惯、提高幼儿各方面的适应能力等。

（一）发展基本动作技能对幼儿身体健康的影响

幼儿发展基本动作技能有利于身体形态的发育，良好体态的塑造需要建立在动作合理发展的基础之上。在发展理论中，幼儿期基本动作技能发展将会直接影响到人的身体发育，两者息息相关。可见，基本动作技能的合理发展、适度发展以及科学发展是幼儿健康发育的关键。

基本动作技能发展有利于幼儿心肺适能和肌适能、肥胖控制、发展灵敏素质，提高体力活动水平与减少久坐不动行为等[②]。由此可见，幼儿的身体活动能力、身体健康状况、个人体质、体能水平等均会因其基本运动技能的正常发展而得以促进。

（1）发展基本动作技能可以促使幼儿体格健壮。幼儿在发展基本动作技能时，身体各器官系统的功能也会得到增强，特别是对骨骼产生的机械刺激作用，能促使骨骼生长加速，使幼儿身高随之有所增长。

（2）发展基本动作技能可以锻炼幼儿的四肢，增加肌肉力量。幼儿在发展基本动作技能时，腹肌、腰肌、背肌、四肢支撑力都会得到增强，肌肉变得发达。另外，一些可以发展条件反射的动作练习，也会促使幼儿动作变得灵敏，提高肌肉灵活性。

（3）发展基本动作技能能对胃肠消化功能起到改善作用。发展基本动作技能有利于加快幼儿的胃肠蠕动，继而增强其消化能力，提升食欲，促进营养的吸收，促进幼儿健康发育。

---

① 夏晓璇．发展基本动作技能对幼儿身心健康的影响［J］．当代体育科技，2020，10（26）：18-20.

② 马瑞，宋珩．基本运动技能发展对儿童身体活动与健康的影响［J］．体育科学，2017，37（4）：54-61，97.

（4）发展基本动作技能可以对神经系统的发育起到良好促进作用。幼儿在练习基本动作时，大肌肉群和小肌肉群会协调工作，这种身体各部位的协调用力都是通过神经系统的控制和调节来完成的，这也使得神经系统自身得到提高和锻炼。

（5）发展基本动作技能有利于提高幼儿的身体素质。走、跑、跳、投掷、攀登等动作是维持人体生命活动最基本的技能，伴随人的生长发育而自然形成与发展。通过发展这些基本动作技能，可以改善人体机能水平、提高身体素质、促使人体活动能力不断增强。

（二）发展基本动作技能对幼儿心理健康的影响

幼儿的基本动作技能水平对其心理健康发展有着重要的促进作用，这种促进作用主要体现在自信心的建立、自我概念的塑造以及认知能力的提升等方面。幼儿通过发展基本动作技能，能够获得积极的情感体验，有利于提高他们的自信心和自我认知[①]。例如，当幼儿通过体育活动学会了跑步、跳跃、抛接等基本动作技能后，他们会感到自豪和自信，这种积极的情感体验会对他们的心理健康产生积极影响，使他们在日常生活中更加积极乐观，并且更愿意尝试新的挑战。再如，当幼儿在进行体育活动中学会了规划自己的动作，控制身体的协调性，以及适时的反应能力，这些过程都有助于促进他们的认知发展，并为他们建立积极的自我概念和健康的心理状态提供支持。

（1）幼儿基本动作技能的发展涉及他们心理发展的各个方面。在发展基本动作技能的过程中，通常是通过参与各种体育活动和游戏来实现的。在这一过程中，可以促进神经元之间的连接和突触形成，从而对大脑认知功能的发展产生积极影响。综合感知和动作的结合，有助于促进幼儿的神经系统发育和认知能力的提升，可以为他们探索更广阔的世界

① 夏晓璇. 发展基本动作技能对幼儿身心健康的影响[J]. 当代体育科技，2020，10(26)：18-20.

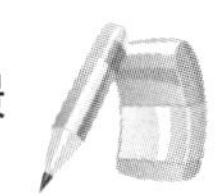

打下坚实的基础，这既有利于幼儿感知觉的顺利发展，又能促进幼儿的有意注意，帮助其集中注意力。与此同时，幼儿识记的有意性也会因其基本动作的发展得到明显促进。例如，当幼儿学会在游戏中追逐和逃离时，他们不仅仅是在运动，同时也在通过感知和认知的过程中学会了如何应对速度、距离和方向的变化，促使他们对空间、时间、速度等概念产生了认知。

（2）体育游戏和体育活动具有调节神经–内分泌–免疫的功能，能够使个体的情绪状态趋向稳定。幼儿参与体育活动的累积时间越长、次数越多，就会愈发体会到运动的乐趣，而这种快乐的情绪会对他们的心理健康产生积极影响，促使他们的情绪长时间维持在较为平稳的状态上。

（3）受到基本动作技能发展的影响，幼儿个性的发展得到促进，有利于培养幼儿优秀的个性，例如勇敢、沉着、自信等。与此同时，活动的开展能增加幼儿之间的交流和互动，提升幼儿的沟通能力，在彼此接触中学习他人良好的行为和品质。

（4）幼儿发展基本动作技能难免会遇到一些障碍或问题，这就要求幼儿具备克服困难的勇气，不管成功还是失败，都不能退缩，在解决问题的过程中逐渐增强自我控制能力。发展基本动作能有效矫正幼儿不正确的心理行为，继而培养他们积极向上的品格。

三、幼儿基本动作发展的运动干预价值

基本动作的运动干预是指通过专门设计的体育活动和训练，帮助幼儿掌握和提高基本动作技能，如走、跑、跳、投掷等，从而促进其身体素质和运动能力的发展。幼儿时期是儿童掌握正确身体姿势、锻炼基本动作技能的关键时期。幼儿在这一时期的身体活动大多都是围绕动作技能的发展而进行的，既能提升身体素质，又能形成一定的运动能力，能够为小学阶段乃至未来的身体活动奠定良好的基础。因此，幼儿期是建

立健康行为的重要时期，此时对他们的动作发展进行干预有着极为重要的价值。

在理论价值方面：一方面，通过对游戏理论、动态发展理论等的研究，以及深入了解幼儿在不同年龄阶段的基本动作发展特点和规律，为更科学的运动干预提供理论基础。另一方面，通过实地调查后，揭示幼儿在不同年龄段应该掌握的基本动作技能水平后，再有针对性地提出和设计基本动作发展的干预计划和方案，以促进其身体发育和运动技能的提高。

在实践价值方面：一方面，通过日常具体的体育活动和训练，帮助幼儿掌握和提高基本动作技能，促进其全面发展。另一方面，在对幼儿基本动作的干预设计和干预方案后，进行专门的体育游戏和训练，帮助幼儿提高跑步、跳跃、投掷等基本动作技能，增强其协调性、柔韧性和力量，全面提高幼儿基本动作水平。这些都能为提高幼儿身体活动水平和体质健康水平提供更好的实践指导服务。

综上，幼儿基本动作技能的发展能在诸多方面产生积极影响，例如在身体方面，有利于幼儿身体各器官的正常发育、提升身体素质和运动能力、增强肌肉力量等；在心理方面，可以帮助幼儿树立自信心、培养坚强的意志力、提高幼儿各方面的适应能力等。因此，应对幼儿基本动作的发展干预加以重视，通过运动干预来发展幼儿的基本动作，使其身心健康得到发展。

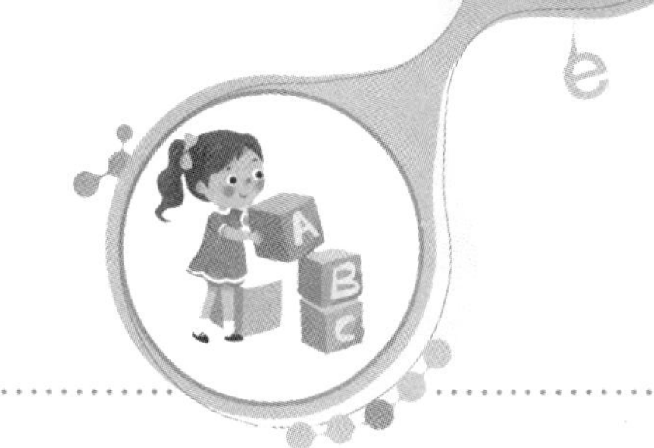

第二章
动作发展视角下幼儿体质健康促进与干预的理论基础

想要促进幼儿的动作发展和体质健康，首先就要对他们的身心发展特征和规律有初步了解，然后是感觉统合发展的相关知识，还要对幼儿动作发展干预的四大理论有正确的认知。只有理论基础扎实，才能更好地促进幼儿的动作发展，才能促使幼儿身心健康成长。

第一节　幼儿身体发展特征与规律

一、幼儿生长发育的特征

（一）身体形态

人体生长发育的关键性指标之一即为身高。儿童处于幼儿期间，身高的生长速度平均为每年 7 cm，体重大概每年增长 2.5～3 kg。到了 3 岁之后，儿童的身体生长速度开始出现放缓的趋势，但在整个生长周期内

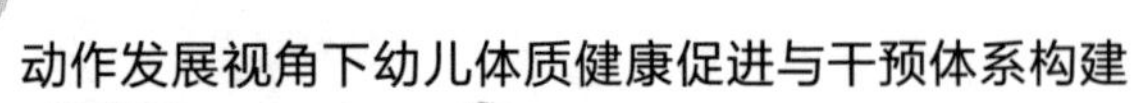

还处于较快速度发展的阶段。体重作为儿童身体生长发育及营养状况的重要评价指标，能够充分反映出儿童的营养摄入状况，以及骨骼、肌肉和脂肪的比重情况。婴儿从出生开始到 1 岁时，体重将增长 3 倍以上，达到 9 kg 左右；到 2 岁时体重增长到出生的 4 倍以上，达到 11.5 kg 左右。一般计算儿童标准体重的公式为：2～7 岁体重＝年龄×2+8（kg）。

（二）运动系统

儿童在成长过程中的运动系统包括骨骼、肌肉、关节、韧带和身体素质情况，在幼儿时期，骨骼及肌肉的生长比较迅速，骨骼中含有丰富的血管组织，具有较高的弹性和可塑性，有机物含量较高，一般占到 30% 以上，但无机盐的含量较少，导致骨骼很容易受到外界的挤压产生形变。幼儿时期的关节窝较成年人浅，当受到较大的外力时，很容易产生脱臼的现象[①]。而肌肉组织较为柔软，肌纤维比较细，且幼儿年龄与其肌肉中的水分含量成反比，随着年龄的增长，肌肉的含水量会慢慢减少，蛋白质、无机盐等固态物质也会减少。因为幼儿的肌肉细嫩柔软，所以他们的力量和耐力都比较弱，特别是在运动量太大的情况下，或者是长期处于站立、写字、静坐等姿势，很有可能会引起肌肉的疲劳。3 岁的时候，幼儿上下肢动作的协调能力有所增强，走路、跑步等活动可以协调进行，这是因为控制幼儿上下肢活动的大肌肉群比较早地发育完成。在 5 岁之前，孩子的下肢肌肉发育很快，肌肉的力量和工作能力都得到了改善，运动有节律，跳跃更加稳定，跑步的速度和运动成绩也得到了提高。但是，手指、手腕等部位的肌肉发展相对较晚，直到 3 岁时还不能熟练地握笔或使用筷子。5 岁后，小肌肉群开始发育，可以更好地进行更精细的动作，比如使用筷子、握笔画画、做手工，等等。随着年纪的增加及体育活动的增加，孩子们的动作速度、精度，以及对动作的控制都在提

---

① 廖志丹. 长沙地区幼儿园户外体育活动场地现状调查研究［D］. 湖南师范大学，2009.

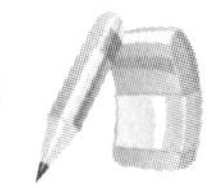

高，这也表明幼儿的肌肉运动能力是随着他们的年龄增长而不断增强的。

（三）神经系统

婴儿刚出生时脑重在 350 g 左右，出生后 2 年之内的生长速度较快。婴儿脑部的重量大约是成人脑重量的 25%，在 6 个月的时候是出生时重量的 2 倍，在两岁的时候是 3 倍。在 3 岁的时候，孩子的大脑重量大约是 1 000 g，大约是成人的 75%，在六岁的时候就是成人的 90%。7 岁儿童的脑重约 1 280 g，与成年人的平均脑重（1 400 g）相当。在 3 岁时，幼儿大脑皮质中的神经元数量会继续增加，小脑的功能也会随之增强，4～5 岁时的神经纤维会越来越多，髓鞘的形成也会越来越快。6～7 岁这个年龄段，大脑皮质内所有的神经纤维都已经被髓鞘化了，因此，当人体受到外界刺激时，它就能更快更准确地从神经传递到新的大脑皮层，这个时候，大脑皮层的发育基本上已经结束。此时的孩子已经具备了基本的分析和综合能力，并且对身边的事情很感兴趣。儿童在这个时候的行为与 3～4 岁时相比有了很大的不同，他们对周围的事情都有一种正面的看法，且活泼、独立，语言发育也比较快，已经开始向他人表达自己的想法了。幼儿在 5 岁的时候就能够轻松地进行阅读和书写，到了 6 岁的时候，他们就能够明白某些较为抽象的概念，并且他们的模仿能力很强，想象力也很丰富，注意力也会变得更加集中。

儿童的高级脑活动表现为兴奋性强于抑制性，即兴奋性大于抑制性。若儿童的抑制加工不健全，其兴奋、抑制失衡，就会出现情绪波动等现象。在婴幼儿的早期，条件反射的形成是缓慢的，也是不稳定的，在幼儿末期，条件反射的形成速度会更快，也会更稳定。随着年龄的增长，幼儿大脑皮层的功能逐渐成熟，大脑皮层的兴奋性和抑制性功能也逐渐加强，这种不断增长的兴奋刺激会促使儿童睡得更少，清醒得更久。3 岁的孩子每天要睡 12～13 个小时，而 5～7 岁的孩子每天要睡 11～12 个小时。这种抑制作用的加强，可以让孩子掌握自己的行动，更好地理解事物。总体而言，幼儿在学习记忆中的兴奋性和抑制性仍处于不均衡状态，兴奋性仍占主导地位。大脑皮层的神经细胞在幼儿时期处于分化阶段，很容易遭受到外界的刺激，使得幼儿时期的孩子精力较为充沛，疲劳感也来得较快，这在低年龄段儿童中表现更为明显。

（四）心血管系统

幼儿时期孩子的心脏体积占比较成人的心脏体积比例稍大一些，且心脏体积增长不规律，一般婴儿刚出生时的心脏达到 20 g 左右，到 1 岁则增长到 2 倍以上，到 6 岁则增长到 4 倍左右。幼儿时期的心肌纤维较细且柔软，随着身体的生长发育这些纤维会变长变粗，到 6 岁时心肌壁开始生长弹性心肌纤维，提高了心脏的弹性，使得其收缩更加自如。因为幼儿心肌壁比较薄，不利于收缩，导致心脏收缩过程中的血流量较少，所以幼儿时期的心率较成人更快。因为幼儿的新陈代谢较快，所需的氧气和营养也更多，所以在心脏收缩能力差的情况下，只能通过增加收缩次数来满足所需的血量供给[①]。因此，越是年轻，心脏跳动的频率就越高，而年纪大了，心脏跳动的频率就越低[②]。

（五）呼吸系统

幼儿年龄越小，他们的呼吸就越是快速，因为呼、吸的动作都是浅显的，因此他们一次的吸气比成年人要少。婴幼儿只会做浅表的呼吸，因为他们的胸廓比较狭窄，呼吸肌发育不完全，力量也比较弱，肺部的弹性也比较差。由于浅层呼吸，每一次吸入的气体很少，因此与成年人相比，幼儿的潮气量和肺活量较低，而随着年龄的增长，呼吸的速度也会加快。成年人的呼吸频率是 16～20 次/分钟，2～3 岁的幼儿是 25～30 次/分钟，4～7 岁的幼儿是 20～25 次/分钟。年龄越小的幼儿，其呼吸的

---

① 薛辛东. 儿科学［M］. 北京：人民卫生出版社，2010：21.

② 董马俊. 游泳运动对5-6岁幼儿身体部分形态机能的影响［D］. 北京体育大学，2018.

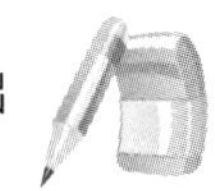

节奏也就越微弱，常常是一次又一次地深呼吸或深呼吸与浅呼吸交替。婴幼儿因其神经系统发育不健全，大脑皮质和呼吸中枢对呼吸的调控能力较弱，常会出现呼吸节奏紊乱，严重时可能会出现呼吸暂停的现象，这属于幼儿期的正常生理现象，随着年纪增加，呼吸节奏会变得更强。

二、幼儿生长发育的一般规律

（一）生长发育的连续性与阶段性

人类的生长发育从受精卵开始直到身体各个器官发育成熟，要经历漫长的 20 年时间。在这一期间的生长发育是连续不断的，并表现出明显的阶段特点，而且各个阶段都有相对应的特征，如果前一阶段发育出现偏差，则会直接造成下一阶段的生长发育受到影响。以婴幼儿上肢发育为例说明，婴儿期的上肢动作属于无意识的，不受控制和指挥，随着年龄的增长慢慢地学会抓、拿等动作，然后逐渐过渡到可以通过手指进行较为精细的动作，如使用筷子、握笔等。再者，从幼儿的走路发展过程来看，首先学会的是独立坐，进而学会平稳地站立，再到学会走路。由此可见，人类的生长发育具有明显的阶段性特征。

（二）生长发育的速度呈波浪式

人类的生长发育速度并不是规律性地持续增长的，而是一种不平衡的波动。胎儿的长度和重量在整个生命过程中都会迅速增加。在出生后的头两年，身体的生长速率仍然高于以后，一年内，身长会增长 20～25 cm，生长量为出生时 50 cm 的 50%，体重会增加 6～7 kg，相当于出生时体重的 3 倍左右。婴儿出生后，身长和重量增加速度最快。第二年，他们的体长会增长 10 cm 左右，重量也会增加 2.5～3.5 kg。到了 2 岁之后，生长速度就会大幅度降低，身长每年平均会增长 4～5 cm，体重也会以每年 1.5～2 kg 的速度增加，并一直维持着一个比较稳定、缓慢的增长状态，一直到青春发育期再次迎来第二次突增。

人类生长发育的过程中，人体各个部位的发育比例也会有差异，也就是从胚胎时期的头部较大（占身长的 1/2）、躯干较长、双腿较短，到成年时期的头部较小（占身长的 1/8）、躯干较短，双腿较长。人类从出生到发育成熟，头部的大小和躯干、上肢、下肢的长短都发生了变化，如头部增大一倍、躯干增长两倍，上肢增长三倍、下肢增长四倍，这些都是人体正常发育规律所导致的，但不同的人其增长速度会有所差异。

（三）各系统发育的不均衡性与统一性

神经系统，特别是脑的发展，在胎儿时期及出生之后，比其他系统发展更快。新生儿在出生时大脑重量大约为 350 g，相当于成人大脑重量的 25%，6 岁时大脑重量已经达到了成人大脑重量的 90%。在这段时间里，因为大脑的快速发育，所以语言和运动的各项生理功能的发展也相对快速。由于幼儿的身体抵抗力比较差，所以需要有淋巴系统来保护，所以淋巴系统的发育在出生后比较快。孩子到了 10 岁以后，身体各项器官发育接近成熟，抵抗力也随之增强，因此，孩子的淋巴结的发育就会变得缓慢。身体各个器官和机能的发育情况有所不同，而人体又是一个完整的机体，不同器官和系统之间相互配合和联系。参加体育活动可以有效增强骨骼和肌肉的生长速度，又能够刺激神经系统，使其得到更好的发育。因此，适当的体育运动可以很好地促使幼儿身体各系统功能得到协调发展。

（四）生长发育的个体差异性

受到遗传基因及生长环境的双重影响，个人的生长速度也会有很大的差别，比如身体的身高、体重、抵抗力的强弱、智力水平等都存在一定差异。所以，在对幼儿生长情况进行评估的过程中，应充分分析其前

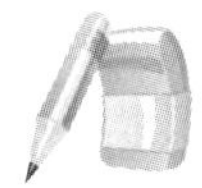

期的发育水平，通过持续的观察和阶段性评估，得出动态评价结论。通过完善后天生长环境，进一步激发幼儿的生长发育潜能，使其能够达到更好的生长发育水平。

第二节　幼儿心理发展特征与规律

幼儿心理发展特征指的是各个年龄段儿童生长发育水平及其会直接表现出的相关心理特征。婴儿期主要表现为无意注意，外界一些强烈的刺激会成为婴儿无意注意的对象，幼儿在 3～4 岁、4～5 岁、5～6 岁三个不同的年龄段会形成相对应的心理发展特点，也会有相对应的具体表现。逐步增长的年龄、逐渐扩大的活动范围以及快速发展的动作语言均会增加幼儿的有意注意，但幼儿期、学龄前期依旧以无意注意为主。6 岁之后儿童的注意力能得到有效控制，其集中注意力的时间明显增加；12 岁之后不管是注意力的集中性还是稳定性均得到明显提升，注意的范围也会随着年龄的增长而不断扩大。

一、幼儿心理发展的特征

幼儿心理发展特征主要针对的是 3～7 岁阶段的幼儿，该阶段的幼儿心理主要有 5 个特征：第一，从生理水平来看，这一年龄段的幼儿可以进行协调的肢体动作，并熟练掌握一定的技能。第二，从心理发育水平来看，智力水平初步发展，能够与外界进行良好的互动；第三，该阶段幼儿的活动主要通过游戏进行。第四，幼儿的初始人格特点初步形成，在外界环境的直接影响下，幼儿人格出现萌芽。第五，幼儿初步形成社会化行为与社会认知。下面主要通过幼儿和体育运动关联较大的感知能力、思维能力、情感表达等心理发育特征展开分析。

（一）思维发展

思维是人的大脑反射客观事物的一种表现，能够反映客观事物的根本属性[①]。关于概念，幼儿最初只能理解和认识具体的事物，也就是会对实物有所反应，进而发展到对一些抽象事物进行理解。幼儿在理解一些抽象概念的过程中，绝大多数情况是不能做到对抽象概念的深刻含义及其衍生概念进行充分理解的。数概念思维发展通常经历如下阶段：3 岁是最先感知到数量基本概念的阶段；4～5 岁是在数词和物体数量之间形成关联性的阶段；5～7 岁是开始形成基本运算概念的阶段。类概念的发展阶段如下：4 岁以前无法辨别具体事物类别；6 岁开始能够根据实际情景来进行分类；6～7 岁可以根据事物的功能对其分类，也能够观察到事物的各自属性。

（二）认知发展

瑞士心理学家皮亚杰通过研究指出认知发展这一理论，将认知发展看作是一个与环境交互作用的认知结构调整过程，并将其分为感觉动作期、前操作期（前运算期）、具体操作期（具体运算期）和形式操作期（形式运算期）四个阶段。2～7 岁的孩子是一个“前运算期”，该阶段幼儿的认知主要为表象思维，存在着不可逆、自我中心感较强、思维相对具体、一成不变等特征（见表 2-1）。前运算期又分为两个阶段，即 2～4 岁为前概念阶段（象征阶段）和 4～7 岁为直观阶段[②]。象征阶段以表达系统（例如语言符号）的发育为主要特点，也就是符号功能，具体指的是幼儿通过特定的符号来认知某种事物的能力。4～5 岁阶段的幼儿通过将自己的思想附加于别人身上，认为所有人的想法都是一致的，不能很好

① 陈显文. 开展青少年科技教育活动的保证体系和有效途径［J］. 成都教育学院学报，2001，15（11）：72-73.

② 皮亚杰. 皮亚杰教育论著选［M］. 卢濬，译. 北京：人民教育出版社，2015：3-7.

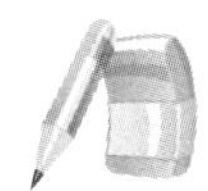

辨别自我与他人，具有严重的自我感知倾向。直观阶段的认知能力主要以直觉为主，对事物的认知也停留在单维阶段。通过守恒实验也可以得出这一结论。守恒是指一个对象在其外部形态发生变化时，其内在的基本性质不会因外部形态的变化而改变。

表 2-1　皮亚杰前运算认知阶段

年龄	阶段	行为类型	举例
2～4 岁	象征阶段	出现符号表征（心理表象、图画、词、姿势）图式，具体形象性。认为万物有灵，以自我为中心，泛灵论	给太阳画笑脸；模仿他人；与小狗讲话
4～7 岁	直观阶段	能反映事物的一些客观逻辑，但不精确。思维不可逆是具体性思维，仍然依靠表象，泛灵论。常常追究事物的因果关系	三山实验；守恒实验；爱问为什么

（三）感知觉发展

感知觉作为幼儿认识事物的起源，也是高级心理发展的根基。感知觉指的是大脑对于客观事物的直观感受和认知，是对事物的一种初级认知阶段，也反映出幼儿的最简单心理。人的大脑在外界事物的刺激作用下，可以在第一时间感受到刺激物的个体特征。感知觉是当刺激物作用于人体感觉器官时，人类大脑所产生的一系列综合反映[①]。

幼儿对外界的认知常常是通过眼睛、耳朵、鼻子、舌头、皮肤等器官来感受。感觉器官是人认识世界了解世界的中枢。当外界事物刺激人类感觉器官时，神经系统就会发出信号，传输到中枢系统，在大脑皮层形成一定的认知。在视觉发展层面，幼儿在 3 岁时就可以对一些基础颜色进行认知，但是无法区分相似的色彩，比如黄色、淡黄色、橙色等。从 4 岁起开始具备对不同色调的细微差别进行区分的能力，可以记得几种不同的颜色。5 岁的幼儿已经能够辨别色彩，注意颜色在亮度、饱和度上的差异，能够分辨出各种颜色的混合色。在听力方面，幼儿耳部的

① 庄庆芬．新课程高中生物插图教学的研究［D］. 福建师范大学，2009.

基膜纤维比成人更强，听力也更灵敏。随着幼儿的成长，他们的听力也会趋于稳定。在分辨声音的微妙差异时，小班幼儿常常无法分辨出微妙的发音差异，所以在学习正确的发音时就会感到困难。肌肤上有触觉、痛觉，及温度的感应器官，其分布是不均衡的，愈是致密的，皮肤感觉愈敏感。这些感受器官在儿童早期就已经发展得很好了。通过触觉的发展，可以丰富幼儿对生活的认识，从而更好地理解生活环境的细节。但因为幼儿还很小，没有什么认识和经历，因此，应当引导和提醒他们去观察环境的细节，让他们的感官得到最大程度的发育。

知觉主要包括时间知觉、空间知觉及跨通道知觉，其中空间知觉又分为体积、形状、方位、深度四个方面的知觉，形状知觉与体积大小知觉主要是用于确定物体的根本属性特征；方位知觉及深度知觉能够对物体间的关联进行准确定位。儿童在 3 岁时就可以通过视觉来对事物的体积进行分辨，4 岁开始能够通过触觉来感知物体边缘，并通过对事物进行比较来判断其大小。6 岁开始，儿童判断事物的大小可以通过经验进行，能够从直觉来确定相同的事物。幼儿先后通过感知上下、前后、左右获得方位知觉能力。

（四）情绪情感发展

情绪是一个人在面对客观事物或情况时，所表现出来的一种主观感受[①]。情绪主要建立在人类需求的基础上，当外界事物或者情境可以满足人类需求时，就会带来较为愉快和欣喜的情绪，反之，则会带来烦躁、痛苦的情绪。情绪可表现为三个主要层级：在认知层次上的主观经验、在身体层次上的生理觉醒、在表现层次上的外在表现和行为。

情绪通常还表现出丰富性、深刻性、社会性和自我调节性等特征。

---

① 管旭. 访谈节目主持人的情感投入［J］. 沈阳工程学院学报（社会科学版），2014，10（1）：4-7.

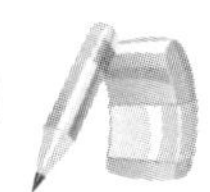

（1）社会化特征。在婴儿时期的情绪主要出自本能反应，通常和生理需求关系密切。幼儿情绪的社会化特征具体表现为：一是在社会交往过程中不断积累情绪，随着年龄的增长，社会交往的内容以及社会交往的环境均会不断增加；二是持续增加了一些可以引发情绪反应的社会性动因。1～3 岁幼儿不仅会因生理因素受到影响，其社会性需求是否得到满足的过程中也会给情绪变化带来影响。3～4 岁幼儿情绪影响因素逐渐从生理向社会因素转化。通过研究得出，幼儿时期可以对他人的愉悦情绪进行准确识别，进而调整自己的行为。其中，小班阶段幼儿可以明显感受到他人快乐的表情和情绪，而直到中班阶段幼儿才可以识别他人愤怒的表情和情绪。

（2）丰富而深刻的情绪。情绪的丰富体现在两个方面：一是情绪具有一定的多样化。在婴儿时期的情绪一般只有基本情绪，幼儿时期就开始出现更深层次的情绪，如社会化情绪、理智情绪等；二是情绪指向性逐渐增强，由表象转向内在因素。婴儿时期的情绪通常由生理需求产生，包括在其饿、渴时产生的愤怒情绪。到了幼儿时期，情绪的产生因素也逐渐复杂化和深层化，开始出现社会化情绪因素，例如在幼儿园期间和同学、老师产生了矛盾分歧等。

（3）自主调节情绪。随着年龄的增长，幼儿越来越有能力控制以及调节个人情绪，其主要特征表现为：冲动性逐渐减弱，稳定性增强，情感逐渐内在化。由于大脑皮质的兴奋性，幼儿大部分时间都处在兴奋的状态。随着大脑发育和语言系统的发展，他们的情感冲动也会逐渐减弱。起初，情绪控制是一种被动的行为，通常是经过他人持续的教育和对其提出的要求而被动控制情绪。到了大班阶段，幼儿自我调控的能力才会逐步发展起来，孩子们的情感更稳定，也更不容易受到别人的影响。幼儿情感的不稳定既与其生活环境有着密切的关系，也与其自身的易感性有着密切的联系。在小班和中班阶段，幼儿还没有意识到自己情感的外在表达，他们的情感常常是肆无忌惮的，但到了大班阶段，幼儿开始具备一定的自我情绪调节能力，开始能够对自我情绪进行控制和调节。

（五）注意发展

注意指的是心理对某一对象的控制和约束，通常包括集中和指向等特点[①]。3 岁开始，幼儿就能够对外界事物产生较浓厚的兴趣，可以集中注意力 15～20 分钟，到了 4 岁时，他们的注意力得到显著提升，可以集中注意力 30 分钟甚至更长时间，但需要他人进行提醒和监督才可以保持。5 岁开始，注意力能够不需要他人提醒就维持较长的时间。

幼儿注意的发育与神经系统密切相关，两个脑区都可以迅速地产生兴奋和抑制，并且可以迅速地将它们转换到另一个区域，而第二个信号系统不能对其进行有效的抑制，容易受到外界事物的干扰和刺激。幼儿在成长过程中，会逐渐地接触到更多的环境和事物，不知不觉中注意的目标就会越来越多，这个时候，他们的无意识注意是比较稳定的。这种选择性的改变体现在幼儿在注意目标的选择上，由对物体的物理属性的偏爱转变为对物体的意义的关注。注意的客体是不断增加的，并逐渐趋向于较复杂的频繁注意。注意与人的认知发展、情绪发展和意志发展之间存在着某种联系。随着注意力的不断发展，幼儿的认识情绪逐渐深化，意志水平也随之提高。注意的发展是认知发展的一个重要环节，它的产生是由认知能力的提升引起的，从另一个方面来说，则是由注意力的发展所决定的。幼儿的注意力通常是具有情感色彩的，对周围事物的探究和成年人对孩子认知活动的有意训练，都可以发展幼儿的注意力。

二、幼儿心理发展的一般规律

（一）心理发展的连续性与阶段性

心理发展的连续性与阶段性是指个体的心理发展是一个渐进的过

① 马芳. 内隐学习与外显学习的对比研究［J］. 金色年华(下)，2010（12）：82.

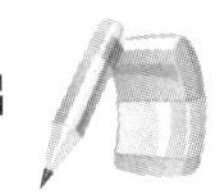

程，同时也包含了跨越性的阶段转变。连续性意味着个体的心理发展是持续的、平稳的过程，随着时间的推移，他们的认知、情感和行为能力会逐渐增强和改变。而阶段性则指的是个体心理发展过程中会在某些关键时期经历较大的转变，这些阶段性的发展特征会对后续的发展产生持续的影响。例如，对于语言的发展，连续性体现在幼儿从最初的单词发音到逐渐形成语句、语法结构的过程，这是一个渐进的连续发展；而阶段性则表现在幼儿在一定年龄段内会经历语言爆发期，从只会发音到掌握大量词汇和语法规则的阶段性转变。在这一过程中，幼儿会经历连续的语言能力提升，同时也会在特定的阶段性转变中出现显著的语言发展。再如，对于社交发展，连续性体现在幼儿从最初与他人的简单互动到建立复杂的友谊和社交技能的过程，这是一个渐进的连续发展；而阶段性则表现在幼儿在特定年龄段内会经历对陌生人焦虑、同伴关系的重要性等阶段性特征。这些连续性和阶段性的特点相互交织，共同促进了幼儿的整体心理发展。

（二）心理发展的方向性与顺序性

人类的心理发展是有规律的，既有方向性又存在顺序性，而无论是方向性还是顺序性都是不可逆的。从思维发展过程来看，幼儿在 3 岁前的思维具有直观性，通过不断的试错来感知外界事物。3～6 岁，这个时期的幼儿以具体的形象思维为主，通过形象和符号来思考问题，也就是皮亚杰所说的“前运算”时期[①]。在 6～7 岁至 11～12 岁之间，儿童的思维发育由形象向抽象的发展则是一个不断发展的阶段。14～18 岁之间，具体以抽象思维为主。该阶段对外界事物的感知通常透过现象看本质，能够感知到事物的抽象特点，再由自身的理解、判断、感知、分析和总结来感知事物的本质，属于心理发展的高级阶段。所以，在实施体育教

① 谢桂新. 卓越幼儿园教师的价值诉求与职前培养[J]. 东北师大学报（哲学社会科学版），2019（1）：154-161.

学干预时，要根据幼儿的身体和心理发展特征，有针对性地展开引导，从而使得幼儿的心理得到健康的发展。

（三）心理发展的不均衡性

人的身体在精神发育的整个循环过程中，并非以一种固定的方式或速率进行着，它是不平衡的。心理发展的不均衡性主要包含两方面的含义：第一，每个人的心智发育速度都是独特的；第二，同一个人的心智在不同阶段也会有不同的发展速度。就个体功能的发育而言，神经系统的发育速度较快，通常在 9 岁时就接近成年水平；而生殖系统的发育则较为缓慢，青春期前期的发育也是缓慢的，但到了青春期，发育速度会迅速加快，女童通常比男童早发育。就个人的心理发育各阶段而言，婴儿时期发展很快，在学龄前发育速度稍慢，但总体来看，幼儿时期的心理发展速度处于较快的发展趋势。童年期，发育较为平稳，青少年发育达到顶峰，成人达到稳定，老龄达到衰退，整体呈不平衡发展的趋势。心理发展的不平衡性需要在体育活动中抓住发展的关键时期或者说关键时间，在这一阶段如果能够对其进行有效的干预，那么幼儿的心理和行为就会朝着健康的方向前进，但如果错过这一关键期，那就很难进行弥补或是需要较长时间才能转换他们的心理。

（四）心理发展的普遍性与差异性

人类心理发展存在一定的规律性，通常心理发展都具有一定的进程和次序，由于人的心理发展有着共同的特点，他们都会经历一些共同的发展阶段和特征，如由无意识的、本能的逐渐发展为有意识的、可控制的心理变化过程，但同时也会因为个体差异而表现出不同的心理发展轨迹。普遍性意味着所有幼儿都会经历相似的发展阶段，而差异性则体现在幼儿在这些阶段中可能会有不同的发展速度、方式和个性表现。例如，语言发展是心理发展中的一个普遍性特征。绝大多数幼儿都会在大约相

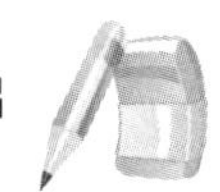

同的时间内开始说话，逐渐掌握语言的各个方面。然而，差异性也很明显，有些幼儿可能在语言发展方面表现出明显的优势，比如早期开始说话，词汇量丰富，而另一些幼儿可能在语言发展上进展缓慢，需要更多的时间来掌握语言能力。再如，情绪发展。大多数幼儿在成长过程中会经历固定的情绪发展阶段，如婴儿时期的情绪表达、幼儿期的情绪自我调节等。然而，每个幼儿在情绪发展上也会有差异，有些幼儿可能在面对挫折时表现出较强的自我调节能力，而另一些幼儿可能在情绪上更容易受到影响，需要更多的引导和指导。总之，在幼儿的动作发展过程中，要充分了解他们心理发展的普遍性和差异性，并根据心理发展的实际情况，有针对性地对他们的心理进行引导，促使他们形成健康的心理。

综上所述，在 3～4 岁、4～5 岁和 5～6 岁这三个不同的年龄阶段，幼儿的心理发展特征和表现各不相同。他们的情感、情绪会通过不断优化和调节变得更加稳定；他们的求知欲望、好学爱问与兴趣、爱好、学习动机等个性倾向性得到发展；他们的生活范围的扩大，能力、气质、性格不断优化，并开始形成初步的个性心理特征。体育活动既是幼儿心理发育的原动力，又会对他们的心理健康产生很大的影响。

第三节　幼儿感觉统合发展的特征与规律

感觉统合是指幼儿在成长过程中，能够整合利用五种感官通道的信息来完成各种发展任务的能力。当幼儿受到外界刺激时，通过感觉输入通道接收相关信息，然后这些信息会被传送到中枢神经系统进行加工处理，最终通过肢体动作来表达他们的最后决策（见图 2-1）。为了更好地说明感觉统合，可以举例说明。当幼儿在玩乐高积木的时候，需要使用视觉进行积木的观察，使用触觉来感知积木的形状和质地，使用听觉来听积木相互摩擦的声音，使用运动感觉来控制手部的动作，以及使用嗅

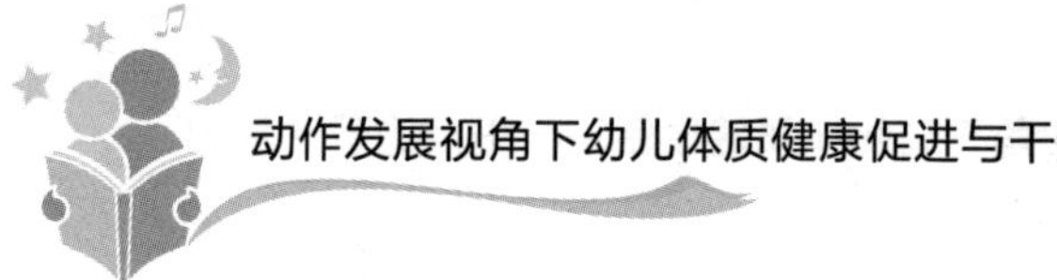

觉来感知积木的气味，这些感官通道的信息会在大脑中得到整合，帮助幼儿准确地理解和应对玩具积木的挑战。再如，当幼儿在食用食物时，他们会利用嗅觉来感知食物的气味，利用触觉来感知食物的口感，利用视觉来观察食物的颜色和形状，利用味觉来品尝食物的味道，以及利用听觉来听食物咀嚼时的声音，这些感官通道的整合能力有助于幼儿形成对食物的全面认知，并且对食物的喜好产生影响。因此，感觉统合是幼儿在日常生活中综合利用各种感官通道的能力，这种能力对他们的认知和行为发展都有着重要的影响。幼儿的感知觉既会受到先天因素的影响，又会受到外部环境因素的影响，如大脑机能系统发育所处的实际环境、感知觉发展驱动形成的不同机制等。

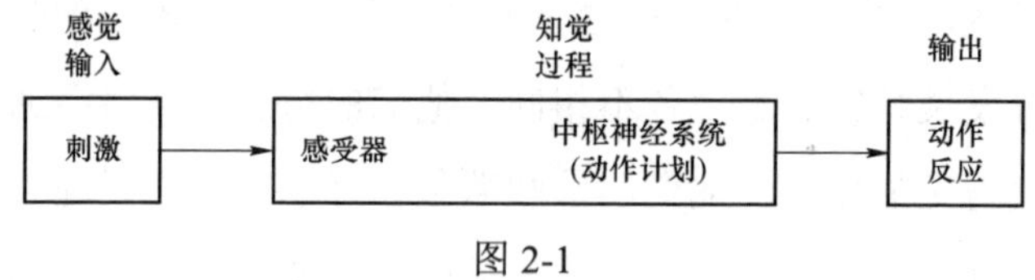

图 2-1

一、感觉统合发展的特点与规律

在不同的年龄阶段中，感觉统合能力发展的层次表现各不相同，幼儿成长期间会经历以下几个层次的发展。

（一）第一层次的发展（初级感觉统合）

初级感觉统合主要出现在婴儿时期，此时婴儿的大脑重量约为 1 000 g 左右，陆续长出脑细胞突起，脑细胞侧枝也开始出现，传输信息的专用神经通道开始形成，会将感知到的不同感觉进行初步整合，这也就是最初的知觉。这是感知和整合外部刺激的早期阶段，他们开始学会通过各种感官通道来认识世界。在这个阶段，幼儿对于感官的体验和整合能力正在逐步发展。例如，在初级感觉统合阶段，婴儿通过触摸来感

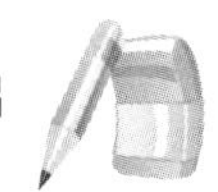

知物体的形状和质地，通过视觉来观察环境中的颜色和形状，通过听觉来倾听周围的声音，通过嗅觉来感知食物的香味，通过味觉来品尝食物的味道，这些感官的刺激和体验帮助他们建立起对外部世界的认知和理解。再如，当婴儿在玩耍时，他们会通过触摸感知玩具的材质，通过视觉观察玩具的颜色和形状，通过听觉聆听玩具的声响，通过运动感知玩具的重量和大小，这些感官通道的体验有助于幼儿对于周围世界的整体认知和感知。因此，在初级感觉统合阶段，幼儿开始通过各种感官通道来感知和理解外部世界，并借助于身体活动以及动作练习整合各种感官通道，这为他们后续更高级的感觉整合和认知能力的发展奠定了基础。

（二）第二层次的发展（中级感觉统合）

中级感觉统合阶段一般出现在幼儿的学龄前期，此时幼儿大脑重量超过 1 000 g，最重达到 1 200 g。这是一个关键的发展阶段，幼儿在这个阶段开始进一步整合并利用各种感官通道来理解和应对外部刺激。他们的感知和认知能力也在这个阶段得到了更深层次的发展。中级感觉统合期，幼儿的感知觉会快速发展，分析器外部的各种感受器官已经发育成熟，所对应的神经中枢保持较快的发展速度，这些也就是幼儿感知觉得以发展的前提条件。例如，在中级感觉统合阶段，幼儿能够通过多种感官通道来进行更加复杂的认知活动。例如，当幼儿在进行美术创作时，他们能够利用多种感官通道来表达自己的创意。可以通过视觉来观察绘画的对象和颜色、通过触觉来感知画笔和颜料的质地、通过听觉来聆听画笔在画布上的声音、通过嗅觉来感知颜料的气味，这些感官通道的综合运用，有助于孩子更好地表达自己的想法和情感。再如，当幼儿学习乐器时，他们通过听觉感知音乐的旋律和节奏，通过触觉感知乐器的触感，通过视觉观察乐器的外观，通过运动感知手指的动作，这些感官通道的整合使用，有助于他们更好地理解和表达音乐。因此，在中级感觉统合阶段，幼儿能够更加灵活地整合和利用各种感官通道来进行认知活动，这种能力为他们的创造性思维和综合认知能力的发展打下了基础。

（三）第三层次的发展（高级感觉统合阶段）

在幼儿的高级感觉统合阶段（大约6～10岁），幼儿的大脑重量通常会超过1 160 g，最重可达1 280 g。这一阶段，他们的大脑开始出现分化，左右大脑的功能逐渐显现出差异。这一阶段的孩子们在认知功能和行为反应方面变得更加复杂，表现出许多新的能力和特征。例如，幼儿能够独立制定个人计划并实施，比如安排自己的学习时间表，或者规划一次户外活动，这展示了他们能够自主安排自己的学习和生活，这是高级感觉统合阶段的一个重要特征。另外，他们还能够保持较长时间的注意力，例如在课堂上专心听讲或者在玩耍时专注地进行某个项目，如拼图、手工等，这种能力的提升有助于他们更好地完成学习任务和掌握新知识。此外，他们的意志力更加坚定，可以自主控制和调节情绪，在面对挑战时会保持冷静，或者在受挫时能够进行自我调节情绪。例如，如果面对困难，他们可能会更加镇定和坚定地寻找解决问题的方法，而不是过于焦躁或气馁，这种情绪的自我调节能力也是高级感觉统合阶段的一个显著特点。因此，在高级感觉统合阶段，孩子们展现出了更强的自主性、注意力集中和情绪调节能力，这些特征都为他们的成长和学习奠定了良好的基础。

（四）第四层次的发展（大脑成熟阶段）

大脑成熟阶段通常出现在15岁左右。在这一阶段，幼儿的大脑重量已经接近成年人大脑的重量，标志着大脑的生理发育进入了一个关键的阶段。大脑成熟阶段是指在幼儿的成长过程中，大脑逐渐发育成熟，认知能力、情绪控制和行为表现都得到了显著的提高。在这个阶段，幼儿的大脑结构和功能逐渐趋于成熟，他们能够更好地理解和应对复杂的问题，情绪更加稳定，行为表现也更加成熟。例如，当幼儿进入大脑成熟

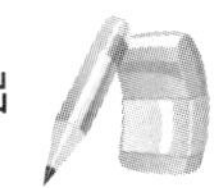

阶段，他们在学习和解决问题时会展现出更高的认知能力。当他们学习数学时，能够更好地理解抽象的数学概念，比如数学中的代数或者分数等；当他们解决问题时，能够运用逻辑推理和创造性思维来找到更好的解决方案。再如，在情绪控制方面，幼儿在大脑成熟阶段能够更好地管理自己的情绪。当面对挫折和困难时，他们能够更加冷静和理智地面对，找到解决问题的方法，而不是被情绪所左右。他们也能够更好地理解他人的情感，表现出更多的同理心和沟通能力。此外，在行为表现方面，大脑成熟阶段的幼儿表现出更加成熟和负责任的行为。比如，他们能够更好地控制自己的行为，理解和遵守规则，尊重他人，表现出更多的独立性和责任感。因此，大脑成熟阶段是幼儿发展过程中的一个重要阶段，这个阶段的幼儿在认知能力、情绪控制和行为表现方面都呈现出明显的成熟和进步，这对于他们未来的学习和生活都具有重要的意义。

二、感觉统合失调的表现和原因

幼儿感觉统合失调会导致儿童各方面出现问题，例如不能较好地集中注意力、出现多动的现象、不经常与他人交流、手脚笨拙等。年龄越大，感统失调所产生的消极影响就越严重，特别是不利于学业的发展。感觉统合的良好发展有利于增强儿童的学习能力、运动能力、动手能力等。

（一）感觉统合失调的表现

幼儿感觉失调可能表现为前庭平衡功能失调。例如，有些幼儿可能在日常生活中表现出过度的好动，无法保持稳定的坐姿，经常在椅子上摇来摆去，或者在课堂上难以安静地坐着，不断离开座位。可能会表现出无法集中注意力，经常分心或者做小动作，这会影响他们在学校的学习表现。

视觉感觉问题也是幼儿感觉失调的表现之一。例如，有些幼儿可能

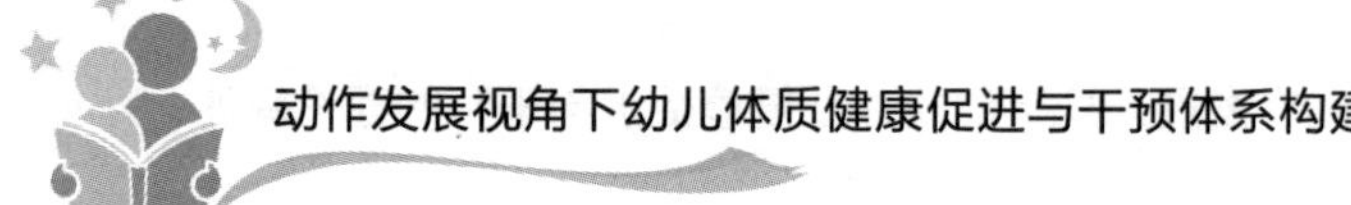

出现阅读障碍，比如跳读、漏读等错误频发。他们可能会出现在阅读时无法保持专注，经常反复读同一段文字，无法理解文章内容；写字时颠倒偏旁，不识字，记不住学过的字，遇到计算题不知所措，时常抄错题等。另外，一些幼儿可能对光线、颜色或者图形产生过度敏感，当他们在进行书写或者阅读时，可能会出现眼睛疲劳、无法集中注意力的情况。

另外，一些幼儿可能对噪音、气味或者触觉产生过度敏感。例如，一些幼儿因为触觉敏感度过高，会时常情绪紧张、不合群、暴饮暴食、脾气暴躁且爱哭，面对陌生环境时非常不安，分离焦虑情况严重。可能听觉感不良，如听不进别人的话、经常忘记带自己的东西、经常忘记老师布置的任务等。可能本体感失调，如内心自卑、消极情绪重、动手能力差、缺少充足的语言表达能力；行为懒散、自信心不强、易冲动、丢三落四、容易感到挫折等。可能平衡能力较差，协调能力弱，如身体动作不协调、不能保持平衡、走路不稳左摇右晃、频繁地在走路时绊倒或者摔倒。还有些幼儿动手能力不强，与同龄人相比缺少精细动作控制能力，如不会自己系鞋带、不会用筷子吃饭等。

（二）感觉统合失调的原因

幼儿感觉统合失调的原因有很多，其中包括成人过分保护幼儿、婴儿期学步车使用过多等多种因素。例如，当成人过分保护幼儿，不让他们接触外部环境时，因为活动范围受到限制几乎断开了他们与外界的接触，幼儿接收不到多样化的外界信息，感觉统合能力可能会受到影响；有些家长因为担心孩子受伤，会限制孩子的户外活动，导致孩子接触外界信息的机会变少，这些也会导致幼儿的感觉统合发展受到阻碍，表现出对新事物的不适应和情绪波动。再如，有些家长可能会频繁使用学步车来帮助孩子学步，然而过度使用学步车会导致孩子缺乏足够的机会自主探索和发展平衡能力，从而影响前庭平衡的发展，进而导致感觉统合失调。

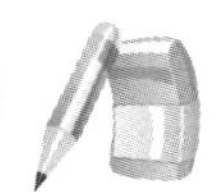

此外，儿童缺乏爬行经历也可能导致感觉统合失调。一些家长可能过于急于让孩子学习走路，而忽略了爬行的重要性。爬行能够帮助孩子发展平衡能力和身体协调性，而直接学步可能导致儿童的前庭平衡失调，影响感觉统合能力的发展。以上这些情况都可能会对幼儿的感觉统合发展产生影响，限制了他们的感知觉发展，应通过多种方式帮助幼儿克服这些困难，需要及时进行干预和提供适当的刺激，以促进他们感觉统合能力的发展。

为了帮助幼儿更好地发展感知觉，重要的是要及时把握幼儿期感觉统合发展的关键时期，充分施加环境刺激，促使幼儿主动对周围环境进行探索，加快发育其大脑神经系统，继而逐步增强其感觉统合能力。例如，让幼儿参与丰富多彩的户外活动，让他们触摸不同的物品，如土、沙、小石子等，可以促进他们的触觉刺激。此外，可以提供一些平衡训练的活动，如骑自行车、跳绳等，可以帮助其改善前庭平衡功能。这些举措都有助于幼儿克服感知觉发展中的困难，更好地适应外部环境。

第四节　幼儿动作发展干预的四大理论

一、动态系统理论

动态系统理论认为，幼儿的动作发展是由多个系统相互作用和协调而成的动态过程，主要包括四个核心部分，即初始状态、吸引状态、变异和非线性[①]。动态系统理论作为一种元理论，将发展中的幼儿视为一个不断与周围环境交互的开放系统，强调了环境、个体的发展水平和任务的要求对动作发展的影响（见图 2-2)。例如，幼儿学习走路并不是简单

① Kees De Bot. A dynamic systems theory approach to second language acquisition [J]. Bilingualism: language and Conition, 2007, 10(1): 7-21.

地按照固定的步骤来完成的，而是受到多个因素的影响，其中环境的影响就很大，婴儿在尝试学步时，他的家庭环境、家具的布局和地面的材质都会对他的学步过程产生影响。幼儿个体的发展水平也很重要，比如他的体力、平衡能力和肌肉控制能力等。任务的要求也会对动作的发展产生影响，比如幼儿在学习跳绳时，跳绳的速度和长度都会对他的动作产生挑战。

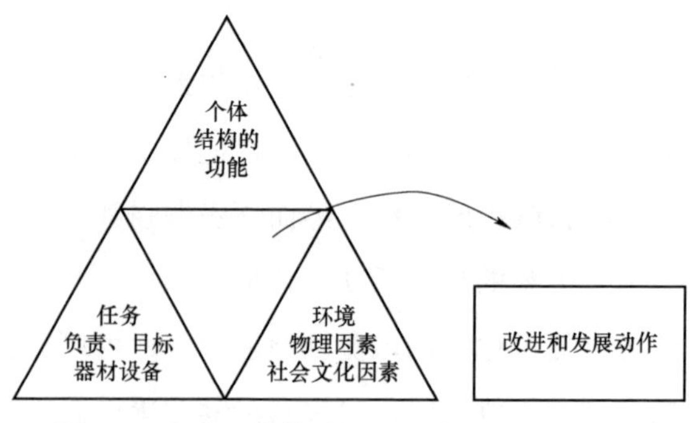

图 2-2　约束理论模型（引自 Newell，1986）

动态系统理论还强调了幼儿动作发展中的自组织和自适应性。自组织是指在不同的环境和任务等情况下，个体对自己的行为进行自我调节，从而形成不同的行为模式。例如，学龄前幼儿在学习骑自行车时，他会根据尝试和失败的经验，不断调整自己的动作策略，逐渐找到适合自己的骑行方式。这种自组织和自适应性的过程是动态系统理论的核心观点，强调了幼儿动作发展是一个灵活的、适应性强的过程。

动作行为的发育是由个体自身、环境和个体所面对的各种任务的需要等多个复杂系统共同相互作用而形成的。Newell 还认为，动作是多个相关系统以非线性模式交互作用的产物，它是自组织的结果①。一方面整个系统又对子系统进行控制，动作发展在不断调控与协调的共同作用下得以实现，另一方面各个子系统使动作不断协调。

① Newell K M. Constraints on the development of coordination［J］. Motor development in children：Aspects of coordination and control，1986，（34）：341-360.

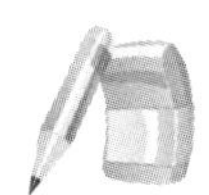

二、生态系统理论

美国心理学家布朗芬布伦纳提出生态系统理论①，他相信人类的发展是由许多因素共同作用的，他提倡把人类的行为与发展置于一个真正的生态环境中来进行，特别是人的生物学特征对人发展的影响，并在此基础上建立了“生物生态模型”（见图 2-3）。

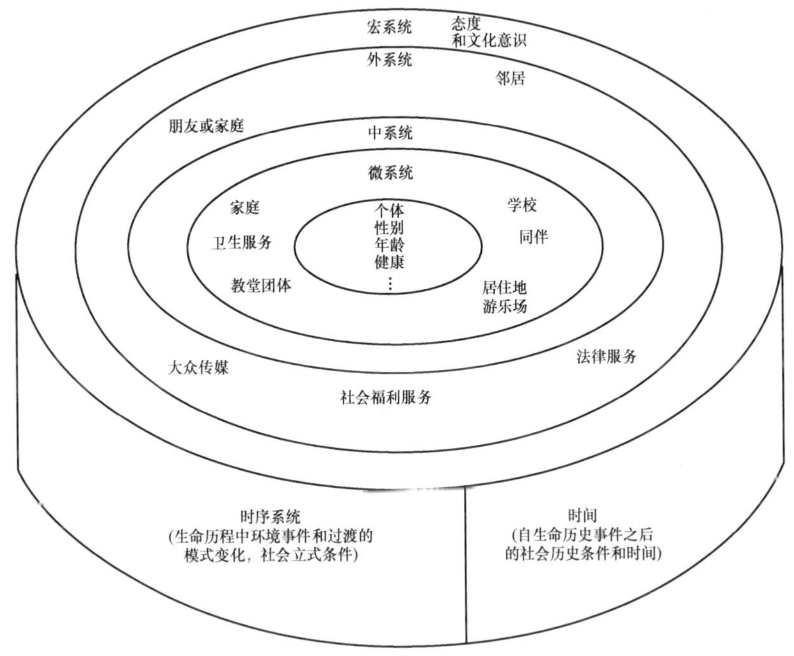

图 2-3　生物生态模型

（引自 Bronfenbrenner，1979，1993）

该模型中共有微系统、中系统、外系统、宏系统四种环境系统。微系统对幼儿产生的影响最大且最直接，主要涉及家庭、学校、游乐场、居住地等等。处于微系统中的关系都会互相影响，即成人会对幼儿的行

---

① Bronfenbrenner U. Developmental Research，Public Policy and the Ecology of Childhood ［J］. Child Development，1974（45）：1-5.

为产生影响，幼儿的发展也会对成人的行为产生影响。中系统、外系统、宏系统也会对幼儿产生影响。此外，还存在着一个时序系统，用于解释幼儿发展的时间维度。在幼儿发展与成长期间，他们会对环境进行修正并对环境变化进行适应，同时还会在此过程中积累个人经验。基于生态系统理论而言，幼儿发展与环境共同创造出一个彼此依赖、相互影响的生态系统体系。

幼儿发展期间会与外部环境产生相互作用，任何一个环境系统都会影响到个体的发展。关于幼儿动作发展，幼儿园是幼儿除了家庭环境之外接触最频繁的环境，幼儿绝大多数身体活动都要在幼儿园中进行。根据相关研究可知，3～5 岁幼儿身体活动以幼儿园环境为主要预测指标，幼儿园政策、幼儿园实践活动质量会对幼儿身体活动产生直接影响，继而使幼儿身体活动出现差异性①。在幼儿园开展体育活动过程中，创设有利于动作发展的活动环境会对幼儿动作发展起到积极影响，可以通过改变教学内容、教学方法营造较好的学习环境和气氛来实现。如果把幼儿体育活动的干预看作一个系统，在外部环境相同或相似的状态下，只改变教学内容，如果幼儿基本动作通过干预得到了提高，说明主要是由教学内容改变引起的，干预产生了一定效果。

三、认知发展游戏理论

皮亚杰的认知发展理论对世界上各个国家的儿童认知发展研究与教学都产生了重大影响，且这种影响一直持续至今。幼儿的一日生活在游戏中度过，可见，游戏好不好决定了幼儿一日生活的质量高不高。

认知发展游戏理论强调了幼儿通过游戏和互动来促进认知和动作发

① Pate R R, Peiffer K A, Trost S G, et al. Physical activity among children attending pre- schools[J]. Pediatrics, 2004, 114(5): 1258-1263.

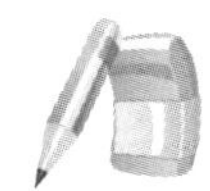

展的观点。这一理论认为，儿童在游戏和互动中通过体验、观察和模仿来学习，从而促进他们的认知和动作发展。例如，当幼儿在玩积木时，他们通过试图堆砌、拼凑积木来锻炼手眼协调能力，同时也在训练自己的空间想象和逻辑思维能力，在这一过程中，他们不仅学会了如何搭建积木，还培养了解决问题的能力和空间认知能力。再如，当孩子们在玩角色扮演游戏时，他们通过扮演不同的角色，模仿成人的行为和语言，锻炼了自己的社交技能和语言能力。比如，当孩子们扮演医生和患者的角色时，他们可以学会如何表达自己的感受，以及学会倾听和关心他人的需求，这种角色扮演的游戏促进了他们的情感认知和社交技能的发展。此外，认知发展游戏理论还强调了游戏中的引导和互动对幼儿认知和动作发展的重要性。例如，在玩“Simon says”这样的游戏时，孩子们需要根据指令做出相应的动作，这不仅锻炼了他们的运动技能，还培养了他们的注意力和记忆能力。

认知发展游戏理论强调了游戏和互动对幼儿认知和动作发展的重要性。皮亚杰从儿童认知发展角度将儿童游戏发展划分为三个阶段，也就是0～2岁的感觉运动阶段，2～7岁的前运算阶段，7～12岁的具体运算阶段（见表2-2）[①]。前运算是幼儿时期的认知发展阶段，其游戏类型主要有象征性游戏和结构游戏。象征性游戏是一种假想性游戏、角色游戏或模仿性游戏，它把一个客观现实的环境或事物转换为一个象征符号，如小班教育活动中常安排模仿性游戏、假想性游戏或角色游戏。结构性游戏是一种以多种物质为基础，由幼儿自己动手搭建的游戏。结构性游戏除了要求幼儿具有一定的操作技巧外，还要求幼儿具有基于想象的空间感知和符号的能力。

① 李燕. 游戏与儿童发展［M］. 杭州：浙江教育出版社，2008：18.

表 2-2　皮亚杰认知发展游戏理论的三个阶段

阶段	年龄阶段	认知发展阶段	游戏类型	游戏解释	举例
阶段一	0～2 岁	感觉运动阶段	练习性游戏	主要靠动作和感觉来认识客观事物，游戏的动力在于感觉器官和运动器官获得快感	抓握拨浪鼓，不断把玩具扔在地上
阶段二	2～7 岁	前运算阶段	象征性游戏	通过表象进行思维，把一个客观现实的环境转换为一个象征符号	扮演角色
			结构性游戏	通过操作各种材料，进行物体构造的活动	搭积木
阶段三	7～12 岁	具体运算阶段	规则游戏	在遵守相互约定的规则下进行的游戏，经常涉及竞争	下棋、跳房子、贴标签

四、动作发展理论模型

（一）动作发展金字塔模型

Seefeldt 提出动作发展金字塔模型（见图 2-4）[①]，以不同年龄阶段为基础对动作发展进行分段，包括婴儿期、儿童早期、儿童中期到成年期。金字塔的最底部为反射—反应，是基本动作、过渡性动作以及专门竞技三大技能不可或缺的发展基础。首先，在金字塔模型的底层是基础动作技能、身体控制和协调技能和简单投掷技能。比如站立、行走、奔跑、平衡、柔韧性和身体控制，以及简单的抓握、投掷等技能。这些基础动作技能的掌握对于幼儿的整体动作发展至关重要。当幼儿学会站立后，他们才能开始学习保持平衡和控制身体的姿势，逐渐学会行走和奔跑；学会抓握物体后，他们就可以逐渐学会投掷和接球这样的技能，这些基础技能为他们学会更加复杂的动作技能打下了基础。接下来是更为复杂

① 李阳. 幼儿基本动作的发展干预研究［M］. 重庆：重庆大学出版社，2021：64.

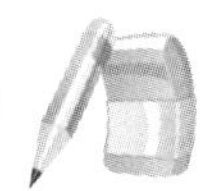

的操控物体、空间定向技能和节奏技能等，包括方向感、空间感知和操纵空间，节奏感知、音乐感知和身体节奏操纵等方面。例如，当幼儿学会分辨方向后，他们可以更好地掌握击球游戏的方向和位置，这对于参与团队运动或者进行舞蹈等活动都是至关重要的；当幼儿学会跟随音乐的节奏做动作时，他们就在锻炼自己的节奏技能，这对于日后的舞蹈或者音乐类活动都有帮助，如参加民间舞、慢波尔卡舞等。最顶层是专业的运动能力，如速度技能，包括反应速度、动作速度和运动速度等。例如，当幼儿学会快速反应并控制自己的动作速度时，他们就可以更加灵活地参与各种竞技运动和游戏活动，如棒垒球、体操、网球、排球等。

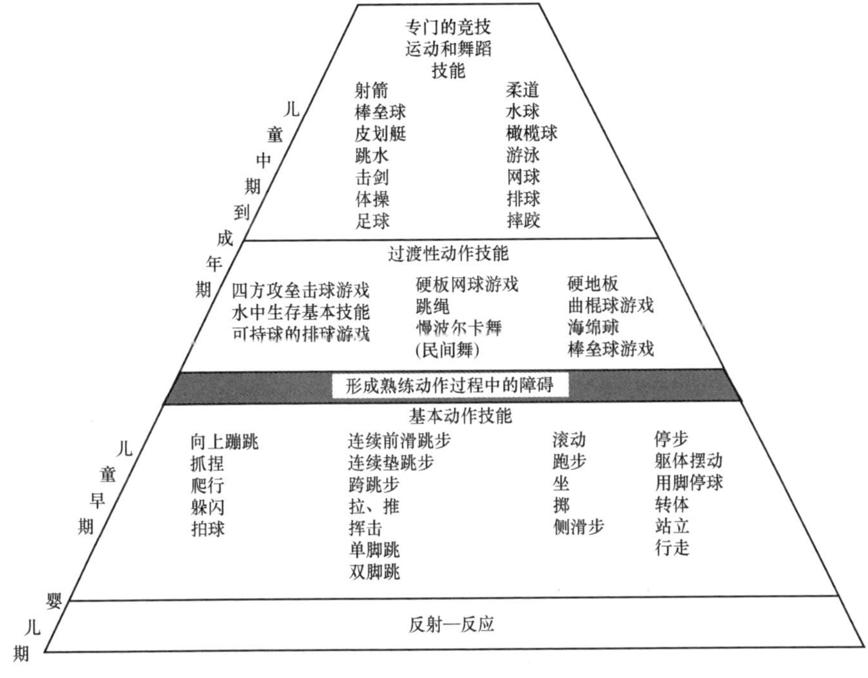

图 2-4　动作发展金字塔模型
（引自《人类动作发展概论》）

只有当幼儿的多种基本动作技能得到发展后，他们才能进一步提升身体活动水平，进而发展出专门的运动技能，达到金字塔最高水平，也就是获得了专业性的运动能力[①]。Clark 等也提出幼儿动作技能的发展具有层次性和渐进性，每一层的技能都为上一层的发展打下了坚实基础[②]。动作发展包括以下 6 个时期：反射时期、预先适应期、基本动作技能时期、专项动作技能时期、技能熟练期、代偿时期。

（二）动作发展连续体模型

Gabbard 构建了动作发展连续体模型（见图 2-5）[③]。动作发展的连续体模型是指幼儿的动作发展是一个连续的、渐进的过程，而非简单的阶段性发展。这个模型将动作发展看作是一个连续的过程，从最简单的动作逐渐发展到更为复杂的动作技能，到达顶峰后技能再慢慢消退。例如，婴儿可能需要家长的支撑才能保持坐姿，然后慢慢地学会了自己保持坐姿的平衡。接着，婴儿开始学会从坐姿到爬行，再到站立和行走，这个过程是连续的，每一个新的动作都是基于之前动作的发展而来，形成了一个连续的动作发展过程。再如，幼儿开始练习跳绳时可能会先学会单脚跳，然后才能逐渐学会连续的双脚跳，这个过程是渐进的，幼儿需要不断地练习和适应，才能够掌握更加复杂的动作技能。在连续体模型中，幼儿的动作发展是建立在之前动作的基础上，通过不断的练习和学习，逐渐发展出更加复杂的动作技能。这种连续的发展过程有助于更好地理解幼儿的动作发展，并且会对教育实践中如何逐步引导幼儿发展更加复杂的动作技能起到很好的引导作用。

对于幼儿来讲，3～6 岁阶段处于基本动作技能发展时期，此阶段的重要任务就是发展基本动作技能，包括抓握、爬行、走、跑、跳、投掷等基本动作。此阶段在产前期和婴儿期获得动作发展的基础上进一步发

---

① Greg Payne，耿培新，梁国立. 人类动作发展概论［M］. 北京：人民教育出版社，2008：195-196.

② Clark J E，Humphrey J H. Motor development： Research and reviews［J］. NASPE Publications：Reston，VA. 2002，2：163-190.

③ Gabbard C P. Lifelong motor development［M］. 6th ed. San Francisco：Pearson Higher Ed，2011.

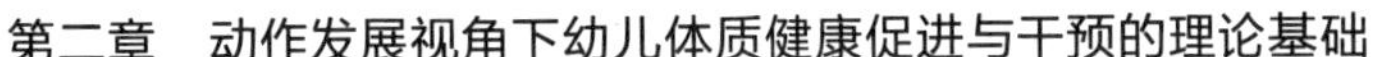
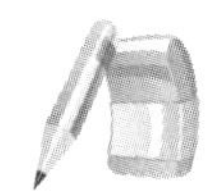

展动作能力，为以后获得专门的、复杂的运动技能打基础。

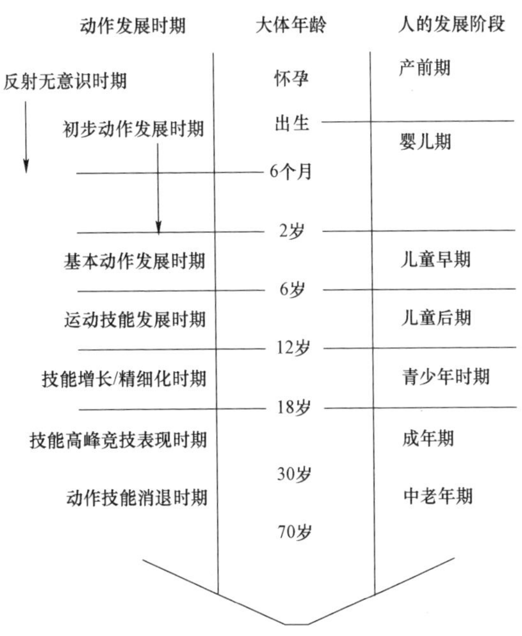

图 2-5　动作发展连续体模型
（引自 Gabbard，2011）

综上所述，无论是动作发展金字塔模型还是动作发展连续体模型，都表明了儿童早期是学习与掌握基本动作技能的重要时期。婴儿在早期通过遗传、反射获得了基础的动作能力并不断成熟。如果孩子在幼年时，不能很好地控制基础动作，就会对孩子以后做一些比较复杂的动作的能力产生影响。幼儿早期基础动作的有效开发，是从中后期向成年阶段更高层次动作开发的基础，也是他们未来体育表现和发展的一个重要方向。

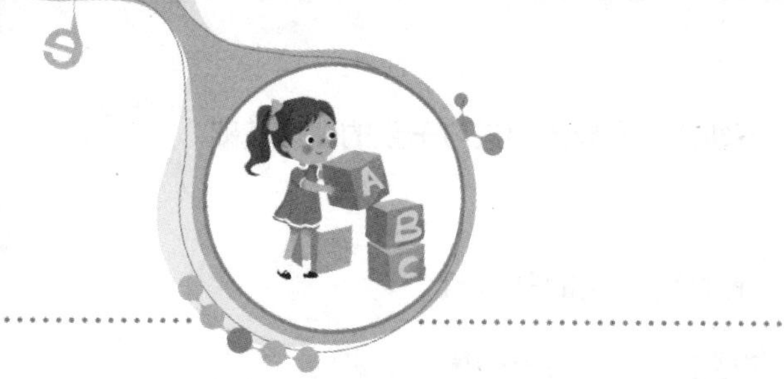

第三章 幼儿基本动作技能和综合运动技能的发展

走、跑、跳、投、攀、爬等基本动作技能是幼儿应具备的技能，这会对他们的日常生活产生重要影响。对于幼儿来说，基本动作技能的发展是他们进行体育活动的主要目的和内容。在发展幼儿基本动作技能和综合运动技能时，应结合幼儿实际情况有针对性地进行系统指导。人类的动作既复杂又多样，而且在人的一生中，动作发展既是必须经历的一个过程又是贯穿于人的发展始终的。在幼儿园阶段，幼儿可以通过各种身体活动快速发展自己的基本动作技能、掌握综合运动技能，这也是幼儿将来进行体育活动和社会活动的一个基础阶段。

第一节 幼儿动作发展的重点与教育建议

为深入贯彻《国家中长期教育改革和发展规划纲要(2010—2020年)》和《国务院关于当前发展学前教育的若干意见》(国发〔2010〕41号)，指导幼儿园和家庭实施科学的保育和教育，促进幼儿身心全面和谐发

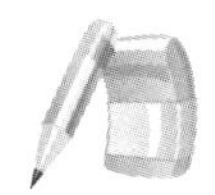

展，制定《3～6 岁儿童学习与发展指南》（以下简称《指南》)。《指南》针对幼儿的健康体态和动作发展，从发展目标和教育建议两部分进行了描述，分别对 3～4 岁、4～5 岁、5～6 岁三个年龄段末期幼儿动作发展水平提出了合理期望，指明了幼儿动作学习与发展的具体方向；教育建议部分列举了一些能够有效帮助和促进幼儿学习与发展的教育途径与方法。

一、幼儿健康体态发展的重点与教育建议

根据《指南》，幼儿在动作发展时首先应具有健康的体态，身高和体重适宜。其身高体重的参考标准和教育建议如下。

（一）身高、体重参考标准

根据《指南》，幼儿应具有健康的体态，身高和体重适宜。具体参考标准如表 3-1 所示。

表 3-1　身高、体重参考标准

3～4 岁	4～5 岁	5～6 岁
1. 身高和体重适宜 参考标准： 男孩： 身高：94.9～111.7 cm 体重：12.7～21.2 kg 女孩： 身高：94.1～111.3 cm 体重：12.3～21.5 kg 2. 在提醒下能自然坐直、站直。	1. 身高和体重适宜 参考标准： 男孩： 身高：100.7～119.2 cm 体重：14.1～24.2 kg 女孩： 身高：99.9～118.9 cm 体重：13.7～24.9 kg 2. 在提醒下能保持正确的站、坐和行走姿势。	1. 身高和体重适宜 参考标准： 男孩： 身高：106.1～125.8 cm 体重：15.9～27.1 kg 女孩： 身高：104.9～125.4 cm 体重：15.3～27.8 kg 2. 经常保持正确的站、坐和行走姿势。

（二）教育建议

1. 保证营养均衡的健康饮食

（1）可以参照《中国居民膳食指南（2022）》中的学龄前儿童膳食部分，为幼儿提供充足的、营养丰富的食物，如谷类、薯类、豆类、肉类、蔬菜、水果、牛奶等，保证幼儿的食物能够营养均衡。

（2）针对幼儿的身体发育特点，采用科学的烹饪方法，尽量避免多油多盐，如煎炸、腌制等烹调法。

2. 保证幼儿睡眠时间

幼儿因为生长发育的特点，他们需要足够的睡眠时间。《指南》建议，幼儿每天的睡眠时间应在 11～12 小时，午睡时间不要超过 2 小时。但要注意，幼儿的午睡时间应根据年龄、季节等因素来适当调整，兼顾幼儿的个体差异。

3. 培养幼儿良好体态、养成正确姿势

（1）在日常生活及教学中，应时常提醒幼儿保持正确的姿势，如坐姿、站姿、走姿、跑姿等，向幼儿强调不良姿势带来的健康危害。当幼儿出现驼背、耸肩、罗圈腿、内八字脚、外八字脚时，应及时纠正，严重时可就医矫治，避免幼儿出现骨骼发育异常的问题。

（2）幼儿读书写字的桌椅板凳要保证适宜的高度，例如，桌子的高度应以幼儿写字时能够坐直身体为宜；椅子的高度要以幼儿写字时双脚自然着地，且大腿保持水平状为宜；睡觉的床应软硬适中，这样才有助于幼儿脊柱健康发育，防止脊柱变形。

4. 保证幼儿定期进行健康检查

应定期对幼儿的身体形态进行测量，发现异常数值时及时干预。

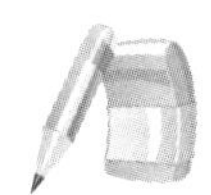

二、幼儿动作发展的重点与教育建议

《指南》中针对幼儿的动作发展有三个主要目标：① 一定的平衡能力；② 一定的力量和耐力；③ 手部精细动作要灵活、协调。具体动作发展重点与教育建议如下。

（一）具有一定的平衡能力，动作协调、灵敏

1. 动作发展重点

动作发展重点见表 3-2。

表 3-2　动作发展重点

3～4 岁	4～5 岁	5～6 岁
1. 能沿地面直线或在较窄的低矮物体上走一段距离； 2. 能双脚灵活交替上下楼梯； 3. 能身体平稳地双脚连续向前跳； 4. 分散跑时能躲避他人的碰撞； 5. 能双手向上抛球	1. 能在较窄的低矮物体上平稳地走一段距离； 2. 能以匍匐、膝盖悬空等多种方式钻爬； 3. 能助跑跨跳过一定距离，或助跑跨跳过一定高度的物体； 4. 能与他人玩追逐、躲闪跑的游戏； 5. 能连续自抛自接球	1. 能在斜坡、荡桥和有一定间隔的物体上较平稳地行走； 2. 能以手脚并用的方式安全地爬攀登架、网等； 3. 能连续跳绳； 4. 能躲避他人滚过来的球或扔过来的沙包； 5. 能连续拍球

2. 教育建议

（1）为保证幼儿具有一定的身体平衡能力，应鼓励幼儿走平衡木或在田埂行走，也可以进行蒙眼走路，以及玩跳房子、踩高跷等小游戏。

（2）为发展幼儿的身体协调性和灵活性，应鼓励他们多多参与走、跑、跳、投、攀登、钻爬、躲闪等体育活动，还应鼓励他们参加我国传统体育游戏，如跳竹竿、滚铁环、扔沙包、丢手绢等。

（3）对于技能性较高的体育活动，如跳绳、投篮、拍球等，在幼儿练习时应不做数量要求，避免机械性地练习，以免降低幼儿的参与兴趣。

（4）强调安全教育，在进行运动时融入安全常识和技巧，培养幼儿的安全意识和自保能力。

（二）具有一定的力量和耐力

1. 动作发展重点

动作发展重点见表 3-3。

表 3-3　动作发展重点

3～4 岁	4～5 岁	5～6 岁
1. 能双手抓杠悬空吊起 10 s 左右； 2. 能单手将沙包向前投掷 2 m 左右； 3. 能单脚连续向前跳 2 m 左右； 4. 能快跑 15 m 左右； 5. 能行走 1 km 左右（途中可适当停歇）	1. 能双手抓杠悬空吊起 15 s 左右； 2. 能单手将沙包向前投掷 4 m 左右； 3. 能单脚连续向前跳 5 m 左右； 4. 能快跑 20 m 左右； 5. 能连续行走 1.5 km 左右（途中可适当停歇）	1. 能双手抓杠悬空吊起 20 s 左右； 2. 能单手将沙包向前投掷 5 m 左右； 3. 能单脚连续向前跳 8 m 左右； 4. 能快跑 25 m 左右； 5. 能连续行走 1.5 km 以上（途中可适当停歇）

2. 教育建议

（1）为发展幼儿的力量和耐力，应组织内容丰富、形式有趣的身体活动，如跑、跳、攀登、钻爬、垂悬等，并在活动中培养幼儿不怕苦、不怕累的精神。

（2）在生活中，应避免幼儿长时间的静态活动，如看动画片、坐汽车，应积极引导幼儿活动身体，保持“自己的事情自己做”，如多多走路、自己爬楼梯和拎背包。

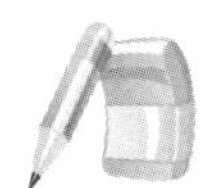

（三）手的动作灵活协调

1. 动作发展重点

动作发展重点见表 3-4。

表 3-4　动作发展重点

3～4 岁	4～5 岁	5～6 岁
1. 能用笔涂涂画画； 2. 能熟练地用勺子吃饭； 3. 能用剪刀沿直线剪，边线基本吻合	1. 能沿边线较直地画出简单图形，或能边线基本对齐地折纸； 2. 会用筷子吃饭； 3. 能沿轮廓线剪出由直线构成的简单图形，边线吻合	1. 能根据需要画出图形，线条基本平滑； 2. 能熟练使用筷子； 3. 能沿轮廓线剪出由曲线构成的简单图形，边线吻合且平滑； 4. 能使用简单的劳动工具或用具

2. 教育建议

（1）为发展幼儿的手部精细动作，应创设良好的练习环境，具体如下：一是为幼儿提供丰富的练习材料和工具，如剪刀、废旧报纸、橡皮泥、彩笔等，引导幼儿进行画画、剪纸、捏小动物等美工活动；二是培养幼儿的自理能力，促使他们能够自己扣衣服扣子、自己用餐具吃饭，自己擦嘴，以及帮家人做家务，如摆放餐具、择菜、洗碗、扫地等；三是在家庭、幼儿园或托幼机构等环境中，在布置活动和玩耍区域时，应提供简单的半成品材料，引导幼儿自己动手制作玩偶娃娃、小布包、小木棒等。

（2）强调活动的安全性，避免身体伤害。具体内容包括：一是应为幼儿提供体积较大的活动材料，避免塑料小珠子、玻璃球、硬币这类材料，以免幼儿误吞入口卡在咽喉；二是强调工具的正确使用，如为幼儿示范正确使用锤子的姿势、正确握笔的姿势；三是要避免锋利的材料，如金属剪刀等，应提供安全剪刀；四是培养幼儿物归原位的良好习惯。

总之，为了发展幼儿的平衡能力、协调能力、力量和耐力，以及手部的灵活性，首先应激发他们对于身体活动的兴趣，养成自主锻炼的良好习惯；其次，鼓励幼儿多进行户外活动，与其他幼儿共同玩耍，如一起玩秋千、手拉手转圈等，这可以有效发展他们的平衡能力，适应身体摆动、旋转等姿势；再次，应引导幼儿积极参与跑、跳、投、攀爬等活动，提高他们的力量、耐力和身体协调性；最后，应为幼儿提供充足的活动材料，培养他们的动手能力。

第二节　幼儿基本动作技能的发展特点与练习方法

基本动作技能的发展可以促使幼儿更好地进行身体活动，也是日常生活中不可缺少的活动技能。在幼儿的体育活动中，基本动作技能的练习是重要活动内容，可以有效锻炼幼儿的身体，促使他们各方面素质全面发展。

幼儿的基本动作通常包括走、跑、跳、投，它不仅是身体活动的基石，还为后续学习阶段进行专项体育运动奠定了坚实基础。

一、走

走是幼儿最自然、最基本的动作之一。在人的幼儿阶段，培养正确的身体姿势、形成良好的行走技能会对未来产生重要影响。正确的行走姿势要求如下：上体正直，自然挺胸，肩部肌肉放松，眼看前方；两臂前后自然、轻松摆动，向前摆臂时，肘关节稍弯曲；腿抬向正前方，不过高，落地轻，脚尖向前；步幅大小适宜、均匀；精神饱满，节奏感强。

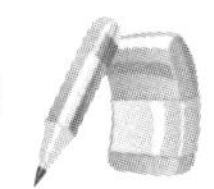

（一）行走技能的发展特点

小班阶段，幼儿不但可以平稳地行走，还能自主控制走步的方向。但是，步幅相对较小，走步速度不均匀，身体常常左摇右晃，特别是在遇到门槛、台阶等障碍时，身体保持不住平衡。另外，小班幼儿在走步时常常会表现出上下肢动作不协调的现象，走路不成直线，而且因为走步速度不均匀、平衡能力较差，在移动重心时通常会采用上体前倾的方式，这就会形成与跑步相似的姿势。小班幼儿的注意力不集中，经常会被不同的事物吸引，导致走步东张西望，排队行走时不能很好地保持队形。

中班阶段，幼儿因上下肢协调能力有所增强，已经显现出具有个人特点的行走姿态，而且走步幅度稍有增加，基本保持在 39～40 cm 之间，在遇到障碍物时也能保持一定的身体平衡。另外，中班幼儿也存在走步速度不均匀、注意力分散的问题，但因为走步已经初具节奏感，在排队行走时可以基本保持队形。

大班阶段，幼儿的步幅为 40～50 cm，走步姿势自然，具有自己的走步节奏，已经初步形成具有个人特点的行走姿态，在遇到障碍物时可以自主调节步幅和节奏，很好地保持身体的平衡，而且大班幼儿的走速均匀，注意力相对集中，在排队行走时可以较好地保持队形。另外，大班幼儿因为上下肢协调能力较好，愿意尝试不同类型的行走动作，如倒退走、侧身走等。

（二）发展行走技能的总目标

小班阶段幼儿行走技能的总目标为：① 应形成正确的行走姿势，即上体正直、自然挺胸，可以自然地走路；② 可以自主控制行走的方向，并初步掌握不同类型的行走方法，如直线行走、曲线行走、借助楼梯扶手双脚交替上下台阶行走；③ 可以持续行走一定的距离，如走走停停走 1 km；④ 在行走小游戏中可以理解并遵守简单规则。

中班阶段幼儿行走技能的总目标为：① 行走时上下肢动作协调，步速均匀，并保持一定的节奏感；② 在遇到障碍物或是在较窄物体行走时可以保持身体平衡；③ 可以持续行走一定的距离，如走走停停走 1.5 km；④ 可以听教师指导变换行走的速度和方向，如听信号变速走、听信号转身走；⑤ 在简单的行走游戏中可以较好遵守规则。

大班阶段幼儿行走技能的总目标为：① 行走时姿势自然、步伐和步速均匀；② 具有较强的平衡能力，可以在斜坡、田埂等路面平稳行走；③ 可以持续行走一定的距离，如走走停停走 1.5 km 以上；④ 可以自觉遵守行走游戏的纪律和规则，以及能够独立或与其他幼儿一起组织简单游戏。

（三）走的动作要求与练习方法

走的动作要求与练习方法见表 3-5。

表 3-5　走的动作要求与练习方法

年龄段	走的动作要求	走的练习方法	参考游戏
小班	上体正直、自然地走； 一个跟着一个走（最初可不按身高）； 听信号向指定方向走等	直线走； 曲线走； 绕圆圈走； 走斜坡； 在较低的平衡木上走； 高人走（提踵走）、矮人走（蹲走）	红灯停绿灯行； 美丽的幼儿园；有趣的圆形； 开火车； 跟着小旗走
中班	走得轻松、自然、有节奏； 上体正直、上下肢协调地走； 按身高听信号有节奏地走；听信号变速走等	快走、慢走； 绕障碍物走； 大步走； 简单队列走（如：一列横队变二列横队走；一路纵队变二路纵队走）； 在较高的平衡木上走； 合作走（如：二人三足走）	山羊过小河； 找朋友； 运西瓜
大班	步伐均匀、有精神地走； 有节奏地走：一拍落左脚，二拍落右脚； 一对一对整齐地走； 听信号变换方向走	蛇形走； 螺旋形走； 负重走； 左右转弯走、分队合队走； 合作走（如：二人或三人挽臂走）； 迅速变队走	快乐的小蛇； 白雪公主和七个小矮人； 两人三足

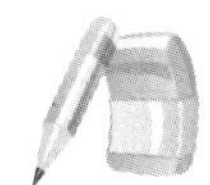

（四）注意事项

（1）在家庭及幼儿园中，家长或教师要为幼儿示范正确的走路姿势，还要通过多种方法引导幼儿进行行走练习。一旦发现幼儿存在错误姿势，应及时纠正。

（2）幼儿在进行走步练习时，应上下肢动作协调，走姿自然，步幅与步速适中，在较窄的地面或遇到障碍时应注意保持身体平衡。

（3）重复性的行走练习具有一定的枯燥性，在组织幼儿行走练习时，除了要创设不同的练习环境，还要采用丰富有趣的练习方式，如将行走练习融入各种体育游戏中、在有趣的音乐节奏下练习行走，还可以带领幼儿散步、远足等。

二、跑

跑步作为位移动作技能中最简单的一种，可以发展幼儿的快速移动能力。在幼儿园中，跑步是幼儿最为常见的一种活动方式，也是他们参加体育课、体育游戏、户外活动的基础运动技能。幼儿经常进行跑步运动，可以发展速度、协调、灵活等身体素质。

幼儿跑的动作要点为：目视前方，上体正直，稍向前倾；积极向前抬腿，用力后蹬，落地轻而稳；两手半握拳，两臂曲肘前后自然摆动，用鼻子或口鼻同时呼吸，自然而有节奏。

（一）跑步技能的发展特点

小班阶段，幼儿采用的跑步形式大多为自然慢跑。但无论是慢跑还是快跑，其耐力和抗疲劳的能力都较差，且缺乏明确的目的性，如在跑步比赛时，对于胜负不太关心，只是喜欢自然地跑来跑去。慢跑时，步幅较小，步速也不均匀，因为身体的协调性和灵活性不够，不是高位跑就是低位跑。快跑时，不能很好地控制跑步方向，在转弯、急停时会出现身体重心不稳的现象，特别是在遇到障碍物或是被其他幼儿轻轻碰撞时，难以保持身体平衡，容易摔倒。

中班阶段，幼儿跑步的耐力和抗疲劳能力有所增强，且跑步时的目的性也较小班阶段稍强，如在跑步比赛时有了一定的竞争意识。跑步时上下肢动作较为协调，动作自然，跑速也明显变快，可以较好地控制跑步方向。同时，慢跑时的身体稳定性明显提高，在急停、转弯或是遇到障碍物以及地面凹凸不平时可以稳定身体的平衡，具备一定的躲闪能力。

大班阶段，幼儿因为身体协调性和灵活性较好，跑步动作自然、敏捷，跑步的步幅明显变大，步频也较快，可以自然快速的跑步。同时，对跑步时身体的控制能力明显增强，启动、制动、转动等动作都较为灵活，遇到障碍物时也能及时躲闪，且因为具有较强的竞争意识，特别是男孩子对于比赛的胜负较为关注。

（二）发展跑步技能的总目标

小班阶段幼儿跑步技能的总目标为：① 形成正确的跑步姿势，即保持两臂自然弯曲，前后摆动，跑步动作自然；② 可以持续跑步一定的距离，如快跑 15 m、走跑交替 100 m；③ 利用趣味性的体育游戏激发幼儿跑步的兴趣，培养他们躲闪的能力。

中班阶段幼儿跑步技能的总目标为：① 跑步时上下肢动作协调，可以自主控制跑步的方向，并具备一定的提高速度与躲闪能力，可以与他人追逐躲闪；② 喜欢跑步游戏，可以掌握几种不同类型的跑步游戏方法以及跑步小知识；③ 可以持续跑步一定的距离，如快跑 20 m、走跑交替 200 m；④ 关注比赛的胜负，在跑步游戏中可以自觉遵守游戏规则，能够与其他幼儿进行合作，并学会克服游戏中的困难。

大班阶段幼儿跑步技能的总目标为：① 跑步时保持正确的姿势，即

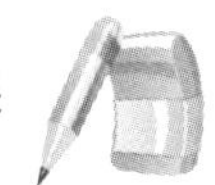

上体稍前倾，两手半握拳，两臂自然弯曲于体侧前后摆动，前脚掌着地跑，动作自然、协调、敏捷，且有着较快的速度；② 掌握多种类型的跑步游戏方法和提高速度的方法，并可以持续快跑一定的距离，如快跑25 m，以较快速度完成走跑交替 300 m；③ 自觉遵守游戏规则，并通过自主克服困难来完成规定的任务。

（三）跑的动作要求与练习方法

跑的动作要求与练习方法见表 3-6。

表 3-6　跑的动作要求与练习方法

年龄段	跑的动作要求	跑的练习方法	参考游戏
小班	沿着场地周围自然跑； 一个跟着一个跑； 听信号向指定方向跑或沿着规定路线跑； 在规定范围内四散跑； 跑走交替（100 m 左右）	直线跑； 圆圈跑； 听信号自由跑； 沿斜坡向上跑	变泡泡； 小孩小孩真爱玩； 踩影子； 小鸡快跑
中班	上下肢协调、轻松地跑； 绕障碍物跑； 在一定范围内四散地追逐跑； 10～20 m 快跑； 跑走交替（100～200 m 左右）	排成一路纵队，一个跟着一个跑； 曲线跑； 往返沿斜坡跑； 接力跑； 高抬腿跑	老狼老狼几点了； 龟兔赛跑； 抓子接力赛
大班	以正确的动作要求跑（上体稍前倾、手握半拳、双臂摆动协调、前脚掌着地跑）； 听信号变速跑或变方向跑； 四散追逐跑、躲闪跑； 20～30 m 快跑； 跑走交替（200～300 m）	接力比赛跑； 二人三足合作跑； 折返跑； 大步跑； 交叉跑； 后踢小腿跑； 在窄道上跑	捕鱼； 写字接力； 喜羊羊与灰太狼； 捉尾巴； 齐心协力

（四）注意事项

（1）小班幼儿的跑步应不强调跑步的速度，要多进行慢跑及中速跑的练习，还要避免跑步竞赛，应通过不同类型的跑步游戏激发他们对跑步练习的兴趣。中班和大班幼儿应强调跑步姿势的正确性，一旦发现错误姿势应及时纠正，还要通过跑步竞赛来培养他们的竞争意识，以及自觉遵守规则的良好习惯。

（2）为了培养幼儿各项身体素质，应采用不同类型的跑步游戏，如利用躲闪跑、障碍跑发展幼儿的灵敏性和协调性，利用两人三足跑培养幼儿的合作能力。

（3）注意合理控制跑步的运动强度和运动量。如通过观察幼儿的面部表情、出汗量、呼吸频率等方法来确定幼儿的身体状况，当出现身体超负荷时应及时调整或停止练习。

（4）注意跑步的安全问题。一是要做好跑步前的热身运动，以及跑步后的整理运动；二是在进行追逐跑、躲闪跑等游戏时，要避免幼儿之间出现相互碰撞，以防摔倒。

（5）注意幼儿跑步时的呼吸问题，及时提醒幼儿不要口呼吸，应采用正确的呼吸方法，即口鼻交替呼吸或用鼻子呼吸。

（6）帮助幼儿克服跑步过程中常出现的错误动作，如低头、弓腰、挺腰腹、仰头、手臂不会前后摆、身体左右摇晃等。

三、跳跃

幼儿时期的孩子们因为天性使然非常喜欢跳跃。跳跃动作可以很好地体现出幼儿的情绪，是他们情感表达的一种外在表现形式。幼儿经常进行跳跃动作的练习，一方面可以锻炼身体各器官的机能，如发展力量、协调等素质，进而促进生长发育，一方面可以发泄情绪，培养健康的心理。

跳跃一般分为两种，即高跳和远跳。无论是哪一种，其跳跃动作都包括四个主要阶段，即准备、起跳、腾空和落地。准备阶段可以分为原

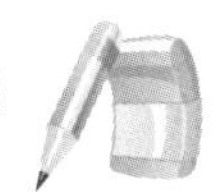

地和助跑，起跳可以分为单脚起跳和双脚起跳，腾空包括越过障碍和不越过障碍，落地则可以分为单脚落地和双脚落地。以原地立定跳远为例，其动作要点为：准备阶段时，两脚开立与肩同宽，屈膝半蹲，身体前倾，两臂向后摆。起跳时，两脚同时用力向前上方蹬伸，同时两臂向上摆动。腾空时，保持身体平衡。落地时，两脚同时着地，屈膝缓冲，保持平衡。注意蹬（地）、伸（腿）、摆动（臂）的动作要协调，落地屈膝缓冲，保持平衡。

（一）跳跃能力的发展特点

小班阶段，幼儿因为生长发育所致平衡能力较差，大多只能采用双脚起跳和双脚落地的方式，而且常常起跳时双脚不能同时离地，两只脚起跳会有较小的时间差。跳跃时由于腿部肌肉力量不足，导致膝关节弯曲的角度较小，离地距离较小，加之上下肢动作不协调，如跳跃的同时不会摆臂或摆臂动作较少，这些都会造成跳跃动作离地不多，腾空时间短，进而导致落地时两腿不能很好地屈膝缓冲，落地不稳。一些幼儿虽然可以进行跨跳，但对跳跃的高度和远度不甚关注，且跳跃距离较短。

中班阶段，幼儿腿部肌肉力量增加以及身体协调性变好，跳跃技能会快速发展，无论跳跃的高度、远度，还是连续跳跃的时间，都会有所增加，而且跳跃动作较小班时期自然、流畅。起跳的同时能够协调屈膝和摆臂动作，但因为蹬伸不足会导致落地时不能保持较好的平衡性。

大班阶段，幼儿的跳跃技能会显现出个人特色，跳跃具有节奏感，无论是跳跃的高度、远度还是持续时间，都具有一定的稳定性。大班幼儿由于身体协调性较好，会很好地控制起跳角度，两腿屈膝蹬伸、双臂协同摆动、落地时的缓冲都较为自然和流畅，且有了较强的安全意识，

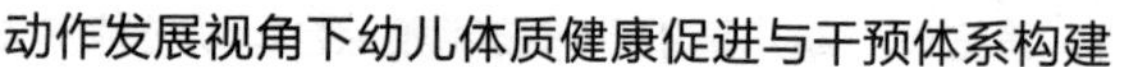

能够在落地时进行自我保护。同时，大班幼儿除了可以熟练进行原地立定跳远外，还能向不同方向进行连续跳或助跑跨跳，以及自己创编各种跳跃动作。另外，幼儿因为具有一定的竞争意识，对于高跳和远跳的距离都较为关注。

（二）发展跳跃技能的总目标

小班阶段幼儿跳跃技能的总目标为：① 通过各种跳跃游戏激发幼儿对跳跃的热情，发展他们身体的综合素质，如力量、速度、协调和平衡等；② 可以持续跳跃一定的距离，如单脚连续向前蹦跳 2 m、从 15～25 cm 的高度自然跳下；③ 通过跳跃发展幼儿的健康心理，如培养顽强、勇敢的意志品质。

中班阶段幼儿跳跃技能的总目标为：① 保持自然、流畅的跳跃动作，即屈膝的同时摆动双臂，蹬伸充分，落地平稳；② 除原地立定跳远外，还应初步掌握单脚跳、助跑跨跳、原地纵跳等跳跃形式；③ 可以持续跳跃一定的距离，单脚连续向前跳 5 m、从 20～30 cm 的高度自然跳下，以及立定跳远距离应不少于 50 cm；④ 在跳跃游戏中经过教师引导可以遵守游戏规则，懂得和其他小朋友进行合作。

大班阶段幼儿跳跃技能的总目标为：① 保持正确的跳跃动作，尤其是准备与起跳阶段的动作一定要准确，整体跳跃动作协调、自然，有一定的节奏感，懂得上下肢协调用力，落地时会屈膝缓冲保持身体的平衡性；② 熟练掌握立定跳远、助跑跨跳、原地纵跳、跳过障碍以及不同方向的跳跃等复杂技能；③ 可以持续跳跃一定的距离，如单脚连续向前跳 8 m、从 30～35 cm 的高度自然跳下，助跑跨跳 30～40 cm 的高度，以及立定跳远距离不少于 60 cm；④ 在跳跃游戏中可以自觉遵守相关规则，并能自主进行游戏，与其他小朋友可以友好合作。

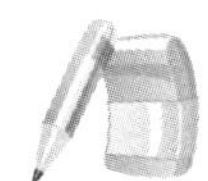

（三）跳跃的动作要求与练习方法

跳跃的动作要求与练习方法见表 3-7。

表 3-7 跳跃的动作要求与练习方法

年龄段	跳跃的动作要求	跳跃的练习方法	参考游戏
小班	自然跳起，轻轻落地； 双脚连续向前跳； 原地纵跳的同时用头触物； 由一定的高度往下跳； 双脚跳过一定的远度	双脚原地跳； 单脚原地跳； 连续行进跳 1～2 m； 向上跳； 直线跳	快乐的小跳蛙；小猴子摘桃； 神奇的呼啦圈
中班	屈膝，前脚掌蹬地跳起，轻轻落地且保持身体平衡； 原地向上纵跳触物； 单脚连续跳； 两脚交替跳； 助跑跨跳； 立定跳远； 由一定高度往下跳等	连续单脚跳； 连续双脚跳； 助跑跨跳过 40 cm 的两条平行线； 连续开足跳； 立定跳远（40 cm）； 纵向跳下（15 cm 高度）； 曲线跳	石头剪刀布； 小青蛙捉害虫；我是侦察兵； 爱心桥； 鲤鱼跳龙门
大班	屈膝摆臂，四肢协调，用力蹬地跳起，轻轻落地； 直线两侧行进跳； 向前、后、左、右变换跳（转身跳）； 助跑跨跳或跳过一定高度； 跳绳； 跳皮筋； 跳蹦床等	双臂支撑跳； 助跑跨跳过 50 cm 的两条平行线； 助跑屈膝跳过 30～40 cm 的高度； 立定跳远（70 cm）； 纵向跳下（20 cm 高度）	勤劳的小袋鼠；小青蛙本领大；跳皮筋； 跳房子； 有趣的跳绳； 我是跳水运动员

（四）注意事项

（1）小班阶段，幼儿的练习不应强调跳跃的高度与远度，练习应以模仿为主，利用各种方式提高他们参与的兴趣。中班及大班阶段，跳跃练习应以游戏为主，培养他们的基本动作与综合运动技能。大班幼儿随着其竞争意识的觉醒可以适当增加竞争类跳跃游戏，培养他们自觉遵守规则的良好意识。

（2）对于幼儿的跳跃练习来说，应重点强调起跳和落地阶段的正确动作，而对具体的动作要点不要过多讲解，以免给幼儿造成枯燥感，降低练习兴趣。同时，要为幼儿多多提供跳跃练习的机会。

（3）跳跃练习的运动强度较大，要注意大小强度交叉进行练习。而且跳跃动作练习会快速发展幼儿的下肢肌肉力量，因此要特别注意上下肢肌肉的协调发展，应上下肢协调用力练习。

（4）跳跃练习中注重安全教育与自我保护。特别是在从较高的地方自然跳下时，除了提醒幼儿要屈膝缓冲，还要提前做好相关保护措施，如在沙坑里练习或加海绵垫保护。同时，在练习跨跳或原地纵跳时，高度及远度要根据幼儿的实际身体情况而定，不要制定统一的标准，应因人而异，适当调整标准。

四、投掷

投掷也是幼儿较为喜欢的一种活动形式，如扔布包、投小球等。但由于投掷的技术动作相对复杂，幼儿往往不能完全掌握该技术。幼儿园的投掷动作通常包括以下几种：拍、抛、投、滚等简单易行的动作。幼儿经常进行投掷动作的练习，可以很好地发展他们上肢肌肉力量，以及上肢、下肢和躯干动作的协调性，同时还能发展他们的手眼协调能力。幼儿的投掷练习主要包括投准和投远两大类，其中投准可以锻炼幼儿的手部精细动作，投远则可以发展他们的大肌肉群力量，如上肢肌肉和肩部肌肉的力量。

蹬（腿）、转（体）、挺（身）、翻（肘）、挥（臂）、甩（腕）的动作协调、用力，速度要快，可进行双手或单手的抛接、正面或侧面的投掷（投远、投准）。单手肩上挥臂投掷分为正面投掷和侧面投掷，具体动作要领为：

（1）正面投掷：两脚前后开立，重心在后脚，上体稍后仰，肩上屈肘高举臂（肘关节向前），眼看前方，通过蹬腿、挥臂、甩腕这几个动作

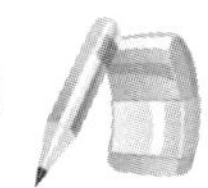

将物体投出。

（2）侧面投掷：身体侧对投掷方向，两脚左右开立，重心在一侧腿上，投掷臂远伸，通过蹬腿、转体、挥臂、甩腕等动作（协调用力），迅速将物体投出。

（一）投掷能力的发展特点

小班阶段，幼儿因上下肢动作不协调，在投掷时容易出现多余的动作，且经常上肢用力过多，既不能很好地控制出手角度和方向，也不能控制投出的力量。小班幼儿在投掷时，因为动作不准确常常是正对目标方向，缺少转体动作，物体的投出轨迹是从上到下，而不是从近到远，导致投掷距离较短。小班幼儿的练习主要包括滚球、拍球、双手抛接球，但抛球主要是向前上方抛出，而双手接抛来的球的能力较差。

中班阶段，幼儿因身体肌肉力量有所发展，身体协调性也变好，投掷能力快速发展，已能初步掌握投掷的复杂动作，基本动作比小班协调、有效，如懂得下肢用力、腰腹转体等，但其动作的随意性较大，不能保证动作的准确性。中班幼儿的练习主要包括拍球、后抛球、双手自抛自接，但不能很好地控制投掷的角度和方向，投掷不准，而且拍球和抛接球的连续性较差。

大班阶段，幼儿掌握的投掷练习形式较中班有所增加，如可以熟练掌握胸前投掷技术，可以连续拍球等。虽然投掷的精度和准度有所加强，投掷距离也有所提高，但稳定性较差，尤其是单手肩上投掷动作不协调。大班阶段的男童对于投掷练习的兴趣较大，且因为竞争意识的增强对于投准率尤为关注。

（二）发展投掷技能的总目标

小班阶段幼儿投掷技能的总目标为：① 通过多种方式激发幼儿对投掷练习的兴趣，发展他们多方面身体素质；② 投掷动作的练习主要以双手投掷为主，了解双手拍皮球、向上抛球、滚大皮球的技术；③ 与其他小朋友共同练习，如相互抛球、接球。

中班阶段幼儿投掷技能的总目标为：① 培养幼儿正确的投掷动作姿势，懂得上下肢协调用力；② 练习主要以单、双手投掷为主，掌握原地单手拍球、自抛自接球技术，可以连贯拍球和抛接球；③ 通过投掷体育游戏培养幼儿的创造性思维和实际动手能力，以及与其他幼儿良好协作的能力，还要引导他们遵守游戏规则。

大班阶段幼儿投掷技能的总目标为：① 初步掌握多种投掷形式的准确动作，可以全身协调用力，保持一定的投掷准度；② 进行多种投掷形式的动作练习，掌握复杂的投掷动作，如侧面肩上投掷，还要能够一边移动一边连续拍球；③ 可以自觉遵守游戏规则，与他人友好合作，以及自主创新各种投掷动作。

（三）投掷的动作要求与练习方法

投掷的动作要求与练习方法见表 3-8。

表 3-8　投掷的动作要求与练习方法

年龄段	投掷的动作要求	投掷的练习方法	参考游戏
小班	双手或单手自然向前上方或远处抛轻物； 双手或单手自然向前上方或远处挥臂投掷	在地面上互相滚接大皮球；双手向上自抛自接大皮球；近距离面对投掷目标投掷；原地拍皮球； 单双手自然向远处投沙包	熊猫滚球； 赶小球； 小小手榴弹； 快快接住它
中班	正面肩上投远； 滚球击物； 投中前方投掷架上的“物体”	双手接住向上自抛的高球；学会单手肩上挥臂正面投；单手肩上挥臂投准目标； 左右手拍球	好玩的小飞机； 神奇的沙包； 看谁投得准； 套圈
大班	侧面肩上投远； 将物体投进固定目标（小网兜、篮筐等）； 投活动目标； 投圈套物等	学会单手肩上挥臂侧面投； 在 2～4 m 的距离相互面对面抛接大皮球； 正面投准练习（距离 2 m）；单手肩上挥臂投远（距离 3 m 左右）； 左右手连续交替拍球	小小篮球运动员； 花样拍球； 勇敢的小猎人；流星球； 奥特曼打怪兽；打靶子

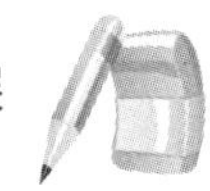

（四）注意事项

（1）在投掷练习中，应特别注重发展他们的上下肢力量，促使他们协调用力。同时左右手轮流练习各种投掷动作，促使身体两侧肌肉可以协调发展。

（2）应遵循循序渐进的练习原则，保持投掷目标由大到小，投掷距离由近到远，投掷重量由小到大，逐步提高幼儿投掷的精度与准度。小班幼儿不应投掷过重的物体，中大班幼儿投掷重量适宜的物体，建议中班的沙包重量约为 150 g 左右，大班的沙包重量约为 200 g 左右。

（3）注重投掷练习中的安全问题。在进行投掷练习时，应提醒幼儿在规定的区域内练习，不要擅自离开；所选择的投掷物应大小适中、柔软；控制好投球的力量，可对墙练习。小班幼儿要选择体积较小的投掷物，避免因抓握不稳而危及自身或其他幼儿的安全。

（4）尽量避免单一重复的投掷动作练习，而是要结合其他基本动作技能的练习，如将走、跑、跳的动作融入投掷练习中，提高幼儿的体育活动兴趣。

第三节　幼儿综合运动技能的发展特点与练习方法

综合运动能力练习项目是建立在多个基本动作技能基础上，把多种不同动作整合构成更为复杂、锻炼效果更明显和趣味性更强的运动技能练习模式。综合运动技能包括钻、爬、攀登、垂悬、平衡，其中悬垂是《指南》中新增加的动作。

一、钻、爬、攀登、垂悬

钻、爬、攀登、垂悬是日常生活中实用技能，也是幼儿比较喜欢的技能。幼儿阶段，钻、爬、攀登等综合运动技能发展较快，且直到小学阶段都很喜欢这些动作，随着年龄的增长这些运动技能也会更加自如，为未来进行复杂的体育运动提供基础。钻、爬、攀登、垂悬等动作技能不仅有利于发展幼儿的力量素质、平衡能力、身体协调性，还能培养他们的空间知觉，发展多维空间的认知能力。因此，钻、爬、攀登、垂悬也是幼儿必须要发展的动作能力，可以为多种运动技能的发展奠定基础。

(一) 钻、爬、攀登、垂悬的动作要领

1. 钻

钻是紧缩身体从较低的障碍物下通过的一种动作。钻的方法一般有两种：正面钻和侧面钻。

（1）正面钻：面向障碍物，屈膝下蹲，低头弯腰，紧缩身体，两脚交替向前移动，从障碍物下面钻过。

（2）侧面钻：身体侧向障碍物，屈膝下蹲，一侧腿从障碍物下伸过，然后低头、弯腰，同时蹬腿移动重心从障碍物下钻过。

2. 爬

爬行动作强调上肢（肩、肘、手等）与下肢（膝、脚等）之间各关节的相互协调配合。爬的动作主要包括手脚（手膝）着地爬、仰爬和匍匐爬等。

（1）手膝爬：手膝着地、头稍抬起，异侧手膝协调配合向前爬行。

（2）手脚爬：双手双脚着地，头稍抬起，异侧手脚协调配合用力向

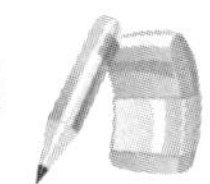

前爬行。

3. 攀登

攀登是一种运用上下肢力量，手脚协调地攀缘而上或下的动作，如攀登梯子。攀爬有两种方法。

（1）手脚依次向上攀爬：准备阶段两手握住横木，两脚踩在下面一格横木上。攀爬时，两手依次爬向更高一格横木，然后两脚依次登上更高一格横木。

（2）两手两脚（同侧或异侧）交替向上攀登。先攀爬右侧手脚，然后向上移动左侧手脚；或先同时攀爬左侧手脚，再攀爬右侧手脚。

4. 垂悬

悬垂是一种人体肩轴低于器械轴并对握点产生压力的动作。

（二）钻、爬、攀登、垂悬能力的发展特点

小班阶段，幼儿能掌握正面钻的动作，且大多可以熟练地进行手膝爬，但因为身体协调性较差，经常会在爬的过程中放手。另外，小班幼儿因为空间感知的能力较差，在钻洞时会过早地弯腰低头，导致在钻洞前和钻洞后的时间一直保持这一姿势，且幼儿钻洞时的屈腿程度较小，姿势不流畅。这一阶段的幼儿可以手脚依次攀登 3 格左右，且向上攀登较为顺利。

中班阶段，幼儿钻洞的姿势较为自然，且能初步掌握侧面钻障碍物的技能，能够一边钻一边调整身体的重心。同时，攀登能力加强，可以依次向上攀登多格，而且男童的攀登兴趣和能力都优于女童。

大班阶段，幼儿钻障碍物的能力进一步增强，且钻的速度加快，身体灵活性变好。能够通过游戏掌握多种钻、爬、攀登的技能，如用异侧手脚以较快的速度向上或向下攀登多格。

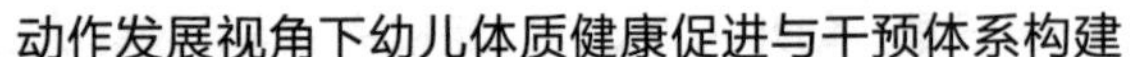

（三）发展钻、爬、攀登、垂悬技能的总目标

小班阶段幼儿钻、爬、攀登、垂悬技能的总目标为：① 通过多种方式激发幼儿对钻、爬、攀登练习的兴趣；② 幼儿能够在不碰障碍物的前提下钻过或爬过；③ 能够进行手膝爬，且手脚的动作协调；④ 能够在一定的时间爬行一定的距离，如 10 秒内爬行 10 m；⑤ 能够在攀爬架上向上或向下攀登，可以双手抓杠垂悬至少 10 秒的时间。

中班阶段幼儿钻、爬、攀登、垂悬技能的总目标为：① 掌握多种钻爬的技能，如侧面钻、匍匐爬，在钻时懂得先屈后腿；② 能够在一定的时间爬行一定的距离，如 8 秒内爬行 10 m；③ 能够熟练地在攀爬架上向上或向下攀登多格，可以双手抓杠垂悬至少 15 秒的时间；④ 面对复杂的障碍物时，可以自主探索钻和爬的姿势。

大班阶段幼儿钻、爬、攀登、垂悬技能的总目标为：① 熟练掌握多种钻、爬、攀登的技能，并保证自身的安全；② 能够在一定的时间爬行一定的距离，如 7 秒内爬行 10 m；③ 掌握异侧手脚攀登的技能，可以双手抓杠垂悬至少 20 秒的时间；④ 可以自主探索钻、爬、攀登的姿势，具有一定的竞争和合作意识。

（四）钻、爬、攀登、垂悬的动作要求与练习方法

钻、爬、攀登、垂悬的动作要求与练习方法见表 3-9。

表 3-9　钻、爬、攀登、垂悬的动作要求与练习方法

年龄段	动作要求	练习方法	参考游戏
小班	钻： 正面低头钻过障碍物； 爬： 手膝着地协调地爬；手脚着地爬；爬越障碍物； 攀登和垂悬： 能在攀爬架上爬上爬下，悬吊 10 s 左右	钻： 钻过高悬挂的绳子、橡皮筋或搭起的竹竿（70 cm 高）； 手持轻物钻 爬： 直线向前爬；爬斜坡；手脚着地爬越离地面 20 cm 高的竹竿、橡皮筋或横绳等 攀登和垂悬： 手脚并用在攀登架或肋木上爬下爬上	机灵的小猴； 快爬小乌龟； 好玩的毛毛虫

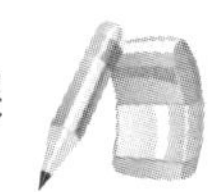

续表

年龄段	动作要求	练习方法	参考游戏
中班	钻： 侧面钻过障碍物；连续钻过几个障碍物； 爬： 手脚着地协调地爬；爬越障碍物等 攀登和垂悬： 熟练地手脚依次向上向下攀登多格，悬吊 15 s 左右	钻： 钻过 60 cm 高的拱门；连续钻； 爬： 手脚着地协调地快速爬；多种形式地爬（10 m 左右） 攀登和垂悬： 攀登架上爬上爬下；双手握杠悬垂	快乐的小鱼； 钻山洞； 我是侦察兵； 小螃蟹； 穿越火线； 看准投得准
大班	钻： 钻过各种障碍物； 爬： 爬越障碍物（不触障碍物）等 攀登和垂悬： 攀登和悬吊，有一定的创新能力和合作精神	钻： 不碰障碍物钻；钻不规则的山洞 爬： 在平网下匍匐爬；侧身爬；手脚抓握单杠仰身爬 攀登和垂悬： 攀登架上协调攀爬；双手握杠悬垂；钻爬攀登大循环	时空隧道； 网鱼； 小猴摘桃子； 勇敢的解放军

（五）注意事项

（1）通过游戏的形式提高他们练习钻、爬、攀登的积极性，如准备幼儿喜欢的圆形、拱形等障碍物，发展他们身体的协调性和灵活性。

（2）钻、爬、攀登、垂悬动作会快速发展幼儿的四肢及躯干的力量，但会造成肌肉疲劳，在练习中应与走、跑、跳等基本动作进行有机结合，促使身体各个部位的肌肉都能得到发展。

（3）强调练习中的安全问题。因为在钻障碍物或在攀爬架上攀登时，容易出现磕碰或摔倒，一方面要确保游戏器械的安全性，另一方面则要根据幼儿的身体情况选择适宜的器械，并适当调整高度和难度，在幼儿练习时教师要在一旁保护和帮助。

（4）一些幼儿因为胆小会比较抵触钻、攀登、垂悬等动作的练习，此时教师要积极鼓励他们，可通过降低难度来帮助他们克服困难，在他们完成任务后及时表扬，增强他们的自信心。

二、平衡

平衡能力可以确保人体姿势、体位改变时身体重心的稳定性。平衡作为人们日常生活中的重要技能，在幼儿时期培养平衡能力会对人的一生产生重要影响。平衡不是单一的动作，它是在人们遇到障碍物的刺激时，通过调整姿势和体位来稳定身体的一种能力。对于幼儿来说，无论是走、跑、跳等基本动作技能，还是钻、爬、攀登等综合运动技能，都需要一定的平衡能力。通过开展针对性的体育活动，可以很好地发展幼儿的平衡能力。

平衡能力可分为动力性平衡和静力性平衡。进行动力性平衡练习时，要求头部和躯干挺直，立腰，身体不晃动，上下肢协调，步幅均匀，动作自然。进行静力性平衡练习时，要求呈站立姿势，支撑腿伸直，身体挺直，两臂侧平举，身体不晃动。

（一）平衡能力的发展特点

小班阶段，幼儿可以在平衡木上行走，但速度较慢。在进行快速跑、急停、转弯或跳跃落地时不能保持身体平衡，容易摔倒。特别是在较窄的道路或斜坡上行走时，通常是低头一脚一脚地慢慢挪步，且身体晃动的幅度较大。

中班阶段，幼儿的平衡能力有所发展，在进行快速跑、急停、转弯或跳跃落地时可以自主调整姿势或体位来维持身体的平衡。能在较窄的道路或平衡木上行走，低头现象有所改善。大多数幼儿可以熟练地骑平衡车。在单脚站立方面，女童的平衡性优于男童。

大班阶段，幼儿的平衡能力快速发展，特别是在走平衡木时，速度明显加快，在较窄的道路或斜坡上走路时，可以两脚交替进行，一些幼

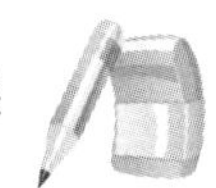

儿甚至可以一边走一边手臂做复杂动作。同时，大多数幼儿可以熟练骑小自行车，且对于平衡练习的兴趣增强，喜欢练习轮滑等项目。

（二）发展平衡技能的总目标

小班阶段幼儿平衡技能的总目标为：① 可以单脚站立、原地转圈；② 能在平衡木上以较慢的速度行走一段距离；③ 在较窄的道路或斜坡上行走时保持身体平衡；④ 通过游戏等方式激发幼儿练习平衡的兴趣，有克服困难的勇气。

中班阶段幼儿平衡技能的总目标为：① 单脚站立和原地转圈时可以很好地保持身体的平衡；② 在平衡木、较窄道路和斜坡上，可以平稳地走过；③ 可以闭眼走不少于 10 步的距离；④ 克服胆小等心理，勇敢顽强。

大班阶段幼儿平衡技能的总目标为：① 可以熟练地单脚站立和原地转圈，且保持一定的时间和圈数；② 在平衡木、较窄道路和斜坡上，除可以平稳走过以外，还要能进行转身走，以及边走边手臂做一些复杂动作；③ 强化平衡能力，培养自信心，可以与其他幼儿进行合作。

（三）平衡的动作要求与练习方法

平衡的动作要求与练习方法见表 3-10。

表 3-10　平衡的动作要求与练习方法

年龄段	动作要求	练习方法	参考游戏
小班	自然走，身体不左右晃动	走直线；走平行线；走窄道；走斜坡；走平衡木	比比谁走得稳；过独木桥；长龙走；金鸡独立
中班	上体挺直，身体平稳，上下肢协调	单脚站立；走窄道；闭目行走；原地旋转；走平衡木；直体翻滚	勇闯梅花桩；不倒翁；走平衡木；转转转；小滚筒
大班	上体挺直，步子均匀，上下肢协调，动作自然	单脚站立；走窄道；闭目行走；原地旋转；走平衡木；前滚翻	走钢丝；跳房子；走平衡木；盲人摸象；翻跟头

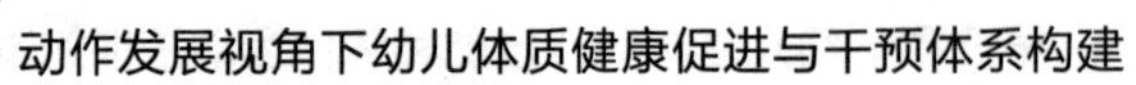

（四）注意事项

（1）重点关注安全问题。在平衡练习中幼儿非常容易摔倒，教师在做好安全教育的同时，要给予足够的保护和帮助，以及提前做好器械的检查，加海绵垫保护等。例如，幼儿在进行翻滚游戏时，教师要多多鼓励幼儿克服困难，并在翻滚时给予一定的推动力，帮助幼儿安全、顺利地完成任务。

（2）因材施教、区别对待。教师要根据幼儿的身体和心理状况，有针对性地进行引导。例如，有的幼儿身体发育较好，且胆子较大，教师在安排适宜练习时要防止他们冒失；而针对那些胆子小的幼儿，要采取鼓励、降低难度的方式。

（3）遵循循序渐进的练习原则，由易到难、由简单到复杂、由分解动作到整体动作等。待幼儿的平衡能力有所提高时再增加难度。

（4）创设练习情景。尤其是小班幼儿的平衡练习，应在游戏中设置不同的角色来激发他们练习的兴趣，缓解其紧张心理，如小兔子蹦蹦跳跳过河、小猴子过平衡木等。

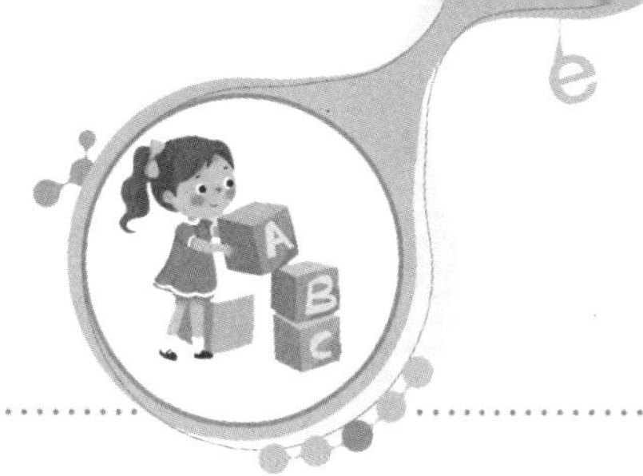

第四章
现阶段我国幼儿体质健康现状与动作发展水平的调查和分析

第一节　现阶段幼儿体质健康现状及存在问题

一、幼儿体质健康现状

体质健康是一种综合性的内容和指标，是人体基于遗传变异，从人类的形体和机能反映出的、一种较为平稳的身体素质、运动特质以及行为状态等，是个人体质健康的充分体现。

1996 年，我国学者经过研究总结出《国民体质测量标准》这一结论，国家体育总局根据这一结论将幼儿的体质健康状况划分为 4 个阶段，并以体质测量标准作为检测我国幼儿体质健康情况的标准工具，主要用于 3 至 6 岁阶段幼儿的体质健康检测。《国民体质测量标准》的提出，为开展我国幼儿体质测量工作提供了有效的借鉴和指导，并不断在幼儿园得到普遍推广，承担着重要的作用。为了有效推动我国学前教育教学质量的提升，政府从 2010 年开始相继发布了大量的政策文件，其中都包含了幼儿体质健康内容。其中幼儿的体质健康状况作为学前教育阶段体育课程的重点内容，关系到我国幼儿的身体健康状况。

我国于 1978 年开始展开对幼儿体质健康的大规模测量研究，正式将我国幼儿身体健康发展作为一项重点工作进行研究，至此，在国家卫健委、教育局以及国家体育总局的大力倡导下，1985 年、1995 年、2000 年、2005 年、2010 年，2014 年和 2018 年，我国都开展了 3～6 岁学龄前儿童的体质健康测量工作，全面监测幼儿的身体健康状况，同时不断地提升测量的科学性和有效性，也取得了显著的研究成果。

体质健康作为幼儿素质教育的关键环节，幼儿时期的身体生长较为迅速，因此，重视幼儿的体质健康问题刻不容缓，关系到我国幼儿的健康成长。21 世纪以来，我国经济得到迅猛发展，幼儿的体育活动范围及场所也逐渐扩展和提高，但是从近 20 年以来对幼儿体质健康的监测结果来看，幼儿的身体素质从力量、速度、敏捷性和柔韧度等方面都始终呈现出下降趋势[①]。

2018 年对 3～6 岁学龄前儿童开展的体质健康测量结果显示，我国幼儿的身体素质情况较过去阶段略微提升，各项机能得到有效增强，但从体质测量结果来看，结果并不理想，需要加以重视。《“健康中国 2030”规划纲要》这一政策的提出，为我国政府对提高全民身体素质、实现全民健身目标奠定了坚实的基础。部分学者指出，对幼儿时期的身体素质教育应以动作发展为核心，动作发展直接关系到幼儿的身体素质，由于幼儿动作水平的发展程度和其体质健康情况成正比[②]，也就是说，幼儿的动作水平发展越好，则其体质就越健康，因此，应引导幼儿建立起正确的运动观念和习惯，在教学过程中引导其自主参与体育活动，提高积极

① 赵茜，李凤新. 幼儿体育运动干预幼儿身体素质的影响研究［J］. 当代体育科技期刊，2018，8（20）：255-256.

② 胡水清，王欢，李一辰. 北京市3～6岁儿童国民体质测试成绩与粗大动作技能发展的关系［J］. 中国体育科技，2018，54（5）：32-37.

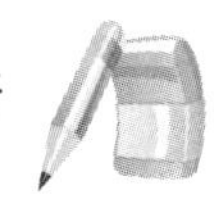

性和主动性，并通过教师持续的引导和科学的教育，使得幼儿能够养成终身运动的良好习惯，奠定良好的体育活动理念。

我国对幼儿的体质健康问题十分重视，一是提高幼儿的身体健康水平，促进其身心健康发展；二是在幼儿时期养成良好的体育活动观念和习惯，关系到我国国民整体健康素质，为实现全民健康发展奠定了坚实的基础。我国学者始终对幼儿体质测量展开深入研究。从现阶段国内外的有关研究成果来看，体质健康不仅包含了身体健康以及各项机能良好，同时还涵盖了身体素质及运动行为。

二、幼儿体质健康存在的问题

（一）生活方式的改变，导致国内幼儿体质总体呈下降趋势

随着社会经济的快速发展，科技水平得到质的飞跃，人们的生活模式也随之发生了改变，尤其是随着人们对于健康饮食的关注，以及私家车、电子产品的普及都极大地影响着幼儿的生活①。我国科技水平在近些年来迅速提升，电子产品的更新和升级越来越频繁，电子产品也逐渐成为人们生活、工作中必不可少的一部分。当前，电子产品使用者逐渐趋向低龄化，甚至在幼儿时期就已经接触到电子产品，并在其日后的学习、娱乐和生活中，始终有电子产品的存在；随着电子产品的快速升级，电子游戏的种类也逐渐增多，对幼儿的吸引力也越来越大，导致很多幼儿长时间痴迷于电子游戏中，减少了户外运动的时间，长此以往，造成幼儿的体质下降，同时，由于长时间接触电子产品，导致幼儿的视力水平不断下降，加上运动量的减少，肥胖率也逐渐提升。需要注意的是，电子产品对幼儿的体质危害并不仅局限于后天，父母沉迷于电子产品也会

① 周亮，邱苗，杨斌．我国幼儿体育发展的机遇、困境与对策研究［J］．山东体育学院学报，2020，36（1）：36-41．

造成一系列的遗传疾病，如近视眼遗传等。因此，电子产品对我国幼儿体质的危害正与日俱增。

（二）幼儿体质健康测试的普及率低，评价指标有待进一步论证

目前我国对于3～6岁学龄前儿童开展的体质测量活动仅作为国民体质测量的部分内容，由体育总局负责实施，具体目的在于全面掌握我国国民身体素质情况，为制定卫生健康相关政策提供事实依据和参考[①]。教育部负责对学生开展每年一次的体质测量，这一测试原则上要求每名学生都要参加，而对3～6岁的学龄前儿童的体质测量工作则由国家体育总局负责，5 年为一个测量周期，通过抽样的模式来完成。幼儿时期作为身体机能、成长发育较为迅速的时期，对这一阶段的幼儿开展抽样的、长周期的体质测量不能确保准确获取到幼儿的体质健康动态信息，无法准确地了解幼儿的身体发育情况和身体素质的好坏，因此，对于正确进行健康卫生决策的作用性不高。

虽然开展大面积的体质测量工作具有很高的难度，但现阶段的3～6岁学龄前儿童体质测量评价体系中存在较多的不合理之处。一是，幼儿的体质发育情况是以其神经系统及其支配肌肉的能力来反应的，但目前的测量评价指标中尽管涵盖了柔韧性、力量、平衡力、敏捷性指标，但却未涵盖反应能力等指标，同时测量评价只针对躯干等部位，而对于小肌群的反应能力却没有涉及。二是，目前的测量评价体系中包含的机能指标不够合理。三是，对3～6岁幼儿各个年龄段时期的测量内容完全一致。由于幼儿时期的身体机能及素质变化较大，各个年龄段幼儿的身体机能和身体素质存在较大差别。所以，利用统一的测量方式，无法准确评价不同年龄段幼儿的体质实际情况。

---

① 周亮，邱苗，杨斌. 我国幼儿体育发展的机遇、困境与对策研究［J］. 山东体育学院学报，2020，36（1）：36-41.

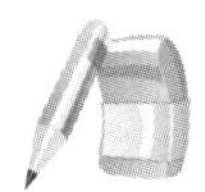

（三）幼儿体质健康干预计划缺失，导致国内幼儿体质健康无法回升

2016 年，国务院发布的《“健康中国 2030”规划纲要》中明确指出了我国青少年健康问题，并提出应加强对青少年身体健康的干预，预防青少年出现体质下滑等问题。这也是国务院首次针对青少年的健康问题提出详细的整改意见，尽管在实施过程中存在很多局限，同时受到传统思想和习惯的影响，青少年已经形成了一定的健康认识，在这一情况下想要完成整改工作，面临着较大的困难和挑战。幼儿时期是形成思想意识的首要阶段[①]，在这一时期开展健康干预比青少年时期的健康干预更加容易，取得的效果也更加明显，但是《纲要》中没有提出将幼儿作为健康干预的重点人群，因此我国现阶段的健康干预在体制上存在不足，造成我国幼儿的体质情况无法得到明显改善。综上，对幼儿进行健康干预，能够使其建立起正确的健康意识，养成良好的健康习惯。

（四）幼儿体育教学内容不科学

幼儿阶段的体质水平会直接影响到青少年时期的体质发展，因此，想要改善幼儿体质下降的问题，可以从幼儿阶段的体质发展入手。幼儿时期的体育活动对学校体育的重要性不可忽视。然而，目前幼儿园的体育活动通常由老师独自安排，缺乏统一的教学计划，未能充分满足幼儿体质发展的需求。为了有效解决幼儿体质健康问题，需要实施更为科学的训练方法。目前幼儿的体育活动存在缺乏对正确动作的有效指导，这导致幼儿的运动水平未能达到相应年龄的标准。除此之外，幼儿园的体育活动还需更深入地考虑特定年龄段的身体素质发展特点，精心设计适应各年龄层需求的运动，并将其有机地融入游戏活动中。为了提升体育

① 陈平．“健康中国2030”视域下国内幼儿体质健康发展需求研究——基于Bronfenbrenner生态系统理论［J］．文体用品与科技，2020（5）：33-34.

活动的质量，应该建立系统化的教学计划，确保幼儿获得科学、全面的体育培养，从而促进其身体健康和全面发展。

（五）不当育儿观念的多重挤压

现阶段受到我国传统育儿观念的影响，严重阻碍了我国幼儿的体育发展，其中最为明显的就是重智主义、功利主义与过度保护主义[①]。重智主义是儒家文化的典型代表，并且也是社会经济和科技水平迅速发展以及市场人才竞争的不断加剧带来的必然结果。主要体现在大部分家长将学习成绩和智力发育看成幼儿成长过程中的重要环节，在体育教育中也希望可以得到显著的成效，例如通过某项体育活动，能够提升某种体育技能，或者取得一定的比赛成绩，为今后的升学、就业等带来一定的优势；幼儿体育教育机构为了满足家长及市场需求，纷纷推崇重智主义，大大阻碍了幼儿体育的空间和地位，而重智主义下开展的幼儿体育活动，也都不利于幼儿的体质健康发展，甚至有很多体育活动存在拔苗助长、伤害幼儿身体健康的情况。

（六）幼儿心理水平及社会适应逐渐得到重视

现阶段我国开展关于幼儿心理水平和社会适应能力方面的研究仍低于幼儿体质健康研究，但从目前情况来看，我国在开展幼儿体质测量评价过程中已经不断从以往的国外量表式评价法转变为与我国幼儿身心发展更贴合的自编量表模式，内容也不断地丰富起来。从最近几年的研究成果上来看，大部分学者的研究报告反映出我国幼儿的心理水平整体向好，存在的不足较为分散，具体表现为适应性不佳、存在不良的习惯、语言表达能力不足、情绪控制能力不足等方面；还有学者指出，幼儿的心理问题比成年人更加难以发现，并且容易被忽视。幼儿的心理健康和

---

① 周亮，邱苗，杨斌．我国幼儿体育发展的机遇、困境与对策研究［J］．山东体育学院学报，2020，36（1）：36-41．

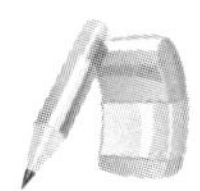

其体质健康具有直接关联。

三、影响我国幼儿体质健康的因素

我国政府对幼儿的体质健康问题高度重视，我国幼儿的体质水平总体向好，但仍然存在一些缺陷和问题，包括幼儿肥胖率不断上涨、男童的力量、平衡力，女童的柔韧性等表现出明显的不足。不管是幼儿体质测量结果，还是首都体育学院及各个体育机构联合发布的《中国3～6岁幼儿体质研究报告》，都表明了现阶段我国幼儿的体质状况仍不乐观，还需从政策、教育、环境等多方面对幼儿进行干预和影响。

(一)环境

环境污染对于幼儿的体质健康具有较大的影响，主要由于幼儿的器官、组织和系统都没有完全发育好，并且幼儿正处于生长发育最快速的时期，环境污染对其体质健康的影响十分严重，同时，随着社会经济的快速发展，人类生存的环境正在遭受着严重的污染，21世纪以来，联合国世界环境保护组织曾提出，各国应高度重视环境污染问题，尤其是环境污染对幼儿体质健康带来的影响。伴随着社会经济高度发展的同时，由于生产生活、工业制造、排污等带来的环境问题也愈发严重，尤其是水和空气的污染问题。同时，为了进一步改善人们的生活条件，大力推进城镇化建设，城市中的幼儿很难接触到绿水青山这种自然化的环境，加之装修、玩具、游戏器材等释放出的有害气体，也会对幼儿的身体健康产生不良影响。因此，环境问题对于我国幼儿体质健康的影响不容忽视。

(二)政策

我国历来高度重视儿童的健康成长。随着“健康中国”国家战略的

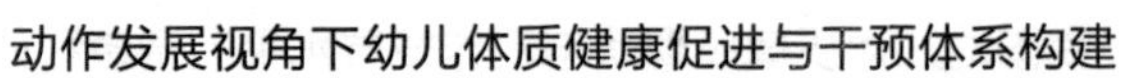

实施，国家制定了《“健康中国 2030”规划纲要》，开展了国民体质监测、体育危险因素评价等一系列相关工作，同时教育部发布的《3～6 岁儿童学习与发展指南》中也明确提出“幼儿应当拥有健康的体魄”，《幼儿园管理条例》也规定要定期对幼儿的体能发育情况进行分析和评价，并将结果向家长反馈，这一系列文件的出台也表明了我国对于幼儿体质健康的重视，在其体质促进方面基本形成了制度和政策。上述相关政策的出台，无疑将对儿童的健康成长起到有力的引导和保护作用。然而，从当前幼儿体质健康现状来看，政策的执行会在实际工作中面临一定的困难，如各环节相互脱离衔接不紧密、监督管理方面存在不足、缺乏对政策的有效指导和评估，这些都导致政策的执行效果不够理想。

目前，我国在促进幼儿体质健康方面的政府投入相对不足，导致许多幼儿园的设施水平不尽如人意。在管理幼儿的整个生长过程中，存在一些不足，例如缺乏明确的指导思想。同时，对于不同幼儿及其家庭的个性化需求，还未采取特殊的促进措施，这些都表明了政府在幼儿体质健康方面的监管不足，未能及时制定相关政策，也忽视了幼儿体质发展与社会、市场等组织的紧密联系。

（三）家庭

宏观政策的指导和协助，都要透过家庭的微观决策来影响并取得效果，所以，幼儿的身体健康与家庭因素有很大关系。如今，随着科技的飞速发展，生活节奏的不断加快，职场上的竞争越来越激烈，这一切都让现在的年轻家长们承受着巨大的工作压力，他们因为没有时间照看幼儿，只能选择将其托付给托幼机构或是请家中长辈照顾，其中托幼机构采用的是集中照看的方式，在饮食等方面无法兼顾幼儿的个体差异，而家中长辈一方面较为溺爱幼儿，一方面其在生活理念、营养搭配、卫生保健等方面的观念比较传统，不能为幼儿提供科学化的喂养，这些都对幼儿的体质健康造成了影响。在现实生活中，也有很多父母受到了“学

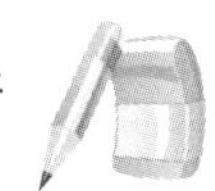

而优则仕”的影响，他们觉得要想成为一个优秀的人，就应该从小开始培养，所以他们会强迫自己的孩子背诵唐诗宋词，认识汉字，认识英文，会计算加减法，这就把他们的玩耍本能给磨灭了，加之对幼儿的过度溺爱和保护，缺乏对幼儿身体活动的科学引导，导致幼儿身体活动不足，这也阻碍了幼儿体质健康的促进。如果父母在科学生活方式方面缺乏了解，对幼儿的饮食和生活习惯不给予足够关注，可能对幼儿的健康素养产生不良影响，同时也可能妨碍其体质和体能的全面发展。

（四）园所

我国目前面临学前教育资源匮乏的问题，未能充分满足家庭对儿童托幼服务的需求。与此同时，幼儿园的质量存在较大差异，一些机构的教师专业素质相对较低。在幼儿的生理、心理发展和动作技能教育方面，存在对科学认知和耐心指导的不足。此外，一些民办托幼机构因办园经费有限，导致活动场地、设施设备未能达到教育部的规定标准，导致幼儿始终处于高风险环境下，这会对幼儿的体质健康发展产生严重的影响。同时，幼儿园或托幼机构又因为政府和家长的要求非常重视幼儿的安全问题，为了避免幼儿在园所发生不必要的安全伤害，老师在策划体育活动和游戏时可能因为安全顾虑感到担忧，这种担忧导致他们在掌控幼儿活动的时间和场地时更为慎重。然而，这种谨慎可能使得幼儿难以充分发挥运动潜力，同时也阻碍了对活动强度和密度的科学考虑。为此，因为安全问题限制幼儿的体育活动，既减少了幼儿园体育活动的类型，也影响了活动的质量，这就不利于幼儿动作技能的发展和身体素质的提高。

随着社会经济的不断发展，我国幼儿的体质健康问题也逐渐凸显，主要表现为在学生体检过程中合格率正逐渐降低、儿童肥胖率和近视率逐渐升高等。近年来，尽管社会和政府对幼儿健康问题表现出关切，但由于一些困难，促进幼儿体质健康的努力面临一定的阻碍，这些阻碍不仅影响了社会对幼儿体质健康促进的支持，还限制了幼儿健康水平的提升。因此，我们应充分关注幼儿的体质健康问题，建立起家庭、园所、社会、政府“四位一体”的联合架构，政府部门应充分发挥组织协调作用，联系社会和社区、幼儿园和家庭，充分重视起幼儿的体质健康问题，形成长效联动的协同发展机制。推动幼儿健康发展，通过与政府、家庭、幼儿园、社会组织以及市场的合作，共同努力提升幼儿的身体健康水平，着眼于解决中国幼儿体质下降的问题。采用科学方法和先进策略，致力于创造一个综合而有力的合作网络，以确保幼儿在身体健康方面得到全面的支持和关注。

国家应将幼儿作为体质测量的重要对象，不断完善幼儿体质测量评价指标体系，幼儿所处的社会环境、生态环境都会对其体质健康发展产生直接影响，因此，不断完善环境建设，提高环保意识，为幼儿营造健康、绿色的生态环境就很重要。家长、教师应充分重视起幼儿的体质健康问题，树立起正确的育儿观念，不断提高我国幼儿的体质健康水平。

第二节　幼儿动作发展水平调查及存在问题

一、幼儿动作发展教育现状

在幼儿动作发展过程中，走、跳、跑、爬、钻等动作都对幼儿的体质健康起到关键作用。3～6 岁这一阶段是形成良好运动习惯，养成健康人格的重要时期。动作发展是幼儿成长的主要内容，也是提升人体机能的重要环节。提早或超越身体发育敏感期，发展身体动作效果都不好。平衡、协调、灵敏、柔韧、速度、力量、耐力等体能素质，也不能颠倒发展。

2001 年，我国教育部门发布了《幼儿园教育指导纲要（试行）》，其

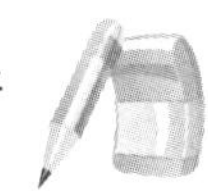

中强调教师在开展动作教育过程中应充分结合幼儿的年龄特征，2012 年印发的《3～6 岁儿童学习与发展指南》中也提到，在幼儿的动作发展中，协调性、平衡力、柔韧度、力量等都属于培养内容。尽管出台了许多政策，但现阶段我国在幼儿动作教育过程中仍存在较多问题，主要包括幼儿动作教育内容安排不够合理、课程设计不够科学等，部分幼儿园没有正确认识到动作教育的实质，将其和体育教育混为一谈，还有部分幼儿园对幼儿基本活动行为的引导不够重视，使得动作教育与幼儿的身心发展规律不符。这是由于社会环境、生活方式等方面的急剧变化，幼儿身体活动量普遍不足，运动缺乏诱发幼儿体适能和脑适能下降已成为全世界共同面临的难题。2021 年 7 月，中国疾控中心发布的数据显示，我国 6 岁以下儿童超重肥胖率超过 10%[①]。科技的进步、网络和电子产品的发展、城市的不断扩张等，都在一定程度上抑制了幼儿动作的发展，导致“小胖墩”数量与日俱增。

幼儿动作教育还存在教师的专业性不高、专业人才匮乏等问题，尤其是男教师更为缺乏，同时，在教学器材、评价体系等方面也存在较大问题。

二、幼儿大肌肉动作发展水平调查的相关研究

伴随着国家对幼儿体质健康及动作发展的关注，有些学者也对幼儿大肌肉动作发展水平展开了调查和研究，并得出了相关结论。

张莹对北京市某幼儿园 3～6 岁幼儿投掷技术的种类、使用率及使用效果进行了对比分析，并对其发展趋势进行了探讨，结果显示：个人的投掷技术随年龄的增加而趋向于更有效率；就运动种类而言，5～6 岁幼儿的投掷运动有不同程度的性别差异；就投掷距离而言，

① 中国教育报.幼儿动作教育如何更科学［EB/OL］.（2022.01.10）［2022-10-27］. https://baijiahao.baidu.com/s?id=1721554967176977591&wfr=spider&for=pc.

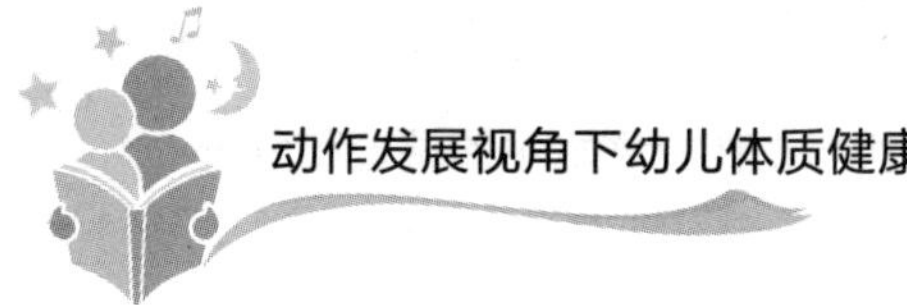

各年龄段的幼儿均不存在明显的性别差异[①]。宁科等采用大肌肉动作发展（TGMD-3）测量工具对119名学前儿童大肌肉动作发展进行测量，比较不同年龄组和性别分组大肌肉动作发展水平的差异，发现粗大动作发展测试总分随年龄增大而增加、组间差异非常显著、同龄组性别差异显著。得出的结论是学前儿童大肌肉动作发展水平随年龄增长不断提高，其中移动性技能发展较好，操作性技能则较差；同龄组中男童操作性技能优于女童，移动性技能男童亦优于女童[②]。戴雯等选用大肌肉动作发展测试（TGMD-2）对上海市206名3～6岁儿童的大肌肉动作发展情况进行评价，结果发现3～6岁是儿童大肌肉动作发展的重要时期，其身体移动能力发展良好、“肌肉—关节”协调能力基本习得、“视—动”发展处于初级阶段[③]。刁玉翠等通过对上海市六个地区1 118名3～10岁儿童的测验，发现这一年龄段的儿童在基础运动能力的发展上具有明显的年龄与性别的差别[④]。胡水清等在北京市选择了4个幼儿园的1 928个幼儿作为研究对象，运用TGMD-3评价了孩子们的大动作发展，并对两个主要项目中的运动能力和球类技术进行了评价，结果表明男生与女生在运动能力上的差异不显著；男生的球类运动能力优于女生，这种优势随着年龄的增长而增强；幼儿动作发育差异随年龄增加而增大[⑤]。

通过上述学者的研究，对于幼儿动作发展水平的调查基本与前任研究结果相一致，如儿童动作发展的差距随年龄增长而逐渐扩大、组间差

---

① 张莹. 我国3～6岁幼儿基本动作发展特征研究：以北京市某一级幼儿园幼儿的投掷动作发展为例［J].中国体育科技，2013，49（4）：92-102.

② 宁科，沈信生，邵晓军. 学前儿童大肌肉动作发展水平年龄和性别特征研究［J]. 中国儿童保健杂志，2016，24（12）：1322-1325.

③ 戴雯，李雪佩，张剑，等. 学前儿童大肌肉动作发展特点与规律：基于身体移动与物体控制能力具体动作任务的分析［J]. 学前教育研究，2017，270（6）：29-39.

④ 刁玉翠，董翠香，李静. 大肌肉动作发展测验上海市常模的建立［J]. 中国体育科技，2018，54（2）：99-105.

⑤ 胡水清，王欢，李一辰. 北京市3～6岁儿童国民体质测试成绩与粗大动作技能发展的关系［J]. 中国体育科技，2018，54（5）：32-37.

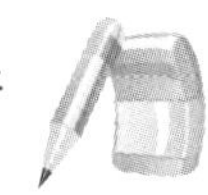

异显著、同龄组性别差异显著等。而胡水清等、张莹的研究结论基本一致，但与戴雯等认为的 3～6 岁幼儿操作性动作没有性别差异有所不同。究其原因，可能是与测评工具、测评对象、测试环境的不同有关。

从学者对幼儿大肌肉动作发展情况的研究成果来看，不仅要高度重视幼儿的动作发展，还要为动作教育较为落后的幼儿园提供相关的幼儿教育指导。根据动作的发展特征，正确、合理地组织和安排幼儿的体育活动，循序渐进地进行教学活动，并通过体育游戏等活动来激发幼儿的运动兴趣。

三、对幼儿大肌肉动作发展水平的调查研究

在对幼儿基本动作发展的基本理论有了一定了解后，采用大肌肉动作发展测试表（TGMD-2），对浙江省 108 名 3～6 岁幼儿进行 12 个大肌肉动作测定，对所测数据进行统计分析。

大肌肉动作是指动作的完成主要是由身体的大肌肉或肌肉群参与的动作[①]。3～6 岁是幼儿动作发展的敏感期，也是大肌肉动作发展的关键期。大肌肉群发展得好，幼儿基本动作技能的掌握就越强。动作发展专家 Seefeld 曾提出，幼儿应该在 3～8 岁获取广泛的基本技能基础，之后才有可能发展到更高层级的动作技能。同时，大肌肉动作的发展水平与体质健康、认知发展、行为表现和社会交往存在正相关关系。

（一）研究对象与方法

1. 研究对象

3～6 岁幼儿大肌肉动作发展现状。

① 王翠. 3-4岁幼儿大肌肉动作游戏设计的行动研究［D］. 浙江师范大学，2018.

2. 研究方法

（1）文献资料法。通过文献研究，分析、归纳我国幼儿有关动作发展、大肌肉动作发展测试、幼儿活动等方面的相关研究资料，奠定理论基础。

（2）测试法。本研究以杭州市 3 所幼儿园 108 名 3～6 岁幼儿为测试对象，其中民办幼儿园、一类幼儿园和二类幼儿园各 1 所。其中，3-X 组，35 人；4-X 组，38 人；5-X 组，35 人。所有幼儿均身体健康。采用幼儿 TGMD-2 进行测定。TGMD-2 的测试内容包括位移运动部分和物体控制部分。位移运动部分包括跑步、立定跳远、前滑步、侧滑步、单脚跳、跨跳 6 个动作；物体控制部分包括原地拍球、接球、地滚球、踢球、上手投球、击固定球 6 个动作，共 12 个测试动作。每个动作测试 2 次，计算 2 次测验总分。

（3）录像分析法。在大肌肉动作评分时，除统一尺度外，还从幼儿测试动作时的正侧面对整个测试过程进行全程录像。对于现场评分存在模糊的地方再进行录像分析，以确保测试结果的准确性和可靠性。

（4）数理统计法。对测试所获得的原始数据进行整理，所有数据采用 Spss12.0 统计处理。

（二）结果与分析

1. 不同组别幼儿大肌肉动作分测验得分情况分析

TGMD-2 是由美国密歇根州立大学 Dale A.Ulrich 博士于 1985 年编制的，2000 年进行了修订，是专门用于评估 3～10 岁儿童大肌肉动作发展情况的。TGMD-2 是测量幼儿在完成移动任务或控制任务时身体和四肢的协调性，追求过程性评价，而不是评测出最终的结果。TGMD-2 中的每个项目都要经过 2 次测验，并根据 3～5 个标准进行评分，满足 1 个标

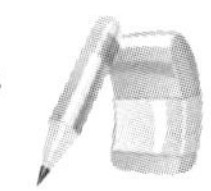

准得“1”分，代表移动能力的跑、立定跳、单脚跳、跨跳、前滑步、侧滑步单项得分分别为 4、4、5、3、4、4，总计 24 分；代表物体控制能力的拍球、踢球、接球、击固定球、上手投球、地滚球各单项分值分别是 4、4、3、5、4、4，总计 24 分。TGMD-2 在美国体育教学和研究中被广泛应用，并在多种文化环境下被证实有良好的信度和效度，在我国台湾和大陆的儿童中应用，也显示了较好的信度和效度。

TGMD-2 测验的 12 个动作，每个动作都代表了大肌肉运动技能的不同方面，是儿童在幼儿园和小学阶段应该掌握的基本大肌肉运动技能。跑是 12 个动作中个体最先开始掌握的动作，也是最基本的位移动作；立定跳远主要评价幼儿用双脚向前上方跳跃的能力以及跳跃时手臂与腿部的动作配合协调的能力；单脚跳主要评价单脚弹跳力量素质和协调素质的发展状况，这一动作对低龄儿童有一定的难度；跨跳动作主要评价的是单脚向前跨越的能力，生活中经常出现跨越障碍的动作，因此该动作较为简单；前滑步和侧滑步动作是球类游戏移动的基本动作，对身体的协调性和灵活性要求较高。以上 6 个动作是表现个体在空间产生位置移动的能力。位移技能是一项重要的动作技能，它对于儿童能否参加有利于健康的身体活动和能否在各种运动项目、游戏及舞蹈中有效地移动具有至关重要的作用。原地拍球主要评价儿童双脚不移动，用优势手至少连续拍球 4 次后双手接住球的能力；接球主要评价儿童伸出双手接住对方用双手抛至儿童肩部与腰部之间塑料球的能力；踢球主要评价儿童在跑动中用优势脚将固定球踢出去的能力；击固定球主要评价儿童双手持塑料球棒将固定在球架上的球用力击打出去的能力；上手投球主要评价儿童用优势手用力将球投到墙上去的能力；地滚球主要评价儿童用力将优势手中的球沿地面滚向两个锥形标志物之间的能力。这些动作是表现对物体控制的能力，不同动作反映控制物体的不同能力。掌握好这些动作，幼儿就可游刃有余地控制物体。

表 4-1 显示的是，不同组别幼儿 12 个大肌肉动作的具体得分情况（2

次测验总分）及其与单项满分的比值，比值越高说明单项动作掌握得越好。从表 4-1 中数据可以发现，幼儿各测试动作的得分均随年龄的增长而增长，只是动作发展的幅度和速率存在差别。从比值上看，不管哪个组别跑、前跨跳、侧滑步和踢球动作得分比值较高，说明这些动作的掌握情况要优于其他动作。究其原因，可能是这几个动作幼儿在日常生活中接触较多，练习机会自然增多有关。单脚跳得分最低，该动作难度较大，体现在对身体的平衡、协调等素质要求较高，低龄儿童发育还不完善，完成情况较差，同时也与该项目评分标准较多有关。此外，原地拍球和上手投球的比值也较低，说明这些动作幼儿比较陌生，同时我国的体育教学中与之相关的活动内容较少、练习的机会少造成的。从数值增长上看，到 6 岁时，单脚跳和拍球动作有了很大的进展，随着腿部力量和协调能力的提高，动作开始变得稳定。击固定球动作得分增长率最低，这可能与目前学校或家庭教育中缺少这方面的练习有关。

表 4-1　不同组别幼儿大肌肉动作测验得分情况分析

项目	2 次测验总分	3-X	比值	4-X	比值	5-X	比值
跑	8	5.03±1.56	0.629	6.23±1.65	0.779	7.07±1.71	0.884
立定跳远	8	4.13±1.23	0.516	4.81±1.26	0.601	5.73±1.66	0.716
单脚跳	10	2.17±1.68	0.217	3.94±2.32	0.394	5.66±2.01	0.566
前跨跳	6	3.69±1.55	0.625	4.65±1.38	0.775	5.22±1.42	0.870
前滑步	8	3.88±2.22	0.485	5.42±1.61	0.678	6.03±1.82	0.754
侧滑步	8	4.51±1.71	0.564	5.53±2.37	0.691	6.81±2.41	0.851
原地拍球	8	1.90±1.31	0.234	2.42±1.48	0.303	4.30±1.56	0.538
踢球	8	5.18±1.72	0.648	6.02±1.92	0.753	6.55±1.93	0.819
双手接球	6	2.73±1.25	0.455	3.13±1.55	0.522	3.64±1.65	0.607
击固定球	10	3.11±1.45	0.311	3.65±1.64	0.365	4.15±1.85	0.415
上手投球	8	2.44±1.98	0.305	2.91±2.03	0.364	4.25±2.15	0.531
地滚球	8	3.96±1.32	0.495	4.20±1.46	0.525	4.97±1.52	0.621

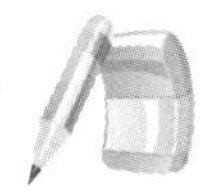

2. 不同组别幼儿大肌肉动作差异性比较

表 4-2 显示的是，不同组别幼儿大肌肉动作得分情况及其 3 组别间单因素方差分析结果。从表 4-2 的数据中可以看出，随着年龄的增长大肌肉动作得分、位移动作得分和物体控制得分均不断递增，同时可以看出不同组别位移动作得分均高于物体控制动作得分。但遗憾的是把这些数据与美国 3～6 岁幼儿大肌肉动作发展水平常模相比较，浙江省幼儿大肌肉动作发展水平基本处于中等偏下水平。

表 4-2　不同组别幼儿大肌肉动作差异性比较分析

组别	人数	位移动作得分	物体控制得分	大肌肉动作总得分
3-X	35	23.41±4.12	19.32±3.46	42.73±6.24
4-X	38	30.48±4.86**	22.33±5.78***	52.11±8.55***
5-X	35	36.52±4.03**00	27.86±4.85	64.38±7.18**00

注：3 组别单因素方差分析结果，*为 4-X，5-X 与 3-X 组别事后多重比较的结果，**为 $P<0.01$；0 为 4-X 与 5-X 组事后多重比较的结果，00 为 $P<0.01$。

分析原因认为：（1）幼儿活动课时间不足是重要因素，陈月文对浙江省 91 所幼儿园 174 个班级的户外活动质量进行调研发现，有 98.3%的幼儿园在体育活动时间方面没有达到《纲要》规定的保证幼儿每天 120 min 的体育活动时间，并保证幼儿 50 min 以上的户外自由游戏时间。在非雨雪天也只有 69%的幼儿园给幼儿提供 60 min 左右的户外活动时间；（2）与幼儿活动课的教学内容和组织情况有很大关系。张莹的研究指出，当前幼儿期体育活动内容单一，常见项目技能练习欠缺；练习动作的形式与种类不足，忽视了幼儿运动经验的储备①；陈月文等人的研究

① 张莹. 我国3～6岁幼儿基本动作发展特征研究：以北京市某一级幼儿园幼儿的投掷动作发展为例［J］. 中国体育科技，2013，49（4）：92-102.

中也指出仅有 56.9%的幼儿园在安排户外活动时能够考虑到促进幼儿多样化动作技能的发展①。同时由于场地器材的原因，教师经常安排易于组织开展的位移动作的练习，幼儿练习机会较多，相应地位移动作能力发展也越好；而物体控制动作不但需要球类器材，组织难度较大且危险系数高，因此幼儿球类练习的时间相对较少，影响了幼儿物体控制能力的发展。

单因素方差分析结果显示，不同年龄段幼儿大肌肉动作发展水平、位移动作发展水平、控制性动作发展水平各自均存在非常显著的差异（$P<0.01$）。提示年龄越高，大肌肉动作发展水平越高。原因可能是随着年龄的增长，儿童身体各器官逐渐成长，心理逐渐成熟，身体素质如肌肉力量、速度、协调性、灵活性进一步增强，加之体育教学的干预和个体运动经验的增多，使得他们学习动作能力加强，各方面肌肉动作发展日趋完善和成熟。

3. 不同性别幼儿大肌肉动作发展差异性比较

表 4-3 是不同性别幼儿位移动作得分、物体控制动作得分及总得分进行独立样本 T 检验的结果。统计结果显示，不管是位移动作得分、物体控制得分还是总得分均不存在性别差异（$P>0.05$）。从数值上看，男幼儿在位移动作得分均略高于女幼儿；在物体控制得分方面，4 岁和 5 岁幼儿的物体控制得分略低于女幼儿。本研究结果与李静的研究结果类似，她在研究中指出，3～6 岁幼儿在分测验中不存在性别差异，6 岁儿童存在显著的性别差异，7 岁和 8 岁存在非常显著的性别差异。

---

① 陈月文，胡碧颖，李克建. 幼儿园户外活动质量与儿童动作发展的关系［J］. 学前教育研究，2013（4）：25-32.

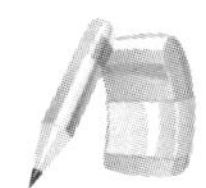

表 4-3　不同性别幼儿大肌肉动作发展情况分析表

年龄	性别	人数	位移动作得分	物体控制得分	大肌肉动作总得分
3 周岁	男	17	12.01±5.68	10.15±5.16	22.16±6.88
	女	18	11.40±6.02	9.17±5.99	20.57±6.04
4 周岁	男	20	15.01±6.58	10.88±6.03	25.92±7.89
	女	18	14.76±6.12	11.26±6.28	26.08±7.25
5 周岁	男	16	18.24±6.02	13.84±5.85	32.08±6.35
	女	19	17.98±6.29	14.32±5.67	32.31±6.18

通过上述调查，结果表明，浙江省 3～6 岁幼儿大肌肉动作发展水平一般；大肌肉动作的发展能力随年龄的增加不断提高，各个动作发展的幅度和速率存在差别；位移动作技能发展优于物体控制技能的发展。

（三）结论、问题与建议

根据笔者对浙江省 108 名 3～6 岁幼儿进行 12 个大肌肉动作测定，并对所测数据进行统计分析显示目前浙江省幼儿体育活动内容的选取、活动强度、场地设施、师资和体育活动氛围营造等方面存在一定的问题，针对现状本文从学校层面、家庭层面和社区层面提出幼儿大肌肉动作发展的相关建议。

1. 结论与问题

（1）动作发展与年龄有关。年龄越大，动作发展水平越高，不同年龄组存在显著的差异；位移动作发展优于物体控制能力的发展；各个动作发展的幅度和速率存在一定差别；单个动作来看，跑、踢球动作、跨步跳、侧滑步的动作发展情况较好，单脚跳、原地拍球、上手投球动作和击固定球动作发展情况相对较差；动作发展水平不存在性别差异。

（2）成熟是幼儿动作发展的前提和基础，但重复动作训练让幼儿建立运动经验，能有效地发展幼儿动作。

（3）浙江省幼儿大肌肉动作发展水平与美国3～6岁幼儿大肌肉动作水平相比处于中等偏下。

（4）文献调研显示，目前浙江省幼儿体育活动内容的选取、活动时间、活动强度、场地设施、师资和体育活动氛围营造等方面存在一定的问题。

2. 建议

（1）学校层面：① 建议修订教材内容，在当前学前体育教育专业教材中增添基本动作技能教育；② 加强动作发展序列研究，根据动作发展序列设置不同的练习方式和任务，以有效地促进学生的动作发展；③ 增加大肌肉动作发展练习手段，设置动作技能多元化的练习路径，营造积极的精神环境，提高幼儿的活动兴趣，激发幼儿的运动潜能；④ 扩大活动场地的面积和投入多样化的体育器材；⑤ 加大对师资培训的力度，提高教师体育教育的执教能力。

（2）家庭层面：建议家长应明确幼儿阶段动作发展的重要性，家长积极参与体育运动，树立榜样作用，同时有针对性地选择一些亲子活动，以提高幼儿各方面的活动能力。

（3）社区层面：社区健身路径应增加幼儿动作发展设施。

总体来看，幼儿动作教育要把握两条：一是抓住关键期，二是让幼儿多进行综合性运动。3～6岁是反应、速度、协调、力量、平衡等能力发育的关键期，不能错过，综合性神经肌肉运动更能促进脑功能发展。人类动作发展有其自身规律，在幼儿动作教学中要学会等待，而不是拔苗助长。此外，适宜的教学和家庭环境对幼儿动作发展至关重要。家庭是幼儿参与体育活动、养成良好体育习惯的重要因素。因此，应充分利用家庭环境，创设幼儿家庭体育活动空间。同时，要给幼儿提供充足且自由的时间和空间，以及尽可能贴近自然的、适宜儿童的环境，鼓励他们多进行户外活动。

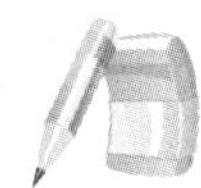

四、影响幼儿动作发展的因素

幼儿的动作发展是随着身体发育而不断变化着的，它是一个涉及多个复杂因素的过程，影响因素较多。因此，我们有必要从多元化的角度全面深入地探讨影响幼儿动作发展的根本原因。

（一）生物学因素

婴幼儿的动作发展受到遗传和生理成熟的复杂影响，包括性别和年龄、神经系统和运动系统的发育，以及身体形态和机能水平的变化。在婴儿阶段，他们通过逐步学会站立和行走，到 2 岁时能够熟练奔跑，3 岁时则具备跳跃的能力。在精细动作方面，新生儿展现出原始的抓握反射，而在 7～8 个月的时候开始表现出伏地爬的动作，9 个月时则呈现出脚掌抓握反射，进而在 9～15 个月时逐渐迈入学步的阶段。随着年龄的增长，幼儿的身体动作经历逐渐进步和成熟的过程。这一发展过程是婴幼儿神经运动系统协调和控制的结果，同时也受到遗传基因的影响，表现出了个体差异的特征。幼儿的行为表现是一个复杂的过程，它受到多种因素的影响，包括生理发展、认知能力、情绪状态以及环境因素等。在理解和训练幼儿行为时，必须充分考虑其个体生理发展，尤其要关注大脑成熟度的层面。2～7 岁作为幼儿基本动作技能发展的关键时期，在这一阶段内进行动作学习所取得效果会更加显著。但如果这个时机被错过了，想要提升动作水平可能就会变得更为复杂和困难。因此，遗传和发育在动作发展中扮演着至关重要的角色，一旦遗传和发育达到成熟阶段，通过科学合理的练习方法就可以有效提升幼儿的动作水平。

（二）教育学因素

影响幼儿动作发展的教育学因素包括教学方法、激励机制、社会环境和家庭教育等方面，这些因素在幼儿的动作发展过程中发挥着至关重要的作用，对他们的动作技能习得会产生深远影响。例如，在学习跳跃动作时，采用分步骤的教学方法，逐步引导幼儿掌握跳跃的技巧，可以使幼儿更好地理解和运用动作技能，这种教学方法有助于提高幼儿的学习效果，促进其动作技能的发展；当幼儿在体育课上成功完成一个新的动作时，教师的肯定和同伴的鼓励会增强幼儿的自信心，激发他们更多地参与体育活动和锻炼，从而促进动作技能的发展；在一个充满运动氛围的幼儿园中，幼儿更容易接触到各种体育活动和运动机会，这种积极的社会环境有利于促进他们的动作技能发展；家长多鼓励孩子参与各种户外活动、运动游戏等，能够促进幼儿的动作发展，提高他们的运动技能水平。

儿童的各种基本动作，似乎是自然成熟的，事实上都要经过练习，成熟只是提供了一种生理上的可能性。在幼儿的基本动作成熟过程中，良好的练习发挥着重要作用。刘大维指出，幼儿的遗传素质与动作成熟情况是动作发展的基本条件，其中遗传、发育成熟是其中的一个环节，而后天锻炼则对运动能力的形成起着举足轻重的作用。为了提高幼儿动作能力，教师应充分了解幼儿的身心发展规律，选择合适的教学内容和方法引导幼儿进行协调能力的练习[①]。Gagen 等提出了适宜的运动训练是提高动作技能水平的关键。在引导幼儿进行动作练习时，教师应具备对动作发展的基础知识，必须要确保练习是根据幼儿的动作发展目标制定的，同时要结合幼儿的身心特点考虑运动场地和器材，这有助于促进幼儿的健康发展，确保他们在适当的环境中获得最大的运动益处[②]。总体而言，通过在家庭、学校和社会多层面的努力，可以全面促进幼儿的运动

---

① 刘大维. 儿童动作协调能力的内涵、影响因素及其培养策略［J］. 学前教育研究，2011，(6)：45-47.

② Gagen L M，Getchell N. Using constraints to design developmentally appropriate movement activities for early childhood education［J］. Early Childhood Education Journal, 2006, 34(3): 227-232.

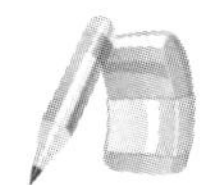

发展，为他们的综合素质养成提供更为全面的支持。

（三）心理学因素

影响幼儿动作发展的心理学因素包括感知、认知、情感和动机等方面，这些因素在幼儿的动作发展过程中起着重要的作用，影响着他们的运动技能习得和运动行为表现。感知是影响幼儿动作发展的重要心理学因素之一。例如，当幼儿在体育活动中学习跑步时，他们需要通过感知周围环境和自身的位置来调整步伐和速度。通过感知地面的硬度和坡度，幼儿可以调整自己的姿势和步伐，这对于他们的动作发展起着至关重要的作用。感知的过程不仅帮助幼儿掌握基本动作技能，还有助于提高他们对环境变化的适应能力。幼儿的认知能力在动作发展中也起着关键作用。例如，当幼儿学习抛接球时，他们需要通过认知来掌握力度、角度和时间等关键要素。通过认知过程，幼儿能够理解运动的规律，从而更好地掌握和运用相关的动作技能。情感和动机因素同样对幼儿的动作发展产生影响。例如，幼儿可能因为对某项体育活动充满热情和兴趣，因此更愿意付出努力去学习和练习相关的动作技能，这种积极的情感和动机会激发幼儿更大的学习热情，有助于他们更快地掌握和提高相关的运动技能[①]。

Jascenoka 研究表明，3～6 岁的儿童在语言理解、视觉空间、加工速度和 IQ（智商）上都有明显的差别，在运动技能的开发方面，应该包含精细动作的协调、目标控制，以及身体双侧协调[②]。幼儿的运动技能受认知和感知能力的显著影响。认知水平较高的幼儿能够通过以往的经验进行学习，巧妙地利用记忆系统，从而在当前情境中有效地选择适当的技

① Damon W，Lerner RM. 儿童心理学手册［M］. 林崇德，李其维，董奇，译.6版. 上海：华东师范大学出版社，2015.

② Jascenoka J, Walter F, Petermann F, et al.The Relationship Between Motor and Cognitive Development in Preschool Age［J］. Kindheit Und Entwicklung, 2018, 27(3): 142-152.

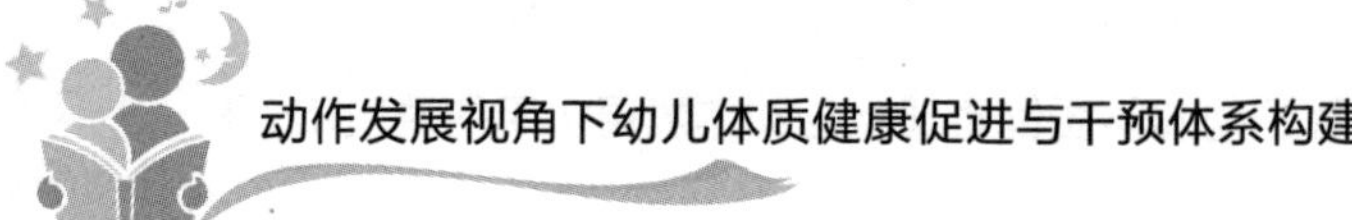

能。因此，通过考虑感知、认知、情感和动机等心理学因素，可以更好地促进幼儿的动作发展，提高其运动技能水平，从而为他们的全面发展和健康成长提供有力支持。

（四）环境因素

对于幼儿来说，他们所处的环境一般包括了家庭、幼儿园和社会，这三个环境因素都能直接地影响他们的动作发展。Flores 等综述表明，在幼儿早期发展阶段，家庭环境被认为会对动作技能的发展产生深远影响，然而，与此相比，学校或社会环境方面的研究相对较少。有研究建议，应从生态学的角度来探讨，通过改善幼儿在学校和社会环境中所处的情境，以更有效地提高其运动技能水平[①]。Barnett 等分析表明，幼儿和青少年的运动能力与其生理状况和年龄之间存在密切关联，同时也受到参与体育活动的影响。如果未能为幼儿提供良好的动作发展环境和充足的练习机会，将会限制个体的运动能力发展[②]。

研究表明，环境对幼儿的动作发展具有重要影响。例如，一个充满挑战和机遇的环境可以激发幼儿学习和掌握新的动作技能。在一个富有刺激性的体育活动环境中，幼儿可能更容易接触到各种运动项目，比如攀岩、跳绳等，从而促进他们的动作技能的发展。再如，一个充满欢乐和友爱氛围的环境能够激发幼儿对体育活动的热情，使他们更加积极地投入到活动中，并愿意尝试新的动作技能，这种积极的环境氛围有助于提高幼儿的自信心，激发他们学习和掌握新的动作技能。但要注意的是，当幼儿的动作能力不断提高时，对于环境的要求也会越来越高，因为提高动作水平通常需要良好的环境作为支撑。

---

① Flores F S, Rodrigues L P, Copetli F, et al. Affordances for Motor Skill Development in Home, School, and Sport Environments: A Narrative Review. Perceptual and Motor Skills［J］. 2019, 126(3): 366-388.

② Barnett L, Lai S K, Veldman S L C, et al. Correlates of gross motor competence in children and adolescents: A systematic review and meta-analysis. Sports Medicine［J］. 2016, 46(11): 1663-1688.

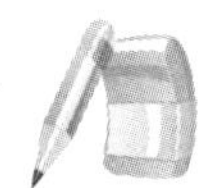

第三节　幼儿动作发展与体质健康关系的分析

一、动作发展与体力活动、体质关系研究

基于我国国民体质测量结果中针对3～6岁年龄段幼儿的身体机能及身体素质的测量数据来看，关于运动发育方面的测量评价比例较小，忽视对幼儿运动发展，尤其是对该年龄段幼儿运动发展与体质之间的关系的研究相对较少，取得的研究成果也存在差异。

身体活动主要有四种：家务劳动、交通出行、工作任务和身体锻炼。Seefeldt 认为，在童年时期，儿童的动作发展与其身体活动之间存在着密切的联系，如果儿童在幼儿时期的动作能力表现良好，就可以较好地满足他们未来身体在生存、生活和学习等方面的需求[①]。桂春燕等通过综述研究发现，幼儿的基本动作发展与体力活动之间存在着显著的正相关关系，这一联系随着年龄的增长变得更加密切。在这一关系中，不同性别之间表现出一些差异：女童更加注重移动技能的发展，而男童在操作技能方面呈现出较高水平。总体而言，操作技能对幼儿体力活动的影响更为显著[②]，这表明基本动作发展对幼儿的体力活动具有积极的促进作用。这一观察提示着幼儿发展中的性别差异，为深入了解幼儿运动发展提供了科学而高级的视角。

在对幼儿动作发展过程进行研究时，Hondt 等进行了关于幼儿体重与

① Seefeldt V.Psychology of Motor Behavior and Sport［M］. Champaign, IL: Human Kinetics, 1980: 314-323.

② 桂春燕，王荣辉，刘鑫. 儿童基本动作技能与体力活动关联性研究进展［J］. 体育学刊，2019, 26（2）：89-95.

大动作协调之间关系的调查。他们发现，幼儿的体重状况与粗大动作协调能力之间存在密切的关联。研究结果表明，幼儿的粗大动作协调能力如果与同龄正常体重的幼儿相比存在差异，这种差异可能会随着时间的推移而逐渐扩大[①]。胡水清、王欢等研究表明，身体素质测验分数较低的儿童，其动作发育程度较低，而粗大动作发育程度与身体素质测验分数呈中度相关[②]。上述研究指出，基本动作的发展与体重呈现负相关关系，并且与适度身体活动水平存在显著相关性，其中相关程度受到性别和年龄的影响，同时，这一发现与整体体质水平也呈现一定的关联。根据 Lloyd 的理论，幼儿对基础运动技能的掌握程度，会对青少年及成年后的身体活动产生一定的影响[③]。上述研究都可以表明，拥有优越的运动能力、运动感知能力、良好的身体素质以及较高的体力活动水平对于维持健康体重至关重要。反之，如果缺乏这些条件可能导致体重增加或发展成肥胖。例如，通过学习跑步、跳跃、抛接等技能，幼儿的体能水平会得到提升，这有助于增强他们的心肺功能、肌肉力量和协调能力；较好的柔韧性和耐力可以使幼儿更持久地进行体育活动，而较强的肌肉力量则有助于他们在各种活动中表现更为出色。

二、关于幼儿身体素质的研究

身体素质是个体体质的重要方面，它反映了个体的身体状况与健康水平。近年来，对幼儿体质的研究逐渐增多，尤其是对幼儿体质健康的

① Hondt E D, Deforche B, Gentier I, et al. A longitudinal analysis of gross motor coordination in overweight and obese children versus normal-weight peers［J］. International Journal of Obesity, 2013, 37: 61-67.

② 胡水清，王欢，李一辰. 北京市3～6岁儿童国民体质测试成绩与粗大动作技能发展的关系［J］. 中国体育科技，2018，54（5）：32-37.

③ Lloyd M, Saunders T J, Bremer E, et al. Long-term importance of fundamental motor skills; A 20-year follow-up study［J］. Adapt Physical Activty, 2014, 31(1): 67-78.

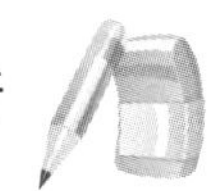

关注日益加强。当前的研究主要集中在通过不同的运动方式促进幼儿身体素质的全面发展。然而，相较于其他方面的研究，对幼儿身体素质与粗大动作发展之间的关系这方面的研究相对较少。在幼儿早期阶段，粗大动作的逐步发展对于整体身体素质的塑造至关重要。幼儿的身体素质水平直接关系到其参与各类活动的能力。因此，深入研究粗大动作练习对幼儿身体素质的影响，有助于更全面、科学地理解二者之间的紧密关系。

目前，幼儿体育教学面临一系列问题。学校在关注幼儿身体素质方面存在不足，体育活动的开展缺乏积极性，运动技术教学也缺乏专业性和个性化、体质健康测试指标过于单一等。有时候，幼儿在小学化的文化知识学习中花费过多时间，导致对身体素质的关注不够充分。

三、幼儿粗大动作发展与体质健康水平的相关研究

粗大动作指的是涉及大肌肉群锻炼的相关活动，具体包括走、跳、跑、爬、投掷、翻身等，这也是幼儿的基本动作能力。基本动作是指人从出生开始就拥有由遗传基因决定的一种基本的运动技巧，以适应生活、工作和学习等。基础运动技术的开发，又包括运动技能、操控物体技能和平衡协调技能等。

目前，我国对幼儿体质的测量与评估，主要依据的是《国民体质测定标准手册（幼儿部分）》，不少学者也都根据测试内容对幼儿粗大动作发展与体质健康水平进行了相关调查和研究。

吴升扣以北京市一所公立幼儿园小、中、大班的全体幼儿为研究对象，应用粗大动作发展测试测量了 289 名幼儿的粗大动作能力，并按照《国民体质测定标准手册（幼儿部分）》中的规定，对其体质健康水平进行了评定，同时对各项指标进行了检测，并将其与不同年龄段的粗大动作发展水平、体质健康水平、BMI 指数等指标进行了对比分析，在此基

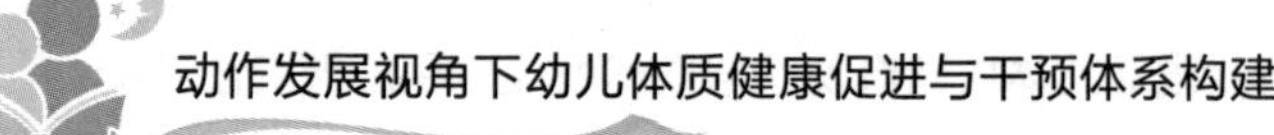

础上探讨三者之间存在何种关联。研究发现，儿童粗大动作与身体健康有极显著的正向关系，但与身体质量指数（BMI）没有明显的相关性；随着年龄的增长，幼儿的动作发展水平和体质健康水平都有了显著的提升，但是BMI的变化并不显著，这证实了3～6岁年龄段是幼儿动作发展的关键时期[①]。

胡水清等学者针对北京市4所幼儿园1928名幼儿展开体质健康测量，依据《国民体质测定标准手册（幼儿部分）》，通过TGMD-3来系统评估幼儿的粗大动作发展状况。结果表明体测成绩较低的幼儿其动作发展程度较缓，尤其是球类动作技能明显落后；从测量结果来看，幼儿的体质健康水平和其粗大动作发展在一定程度上表现为线性相关关系，体质健康水平较高的幼儿其粗大动作发展也较好，尤其是针对共同的测试项目来说，其测量结果也表现出了较大的关联性[②]。

扆铮、王姣姣以北京市某幼儿园大班学生共52名幼儿为测试对象，按《国民体质测定标准手册（幼儿部分）》中规定的内容和方法，对这些幼儿的身体素质进行了检测和评价，并采用TGMD进行粗大动作发展测试，结果显示幼儿体质健康测试和粗大动作技能测试间有非常显著性正相关关系[③]。

Haga指出，幼儿的动作发展主要与其参与体育活动的频率有关，也和其体质健康状况有关[④]。

笔者采用随机抽样的方式选取我市某一级幼儿园为实验园进行干预实验，结果表明动作发展水平与体质健康水平呈显著正相关，动作发展

---

① 吴升扣，姜桂萍，张首文，等. 3～6岁幼儿粗大动作发展特征与体质健康水平的研究［J］. 中国儿童保健杂志，2015，23（2）：172-175.

② 胡水清，王欢，李一辰. 北京市3～6岁儿童国民体质测试成绩与粗大动作技能发展的关系［J］. 中国体育科技，2018，54（5）：32-37.

③ 扆铮、王姣姣. 幼儿体质健康和粗大动作技能水平的相关研究［J］. 福建体育科技，2022，41（4）：11-16.

④ Haga M. Physical fitness in children with high motor competence is different from that in children with low motor competence［J］. PhysTher, 2009, 89(10): 1089-1097.

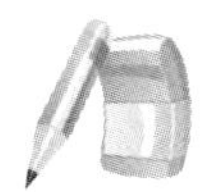

水平越高体质健康水平就越高。

四、幼儿动作发展与体质健康关系的分析

3～6 岁是幼儿基本动作技能发展与体质健康发展的关键时期，在这一阶段，幼儿的身体机能和身体素质都会得到快速提升。从上述研究结果来看，幼儿的动作发展和体质健康水平之间具有直接关联，表现为线性相关关系，身体健康程度越高的幼儿参加体育活动的次数越多，运动能力越强；同时，动作发展也促进了体质健康发展，二者之间相辅相成，相互作用。所以，幼儿园和家长应充分意识到动作发展对于幼儿体质健康起到的关键作用，引导幼儿积极参与到体育活动中来。

（一）幼儿动作发展与体质健康呈正相关性

从体质健康测量评价结果来看，人类的身体机能、身体素质、运动技能等都和动作发展具有直接关联，人们在身体机能、身体素质及运动能力上存在差异，因此动作发展程度也不尽相同。人们的动作技能和动作行为，及其发展的过程都和其身体机能、体质健康情况具有直接关系，同时人们的身体素质、身体机能以及运动发展状况又受其心理、形体、机能以及社会适应性影响，相互之间存在线性关系。同时，人们的动作发展不仅作为反映和判断人们身体机能、身体素质以及运动水平的客观体现，同时也是反映人们体质健康水平的基本要素[①]。

多项研究表明，个体的动作能力与身体健康以及体力活动之间存在紧密的关联。那些动作发展良好的个体往往在促进自身健康方面发挥着积极的作用。这一关联关系强调了身体活动对于个体整体健康的重要性，强健的动作能力不仅有助于提高身体的整体素质，还有助于积极参与各

① Payne G，耿培新，梁国立. 人类动作发展概论［M］. 北京：人民教育出版社，2008：39.

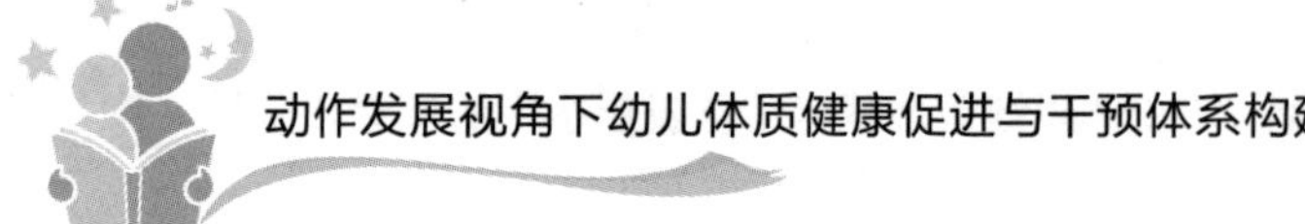

种体力活动，从而维护和促进个体的健康水平。吴升扣、胡水清、扆铮等学者通过研究指出幼儿粗大动作的发展水平和其体质健康状况具有直接关联，也就是幼儿的动作发展情况越好，说明其体质越健康。从笔者的调查结果来看，幼儿的动作发展与体质健康之间也存在正相关关联，动作发展情况越好，其体质就越健康。

大部分国际学者认同将注意力集中在幼儿时期的动作发展上，将体质健康视为幼儿动作发展中的一个重要层面，也就是只有确保幼儿动作发展良好，才可以确保其体质健康。国外学者还指出，幼儿的动作发展情况同时还影响了其参与体育活动的积极性，进而影响到他们的体质发展[①]。

（二）动作发展测试与体质测试成绩结果正相关

笔者和吴升扣、胡水清、扆铮等人的调查研究结果具有一致性，认为粗大动作发展测试与体质测试结果正相关，体质测试成绩好的儿童，其动作发展水平也相对较高。在实际应用中，不能仅仅依赖于单一的测试数据。特别需要关注幼儿体质健康测试中身体形态方面的数据，以发现任何异常数值。同时，应结合幼儿体质健康测试中的身体素质和粗大动作技能测试的成绩，进行综合分析，以更准确地评估幼儿的运动能力。这种综合性的方法有助于全面了解幼儿的身体发展状况，为更科学地评估提供基础。

现阶段我国在开展幼儿体质健康测量评价过程中通常以国民体质监测体系为依据，分别对幼儿的身体机能和身体素质展开测量，但对幼儿体质健康的测量评价倾向于结果性评价，忽略了过程性评价。利用体质健康测试，可以快速找出在动作发展过程中存在滞后的幼儿，评价过程比较快捷和单一，所得结论也较快。再根据测量结果，对动作发展缓慢

① 贾雅琼. 幼儿体操对2～3岁幼儿动作发展促进的实验研究［D］. 牡丹江师范学院，2017.

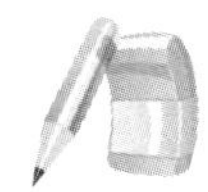

的幼儿开展粗大动作发展的测量评价，判断其是否真的属于动作发展缓慢，然后结合评价结果给予针对性帮助与指导，这样才能全面地促进幼儿动作的发展。粗大动作发展测量用于对幼儿动作发展水平的测定，应将其作为体质健康测量的补充，进一步丰富体质健康测量评价的内容。在进行幼儿国民体质监测的总结评价时，必须同时充分考虑对幼儿基本动作技能发展过程的全面评估。这种方法不仅有助于全面了解幼儿的体质状况，还能够在幼儿体育教育中实现更有针对性的干预，以促进其健康、全面地成长。

（三）以动作发展和身体活动来促进幼儿体质健康

幼儿通过进行简单的运动可以有效促进其身体健康。然而，部分幼儿在执行这些动作时可能面临挑战，这可能影响他们的活动参与性和自信心水平。这种情况最终可能对其身体健康产生不利影响。关注和支持幼儿在运动方面的发展至关重要，以确保他们能够充分参与有益的身体活动，从而建立健康的生活习惯。因此，我们应该建立在了解运动发展和身体健康的互动关系的基础上，在考虑到幼儿运动的发展是否有促进作用的时候，明晰对于幼儿体质健康水平的影响效果，以便进一步支撑幼儿动作的发展干预。

3～6 岁是幼儿生长发育的关键阶段，也是其生长发育的关键时期，幼儿的动作发展和其体质健康具有直接关联，也就是动作发展越好其体质就越健康。这一结果也可以反映出幼儿的基本动作技能是其参与体育活动的基本保障，也会对其下一阶段的成长产生影响。所以，应重视 3～6 岁这一阶段幼儿的动作发展，并抓住这一关键期，通过正确的引导和教育，促进幼儿运动技能的健康发展，为身体活动能力的提高奠定坚实基础。

在幼儿园或托幼机构，应以发展幼儿的体质健康为教育核心，然后不断改进体育活动的内容和形式，培养幼儿的动作技能，提高幼儿的动

作发展水平。国民体质监测提高了人们对幼儿体质健康问题的重视程度，而动作技能作为促进幼儿体质健康的重要内容，也因此受到广泛关注[①]。想要提升3～6岁幼儿的体质水平，首先应重视对其进行动作技能培养，在教学过程中给予准确的引导，这有利于幼儿形成良好的体育活动习惯，增强其参与体育活动的积极性。同时，从研究结果来看，幼儿的力量、耐力、柔韧、灵敏等身体素质并没有随着身体形态的改善而得到提升，在幼儿身高增长、体重增加的过程中，这些身体素质指标却在下滑，这主要是因为静态娱乐方式普及、幼儿体力活动减少、体育活动内容和方式单一，学校和教师、家长应不断探索更多的创新型体育活动，确保体育活动的开展科学、规范、有效，从而促进幼儿动作技能的全面发展。

笔者认为幼儿的体质健康水平受多方面因素的影响，从动作发展的角度建议应明确幼儿阶段动作发展的重要性，有针对性地选择一些亲子活动；学校从硬件和软件着手，健身路径应增加幼儿动作发展设施。具体方法包括：① 将基础运动技术内容纳入现行的幼儿园体育教学内容；② 强调3～6岁儿童运动技巧的多样化学习途径；③ 增加运动场地的面积和运动设备的种类；④ 加强对教师的培养，提高其体育教学水平；⑤ 注重心理环境的创设，对幼儿起到表率作用。

---

① 胡水清，王欢，李一辰. 北京市3～6岁儿童国民体质测试成绩与粗大动作技能发展的关系[J]. 中国体育科技，2018，54（5）：32-37.

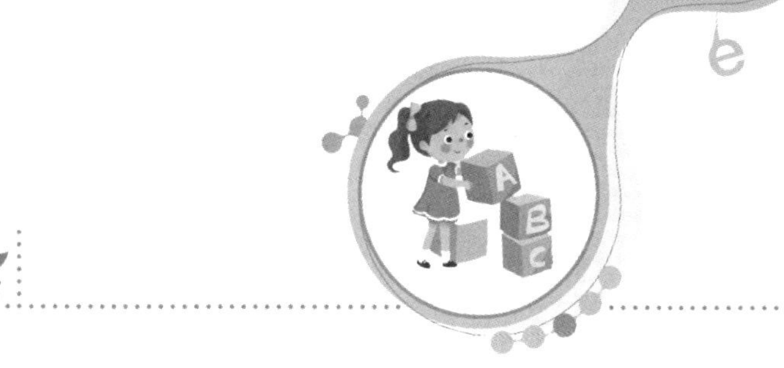

第五章 幼儿动作发展体育活动干预的科学指导与实施

第一节　幼儿动作发展体育活动干预方案的制订

幼儿体育对于孩子的成长起着重要的作用。在这个阶段，重点是帮助幼儿学习各种基本的动作技能，如走路、跑步、跳跃和投掷等。通过体育活动，幼儿可以促进身体的生长和发育，提高速度、耐力、力量、平衡和灵敏度等身体素质，同时也能培养勇敢、果断、积极向上和团结友爱等良好品质。幼儿体育的重要性不仅体现在对身体健康的积极影响上，同时也在于其对幼儿智力发展的关键性支持。科学研究表明，通过参与体育活动，幼儿能够获得多方面的益处，进而在智力水平上取得显著提升。此外，幼儿体育还培养了幼儿的自我保护意识和基本的体能，使他们具备适应不同环境和应对危险的能力。幼儿体育的重要性不仅仅体现在当前阶段，还为将来进一步学习体育课程和培养终身体育习惯打下了坚实的基础。

实现良好干预效果的关键在于制定科学合理的干预计划并严格执行。首先，通过深入的实地调查和细致的分析，全面了解幼儿动作发展的现状与存在的问题。其次，基于多学科理论的指导，有针对性地设计体育活动干预方案。最后，通过实验严谨地实施这些方案，并最终通过全面评估来验证干预效果。这一系统化的方法确保了在实践中更科学、更高级地实现对幼儿动作发展的干预。

一、幼儿动作发展体育活动干预方案的制订依据

（一）《幼儿园教育指导纲要（试行）》

《幼儿园教育指导纲要》（《纲要》）是对幼儿园教学进行指导性的纲领性文件，具有重要的理论价值和现实意义。其中，提出了四项保健目标：① 生理上的健康，心情上的愉悦；② 培养良好的生活与卫生习惯，并具备一定的自我照顾能力；③ 具备基本的安全常识，学会自保；④ 爱好运动，身体柔韧灵活。指导纲要提出，要通过开展多种形式的室外运动、体育活动，培养幼儿的体育兴趣，提高身体素质，提高对环境的适应性，同时还要培养幼儿的勇气和毅力，以及团队精神、合作精神和积极乐观的心态。指导纲要还着重指出，在幼儿园开展游戏是其主要活动，可以通过区域游戏、体育游戏、表演游戏、户外游戏等方式进行。游戏在幼儿园中被广泛应用作为教学手段。教师应采用各种游戏来丰富体育活动，激发幼儿学习兴趣。游戏在幼儿园教育中扮演着一种重要的角色，它不仅是教育的内容，也是一种学习的方式。通过参与游戏，幼儿可以在充满趣味和快乐的环境中积极探索、发展各方面的能力。游戏不仅仅局限于课堂上的教学活动，它可以渗透到整个幼儿园的日常生活中。游戏能够激发幼儿的好奇心，培养他们的创造力和想象力，并促进他们的社交与合作能力。

从《幼儿园教育指导纲要（试行）》的有关规定来看，幼儿园开展幼儿体育活动的目的主要有以下两点。

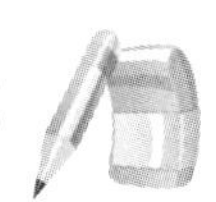

（1）培养幼儿参与体育运动的兴趣，培养他们的身体协调性和灵活性。

（2）通过多元化、富有创意的户外运动和体育活动，激发幼儿对运动的浓厚兴趣，培养良好的运动习惯，提升身体素质，同时促进其环境适应能力的全面发展。

（二）《3～6岁儿童学习与发展指南》

《3～6岁儿童学习与发展指南》（以下简称《指南》）于2012年由教育部颁布，《指南》是指导3～6岁儿童学习与发展的纲领，具有很强的指引性作用。《指南》从卫生、语言、社会、科学、艺术五个方面对儿童的学习和发展进行了阐述，每一个方面都提出了最基础的知识，并提出了儿童的学习目标，以及针对儿童学习的教育意见。

在健身这一领域里，则包含了身体和精神的状态、行动的发展，以及生存的能力。在动作开发方面，又包含了三个次要目标：一是要有一定的平衡性，动作协调而又敏捷；二是要有一定的力气和耐力；三是手部动作要具有灵活性和协调性。从目标的组成来看，可以分为两部分：① 粗大动作的发展，以身体素质（平衡、协调、灵敏、力量、耐力）的发展为主；② 精细动作的发展，以手部动作的协调、灵活为主。在目标和具体内容上，《指南》使用“具有”“一定”“左右”“能”等词语，这可以反映出各年龄阶段幼儿的学习目标和内容比较笼统，缺少定量表达。因此，《指南》将早期教育目标设定为一个合理的儿童期望值。例如，《指南》中要求5～6岁的幼儿具备单杠悬空吊起并用双手抓握持续约20秒的能力。值得注意的是，即使幼儿未能达到20秒的要求，并不一定表明其力量水平不佳，可能是由于技巧不够娴熟或对这项活动缺乏兴趣所致。随着年龄的增长，目标的设定变得更为复杂，这是基于幼儿身心发展规律所进行的调整。此外，幼儿的动作发展包含了很多基本动作的发展，如行走、奔跑、攀爬、跳跃、拍打、抛接、投掷、抓握、绘画、剪纸等。

《指南》还提出，在开展体育活动时，要注意培养幼儿的劳动能力，以及积极主动、勇于克服困难、团结协作等方面的意识和能力。

在制定幼儿动作发展干预方案时，首先，需要深入理解相关文件如《纲要》和《指南》的内容，这两个文件为幼儿发展提供了指导原则、标准、内容，为制定科学的动作发展干预方案提供了基础。其次，应当以游戏为主要活动形式，确保游戏既富有趣味性又贴近幼儿生活，以此激发他们对体育活动的浓厚兴趣。再次，在设定目标时，应当参照《指南》并根据幼儿的能力水平，确立全面、合理、多方位的发展目标，以促使其在各个方面实现全面发展，这需要综合考虑幼儿的身体素质、认知水平和社交能力等方面的因素。最后，在设计方案时，需要结合幼儿的年龄和身体状况，精心设计内容，选择适宜的方法，以确保干预方案可以达到预期的目标。

二、幼儿动作发展体育活动干预方案的目标

幼儿动作发展体育干预方案旨在优化幼儿的运动水平，以体育游戏为主要活动形式，强调激发兴趣、深化参与体验、鼓励模仿探索、促进合作挑战，全方位关注幼儿的健康和快乐。在方案的设计和实施中，注重引发幼儿的兴趣点，高度重视融合教育，培养积极的运动习惯，促进心理品质的全面发展，从而提升其社会适应能力。

（一）身体发展目标

（1）促进幼儿身体结构与功能的发育，确保其生理上无缺陷和慢性疾病，同时维持正常的身高、体重、胸围、血红蛋白水平、血压、心率以及视力等生物指标。另外，还要培养他们正确的坐姿、站姿、跑步姿势等。

（2）全面发展幼儿的基础身体素质，包括力量、速度、灵敏、平衡

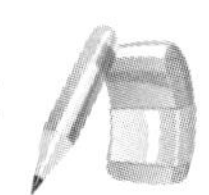

能力，以达到各类体育活动的要求和标准。具体要求如下：① 步行：步幅与步频符合正常范畴，着地缓慢且平稳，避免出现内外八字脚、擦地、踮脚等缺陷；② 奔跑：迅速蹬地、适度的步幅，优雅而轻盈的着地姿态，自然摆动的手臂协调动作，能够良好控制奔跑的方向。6 岁时，能在 20 米的直线跑中完成不超过 6 秒的时间；③ 跳跃：掌握基本的双脚跳跃、单脚连续跳跃和交叉跳跃等动作；蹬地时要协调用力保持身体的平衡，落地时要轻柔而稳定。6 岁时的立定跳远应在 90 cm 以上；单脚连续跳跃距离应超过 15 m；④ 投掷：熟练掌握滚、扔、推、投掷等技术，在扔的过程中，身体要协调，手臂的力量要大要快，可以自主掌握方向。6 岁时，能够用双手将重量为 300 g 的球向前抛出距离不少于 4.5 m。男童能够用单手投掷重量为 150 g 的沙包，距离不少于 5 m；女童能够用单手投掷重量为 150 g 的沙包，距离不少于 4.5 m。

（3）培养幼儿对自然环境的适应能力，以便其能够适应寒冷、炎热、日晒以及气温急剧变化的情况。

（4）促进幼儿心理健康，确保他们保持积极的情绪状态，能够应对负面情绪刺激，并良好适应幼儿园或托幼机构的生活，与其他幼儿友好相处。

（二）智力素质发展目标

（1）学会各种运动和游戏的名称、方法和要求，包括它们的名字是什么，怎样进行以及要注意什么。同时，要了解身体各个部位的名词和功能，在运动时可以自觉注意安全和卫生问题。

（2）提高感知能力，可以准确分辨出物体的上、下、前、后、高、远等；也可以分辨物体的尺寸、流速、宽窄等特征。除此之外，还需要掌握自己的速度、力量、幅度等。

（3）加强观察和分析能力，要仔细观察并选择正确的对象、部位和位置进行观察。在观察的过程中，要能够分析和判断所观察的事物。

（4）提高注意力，要能够集中注意力进行活动，在受到外界因素影响时注意力不分散。也要能够根据需要及时调整注意力的焦点。

（5）发展灵活、敏捷和创造性思维，喜欢思考如何解决动作和游戏中的问题。要有创新的思维方式，能够想出新的方法和策略。

（6）培养想象力、联想力、换位思考和同情心，能够用丰富的想象力进行思考。同时，要能够设身处地地理解他人的感受和情感。

（7）提高模仿能力，善于观察并准确地模仿他人的动作。要能够学习他人的技巧和姿势。

（8）培养创新能力，乐于尝试新的运动方式，并能灵活地改变动作和游戏玩法。

（三）道德素质发展目标

（1）培养责任心，能在活动中一丝不苟地完成老师布置的任务。

（2）积极参与各项活动，并严格遵守各项规章制度。

（3）尊重老师，听从老师的教导。

（4）友善对待他人，关心同伴，倾听他们的想法。尊重他们的意愿，乐于帮助他们，同时要谦虚，不争抢玩具、游戏或活动的顺序。懂得合作，友好相处，并解决问题和处理冲突。

（5）热心服务。

（6）培养一种积极而友好的竞争态度，热衷于参与比赛，注重成果的取得，并努力提升个人运动能力。在胜利时保持谦逊，向他人展示恰当的祝贺。而当他人经历失败时，不以嘲笑为乐，反而积极表达鼓励之意。将胜利和失败都视为个人成长的契机。

（7）心怀感恩，珍惜所拥有的，并对他人的帮助表示感激。乐于分享，善良待人，对他人的困难和需要给予关注和支持。懂得宽容与谅解，不轻易生气，尽量保持平和的心态。用积极的态度对待生活的挑战，并持续努力追求个人的成长与进步。

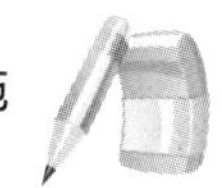

（8）要爱护自己的玩具和运动器材，保持它们的良好状态。同时，也要关注运动场所和周围环境的卫生，保持干净整洁的环境。

三、幼儿动作发展体育活动干预方案的制订原则

在制定幼儿动作发展体育活动干预方案时，遵循幼儿发展的基本理念，促进其全面身体能力的发展。通过巧妙的身体锻炼，确保幼儿掌握基本的运动技能，从而实现干预效果，全面提升幼儿的体质健康水平。

（一）全面性原则

在进行幼儿体育活动时，应当秉持全面性的原则，以确保活动适用于大部分幼儿。为此，必须深刻理解幼儿的整体年龄特征，使活动内容与他们身心发展的需求相互契合。在活动的设计中，需注意练习密度和活动量的合理控制，避免陷入运动过度或不足的境地，以保证活动的科学性和适配性。

当幼儿的运动量不足或者运动不充分时，各个身体部位可能无法获得充分有效的活动，从而无法达到体育锻炼的预期效果。相反，若运动量过大，可能对幼儿的健康产生负面影响。因此，在设计幼儿体育活动时，应全面考虑每位幼儿的身心状况，确保他们能够接受适度而有效的锻炼，以促进其全面发展。这包括考虑他们的年龄、体能水平、兴趣爱好等因素，制定合适的运动计划和活动内容，使其在锻炼中既能享受乐趣又能提高身体素质，发展动作技能。

（二）直观性原则

直观原则就是要最大限度地调动儿童的各种感知能力以及已经拥有的经验，用多种形式来充实孩子的感性认识，从而得到一种活灵活现的表象，让孩子们能够更好地掌握动作技能，明确动作要领，同时表象的

形成过程也有助于发展幼儿的观察能力和思维能力。贯彻这一原则应注意以下四个方面的问题：

（1）综合运用各种感觉器官。

（2）教师示范要完整准确。

（3）教师讲解的语言要生动形象。

（4）生动直观，与抽象思维和实践练习相结合。

（三）兴趣性原则

兴趣性原则是在教授幼儿知识、动作和游戏时的一个关键原则。在传授任何内容时，必须确保所采用的方式和方法是适合幼儿的。为了确保他们既喜欢又能理解，只有以兴趣为切入点才能促使他们更好地学习和记忆。

（四）循序渐进原则

循序渐进原则是一项在干预体育领域中的重要指导原则，其核心理念在于实施干预措施时，应当采用由简单到复杂、由已知到未知逐步增加难度的策略。在体育干预中贯彻落实这一原则，要注意三个问题：

（1）在课程设置和教学方法的选择上，要从简单到复杂。

（2）教学内容要有系统性。

（3）贯彻少而精的原则，每次教学要抓住重点。

（五）多样性原则

幼儿体育活动可以采用多种形式，每种形式都有其独特之处。这种多样化的安排有着两个显著的好处：首先，不同形式的活动相互补充，可以弥补各自的不足之处；其次，它们激发了幼儿更积极的参与态度，丰富了他们的生活经历。除了常见的早操、体育课和户外运动，还可以提供室内游戏、幼儿运动会，以及定期进行适度的短途旅行或远足活动

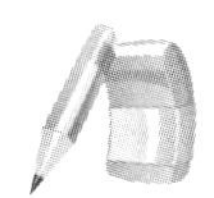

等。通过这种多样化的安排，能够创造一个更有趣、更丰富多彩的体育环境，促使幼儿在体育活动中收获快乐的体验。

（六）身体全面协调发展的原则

这一原则的核心是在幼儿体育中要注重全面发展，特别是关注幼儿身体各方面的平衡，这包括让身体各部分协调配合，让器官系统更健康，以及提高基础的身体素质和基本活动能力。在设计体育教学计划或组织体育活动时，必须确保各种教材和体育活动内容相互协调搭配，以实现对幼儿身体素质的全面培养。

（七）保护性原则

保护性原则指在幼儿运动中，应凸显对其安全与监督的重视。必须保证运动场地、器材和器械的安全性和适宜性，还要保证卫生状况良好。而且在运动前需进行充分的准备活动，运动后也要进行适当的放松。在运动过程中，当幼儿在完成各种动作时，应确保活动现场有安全监护员的存在，以避免意外事故的发生。

四、幼儿动作发展体育活动干预方案的内容构建

在幼儿园阶段，儿童的运动发展是通过积极参与专门设计的幼儿体育课程来实现的。考虑到游戏在幼儿阶段是主要的学习和活动方式，因此，为了有效促进他们的动作发展，实施科学合理的体育游戏课程就显得尤为重要。干预方案的具体内容如下。

（1）基本动作：步行、疾跑、跃起、投掷、攀登、悬挂、徒手平衡等基础动作。

（2）基本体操：涵盖手部和身体操练，如模仿操、韵律操、武术操等，以及运用轻便器械进行的操练。此外，还包括队伍整齐行进与编队

变换等内容。

（3）幼儿园体育游戏：这是一种有意识的活动，以身体锻炼为主旨，借助游戏的形式进行。游戏中融入了基本动作练习，并伴随着角色扮演、情节发展和规则约束，以培养幼儿的身体素养为目标。

在为幼儿体育活动起名时，需要选择简洁明了的词汇，这样的命名方式能够帮助幼儿更好地理解和参与活动，并激发他们对体育运动的兴趣和积极性。在小班中，通常会将儿童日常生活中所遇到的各种动物、活动、事物等整合到游戏中，如小马过河、猴子摘桃、熊猫滚球、玩偶找家等。中大班的儿童身心发展相对成熟，认知方面的能力也有所提升，在策划活动名称时，应确保名称简洁易懂的同时融入一些情境化和生活化的特质，如老狼老狼几点了、白雪公主和七个小矮人、神奇的报纸、跳皮筋、走平衡木等。

3～4 岁幼儿侧重于基础动作，对动作开发的品质没有太大的关注，侧重于对幼儿基础运动能力的开发，注重激发和提升幼儿的体育活动兴趣；4～5 岁幼儿的身体锻炼内容不应过于侧重动作的品质，而应将一些运动项目的动作技巧融入训练内容之中，并且创设出适合于该项目的训练环境；5～6 岁幼儿的体能训练至关重要，要注重提高动作的质量，培养基本体育技能，并熟练掌握多种运动项目，这些不仅有助于为幼儿在升入小学阶段时提供坚实的运动基础，还能促进他们的体质健康发展。在这一关键时期，体育活动干预不仅能够提高幼儿的运动水平，还有助于塑造其强健的体魄，为未来的学习和生活奠定良好基础。

五、幼儿动作发展体育活动干预方案的组织形式

（一）幼儿园早操

早操是幼儿园早晨进行的一种身体锻炼活动，主要包括基本体操、

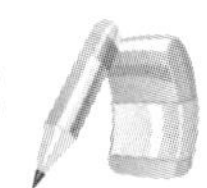

队列队形和体能游戏等。早操是幼儿园生活的开始，帮助幼儿开始一天有组织的活动。在早操中，幼儿可以进行各种活动，如基本体操，主要包括徒手操、模仿操、武术操、韵律操、轻器械操等；体育游戏，主要以体能游戏为主。

（二）幼儿园体育课

体育课是幼儿园里的一种教学活动，通过教师的指导，幼儿可以进行有目标、计划和组织的身体动作练习。体育课的目的是促进幼儿身体的全面发展。通过参与体育课程，幼儿能够提升身体健康水平，不仅学到基本的运动技能，还培养了集体意识和团队协作能力。同时，体育课也重视促进幼儿身心的协调发展，培养他们的智力和社交能力。在体育课中，幼儿会学习不同的运动技巧，如跑步、跳跃、投掷等，并且通过有趣的游戏活动来提高他们的运动兴趣和积极性。幼儿园的体育课不仅仅是简单的身体锻炼，它更是为幼儿的身心发展提供了良好的条件和支撑。

（三）幼儿园户外体育活动

户外运动是幼儿园在室外开展的一种体育运动方式，利用了阳光和新鲜空气等自然元素。在老师的带领下，做各种有趣的游戏，比如跑跳类运动、“三浴”训练、民间传统游戏和玩具游戏。这些活动能够帮助幼儿全面发展。在户外玩耍，既可以享受大自然的乐趣，又能够通过运动让幼儿身体更健康、更强壮。

值得注意的是，对于幼儿来说游戏非常重要，这是幼儿日常生活中最重要的一项活动，同时也是一种基本的体育运动方式。参与游戏活动对于幼儿的综合能力发展具有积极的影响。通过参与游戏，他们能够在快乐中获取知识，促进智力发展，提升思维的灵活性[①]。早操、体育课及

---

① 张永胜. 论游戏与幼儿发展［J］. 教育探索，2010（5）：115-116.

户外运动均可通过嵌入游戏元素的方式进行。

第二节　幼儿动作发展体育活动的创编与设计

幼儿体育活动包括两个方面。一方面，通过运动和户外活动，幼儿可以锻炼身体，呼吸新鲜空气，享受阳光，并保持卫生，这有助于他们变得更强壮、更健康，同时提高适应社会的能力。另一方面，在家庭、幼儿园和社区等地，应协助幼儿习得基础运动知识与技能，使其深刻理解体育锻炼的必要性，以促进其运动水平的提升，促进健康成长。体育活动对于幼儿的身体发育、心理健康和社会适应能力非常重要。通过体育活动的干预，幼儿能够在众多方面实现全面发展，培养健康的生活习惯。创编体育活动不应仅仅停留在经验层面，而是应基于科学运动理论，同时充分考虑幼儿身心发展的特征。为了实现这一目标，需要熟练掌握丰富的体育活动素材和创作方法，并按照科学的步骤进行。只有通过这种方式，才能设计出满足幼儿需求、促进其动作发展的高水平体育活动。

一、幼儿动作发展体育活动创编的意义与目标

（一）幼儿体育活动的创编意义

在幼儿的成长过程中，身心发展经历着系统而逐渐演进的阶段。从出生一直到幼儿期，这一发展过程逐渐趋向相对稳定的状态。值得注意的是，幼儿的动作能力和肌肉发育与高级神经系统的发展之间存在密切的关联[①]。在成长过程中，他们的动作由最初的不协调逐渐转变为灵活而

① 四川教育新闻网.裴露曦：3—5岁幼儿手部精细动作发展研究［EB/OL］.（2016.11.23）［2022-11-02］. https://www.scjyxw.com/tougao/jslw/20161123/1000010000030559.html.

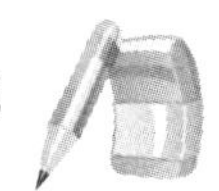

准确的动作。这一过程通常包含了从大肌肉到小肌肉的渐进发展。动作是通过大脑的神经系统来控制的，同样，肌肉的活动也会对大脑产生一定的刺激。因此，设计适配于幼儿的体育活动对于促进他们的身体和认知发展具有积极的意义。通过科学合理的体育活动设计，能够最大限度地激发幼儿的身体潜能，推动他们在神经和感知觉层面取得更为健康和均衡的发展。通过参与体育活动，幼儿能够全面和谐地发展身心。

（二）幼儿体育活动创编的依据

1. 创编的生理学依据

在创编体育活动时，切实遵循运动解剖学、运动生理学以及运动生物力学等学科原理至关重要。动作的性质、数量以及组合难度应根据不同年龄层次精心设计。关键是明确活动的目标，以确保其旨在促进幼儿身体素质的多方面发展。采用这种科学高度的方法有助于确保体育活动对幼儿的身体发展产生全面而积极的影响。在进行创作时，应根据幼儿的生理和心理特征，依照其身体部位合理安排动作的内容和顺序。具体包括：上肢和下肢运动的内容为屈、伸、内收、外展、旋内、旋外；躯干运动的内容为屈、伸、前倾、后倾、环转；转体动作的组合；全身运动。

此外，设计动作时要遵循运动生物力学的动力学、静力学、转动力学等原理，分析幼儿在进行不同动作时对身体各个部位的影响，不仅可以最大限度地提高锻炼效果，还能够制定更有针对性的预防策略，有效减少运动损伤的风险。例如，设计旋转运动时要根据转动力学原理，在幼儿进行平衡木旋转时，为了最优化旋转效果，建议抬起脚跟并尽可能减少脚底与平衡木的接触。这样的做法有助于降低摩擦力，提升旋转的流畅性；在进行沙包或球的投掷时，为了有效提升出手速度，建议充分伸展上臂，使手臂得以更大范围地延伸，以实现肌肉的充分拉伸，这种

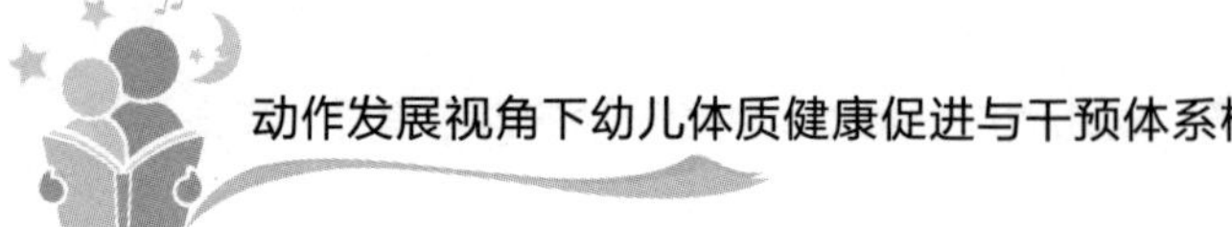

做法有助于强化肌肉力量的发挥，进而增加投掷时所产生的动力；当幼儿进行跳跃活动时，最佳的着地方式是先以前脚掌着地，逐渐过渡至整个足掌贴地。同时，应合理弯曲膝盖和髋关节，确保脚踝得到充分伸展。通过这种方式，能够实现足部更长时间与地面接触，有效减缓身体受到的冲击。

2. 创编的心理学依据

游戏对于幼儿的认知能力发展具有至关重要的影响。通过参与体育活动，幼儿能够更为深刻地理解和处理复杂的情感，形成崭新的观点，体验新奇的感觉，获得愉悦和成就感，同时满足认知和心理发展的需求。在构思体育游戏时，需要确保促进幼儿思维、想象力、主动性和灵活性的全面发展。每个体育游戏和基本动作练习都应具备一定的复杂性，以协助幼儿在体育锻炼中灵活思考、分析情境，并随时调整他们的行动。这样的设计有助于激发幼儿的智力潜能，培养其独立思考和解决问题的能力，为其全面成长奠定坚实基础。

幼儿学习运动技能有两种方式：内隐学习和外显学习。内隐学习是指幼儿在无意识中通过接触环境和刺激来获得运动技能或知识，就像是不知不觉中学会的；而外显学习则是幼儿有意识地通过特定的学习活动来学习和掌握运动技能[①]。在运动技能学习中，内隐学习主要表现为幼儿在运动中自动化地按照特定的顺序和力度来活动肌肉，使得技能变得轻松而自然[②]。通过这两种学习方式，幼儿能够全面提升运动技能。在策划体育活动时，必须深刻考虑外部环境对幼儿心理的潜在影响。一个精心设计的运动环境，如采用明亮的色彩和富有趣味性的运动设施，具备潜在的能够提升幼儿兴奋感的潜力。这种积极的刺激有助于激发幼儿在运

---

① 闫静. 内隐/外显协同学习模式与英语教学［D］. 三峡大学，2012.

② 王瑶. 儿童内隐学习与运动技能的获得［J］. 南京体育学院学报（社会科学版），2003，17（3）：125-126.

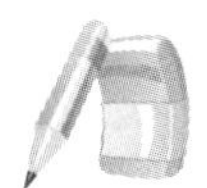

动中更为积极主动地学习技能，这种影响不仅仅局限于心理层面，更扩展至他们的行为表现。

3. 创编的社会学依据

人是社会成员，在群体行为中具有利他性、顺从性、依赖性和自觉等特点[①]。体育活动对幼儿由自然人向社会人的转变起着促进作用，而幼儿园则是幼儿进行社会交往的一个重要场所。社会化是指个体与社会相互交往的复杂过程，尤其是幼儿在适应社会并学习社会规范的过程中所经历的阶段。参与体育活动为幼儿提供了扮演各种社会和学习角色的机会。在体育课上，幼儿积极参与集体和小组活动，建立与他人的紧密联系。通过与同伴相互交往，他们不仅学到了有效的社交技能，还遵守了体育活动的规则，同时在不同地位和角色下培养了一系列行为准则。体育活动对促进幼儿的社会性发展起到了积极的促进作用，因为它有助于培养幼儿的集体意识、体验社会化的角色、学会与他人合作、遵守规则，同时也培养和发展了竞争意识。在设计体育活动时，可以考虑引入角色扮演游戏，让幼儿体验社会中不同的身份，重点培养他们的集体观念、友好合作和竞争意识等方面的素养。

（三）创编幼儿体育活动的发展目标

我国小学和初中的体育课程在幼儿园的基础上进一步拓展，涵盖了更为丰富的内容。体育课程不仅包括基本的动作技能，还融入了多种有趣的游戏、球类运动、律动活动和简单的体操。在幼儿园阶段学到的运动技能和培养的身体素质为后续在学校体育课上学习更高级项目打下了坚实基础。这样的体育课程旨在全面促进幼儿身体素质的发展，培养他们对多样化运动形式的兴趣和能力，为未来的运动健康打下坚实的基础。

① 王鹏. 社会性课堂学习环境融入双语教学的研究［J］. 新疆教育学院学报，2014（4）：16-18.

因此，幼儿园体育活动要以运动参与、运动技能、身心健康和社会适应性为核心的全面发展目标为指导，在此基础上，创新出一种新的幼儿运动学习模式，并对其进行系统的研究，这有利于与幼儿下一阶段体育课程的学习进行衔接。在设计幼儿园的体育课程时，应当注重与小学阶段的差异，确保活动形式富有趣味性，避免使体育课堂呈现出小学阶段的特质。

1. 运动参与

培养幼儿对运动的兴趣和养成良好的体育习惯，对于激发他们学习和参与体育活动的积极性至关重要。鉴于幼儿天生具有强烈的好奇心，他们特别喜欢模仿新奇、富有趣味的形象和声音。因此，采用自然、简单易学、充满童趣的动作，并在色彩丰富的运动环境中进行活动，将更有助于激发幼儿对体育活动的浓厚兴趣。这样的设计可以使孩子们在运动中表现出一种积极的态度和行为，为他们将来参加运动打下良好的心理基础，还能够更科学地促进他们的身体发育和运动能力的提高。体育活动的内容应该与幼儿各个年龄阶段的生理、心理特征以及各种运动技能的发展规律相一致，让幼儿在很小的时候，就能够培养出自己的运动兴趣和习惯，并能够以科学的方式参加体育活动，这有利于幼儿的身心全面发展。

2. 运动技能

通过对运动技巧的学习和运用，幼儿能够获取基础的运动知识，掌握安全参与体育游戏的技能，为进入小学阶段的体育学习奠定良好基础。运动技能不仅仅是体育能力的基石，同时对动作创新、模仿创新和审美创新都具有重要意义。随着幼儿掌握的运动技能增多，他们的创新潜力也更容易得以发挥。以拍球活动为例，通过这一活动，幼儿不仅可以熟练掌握拍球的基本运动技巧，还能通过参与各种球类活动、模仿和参与

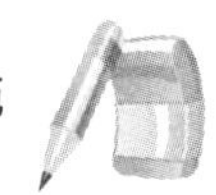

比赛，创造更富有创意的拍球动作和游戏方式。这样的参与不仅提高了他们的运动素养，还有助于身体素质的全面发展。这一过程不仅有益于培养他们的协调性和运动技能，同时也培养了创造性思维和团队协作的能力，为他们未来的学习和发展提供了有益的支持。

3. 身体健康

创编幼儿体育活动要全面发展幼儿的基本体能，如力量、速度、灵敏、平衡等素质可以协调发展；促使走、跑、跳、投、攀等动作技能达到《指南》规定的标准；养成良好的体态；培养正确的运动姿势。同时，创编的体育活动要能够提高幼儿对健康的关注，对营养、环境、生活习惯等方面具有初步认知，了解不良习惯对人体健康的影响；在体育活动中，逐渐发展幼儿对自然环境的适应性，如培养他们对冷热、阳光、温度变化的适应性。

4. 心理健康

在一个充满友爱、公正和融洽的运动氛围中，幼儿能够深刻体验到团结协作所带来的温暖和欣悦的情感。通过参与体育活动等方式，他们可以学会如何通过运动来调节情绪。当他们遇到挫折和困难时，他们会变得更加坚强，及时调整自己的不良情绪；当他们克服困难取得进步和成功时，能建立起一种自信心和自尊心。同时，这些经历还激发了他们的创新精神和能力，培养他们积极乐观的人生态度。

5. 社会适应

在幼儿一同参与体育活动的时候，通过一系列规则和游戏规定，可以促进幼儿之间友好相处，培养协作精神。在这些活动中，幼儿需要学会相互尊重，关心并支持彼此。同时，在比赛中恪守规则，保持秩序，激发勇敢、坚强和毅力的品质。设计富有趣味性的体育活动不仅可以让

幼儿欢乐玩耍，还有助于传承民族文化传统，激发对祖国的热爱，培养团结集体的意识，以及勇于创新的态度。在这个过程中，幼儿不仅要努力进取，更要注重培养良好的礼貌和品德。这样的体育活动既有助于幼儿身体素质的提升，也为他们的全面发展提供了积极的引导。

二、幼儿动作发展体育活动的创编步骤

幼儿体育活动，不论是在室内还是户外，通常以基本动作、体操和器械运动为基础。通过融入教育元素，例如，情感教育、德育和智育，形成多样化的活动。这些活动涵盖明确的参与对象和目的、精心设计的动作和方式、规则的明确定义，以及成文制图等复杂步骤。体育活动的设计通常遵循的基本步骤和方法如下所示。

（一）明确学习对象和目的

在规划体育活动时，首要考虑幼儿的年龄、体能水平以及身体素质特征。对于幼儿这一年龄阶段，需特别关注身心健康全面发展，并重点关注动作技能的提升。在明确了体育活动学习对象和目的后，可以有针对性地构建科学高效的体育活动结构。

在制定体育活动的过程中，要根据幼儿的年龄性别、体质状况、运动基础，结合体育教学的目标，将体育活动转变成游戏的形式。例如，“小兔子采蘑菇”与“小空降兵”都是跳跃动作，但在活动目的与学习对象上却有着显著的区别。“小兔子采蘑菇”游戏旨在培养 3 岁幼儿双脚跳跃的协调能力，通过有趣的活动帮助他们发展运动技能；“小空降兵”游戏则专注于提升 6 岁儿童从高处跃下并在空中执行多样化动作的能力，涵盖旋转、奔跑和跳跃等复杂的运动组合，旨在促进他们的身体协调和运动技能发展。在体育教学中，应依据幼儿的年龄特征，结合其运动能力的实际情况，制定不同的体育教学步骤。

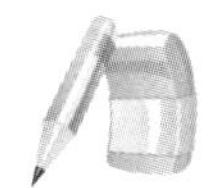

（二）设计动作和活动组织方式

设计体育活动的关键在于精心策划动作和组织方式。一旦明确学习目标，就可以基于这些目标来规划游戏动作。同时，通过巧妙设计活动的组织方式和情节，有机融入道德、智力和审美等教育元素。或是直接根据道德、智力和审美的教育目标来精心设计动作和组织游戏活动。例如，在设计动作时，可以巧妙融合智育元素，以促进幼儿创造性思维的发展；或者，可以首先设定发展幼儿创造性思维的智育目标，然后再巧妙设计相应的体育游戏。这样的设计不仅有助于培养幼儿的运动技能，还能促进其道德、智力和审美能力的综合发展。在设计体育活动的动作和组织方式时，应根据幼儿的身心发展特点、身体素质情况、兴趣爱好，以及幼儿园体育教学目标，如促进基本动作技能和综合运动技能的发展、提高身体素质、掌握自我保护的知识和能力等。

1. 设计动作

动作可以是简单的动作组合或者是复杂的、多结构的动作系统。主要由七类动作组成。

（1）发展基础运动能力的动作。例如走、跑、跳、投、攀、爬、钻、踢等基本动作和发展身体耐力、速度、灵敏、平衡等素质。

（2）球类、体操类等运动项目的简单动作技术。例如，球类的传球、拍球、踢定位球、抛球、滚球、双手胸前推传球、头上挥掷球等；体操类的屈、伸、绕、振、环转、蹲、撑、摆动等。

（3）游戏和舞蹈特有的动作技巧。例如滚动、滚翻、劈叉、举腿、旋转等。

（4）模拟动作。例如模拟乌龟爬、兔子跳等。

（5）生活动作。例如推小车、挑担、过桥等。

（6）借助器械的运动。例如骑竹马、跳竹竿、击鼓传花等。

（7）传统游戏。例如跳房子、捉迷藏、老鹰捉小鸡等。

体育活动的动作系统可以展现出丰富的多样性，各种动作虽然都具有独特的结构，但它们也具有一定的共性，这就使得体育活动的动作可以进行多样化的排列组合。举例说明：走、跑、跳、投等被认为是基本动作，它们构成了许多运动的基础。通过结合运动器械、玩具或环境，可以创造出各种富有创意的运动游戏，从而为幼儿提供更加多元化和趣味化的运动体验。以篮球为例，篮球领域的基本技术不断演变，包括前脚走、轻盈地着地步伐、迅捷的步伐以及半蹲走等。通过融合手臂动作、模仿动作和运动器械的运用，可以打造出更为丰富多彩的篮球运动游戏，提升幼儿的游戏体验。这种创新性的运动方式不仅提升了运动的趣味性，也促使幼儿更加积极参与体育活动。

通过调整动作的时间、频率和组合，结合不同年龄层的幼儿特质，可以设计出适合不同年龄段幼儿的运动游戏。比如，在实施障碍跑游戏时，可以巧妙地调整障碍的高低、宽窄和间隔，促使幼儿能够从简单的障碍逐渐挑战更具难度的障碍。这种渐进式的设计有助于幼儿逐步适应运动的要求和强度，循序渐进地提升他们的身体素质和体能水平。通过合理的游戏设计，能够更加科学地引导幼儿参与运动，促进他们动作技能和身体素质的发展。

2. 活动组织方式

体育活动的组织形式主要涵盖体育运动或游戏中的活动形态以及相应的训练模式。组织活动的内容包括游戏队形、分队、角色分配、组织教学与指导。通过分队和分配角色的方式，不仅能提高体育活动的组织效率，还能养成幼儿在团体中的协作意识，培养他们的领导才能和团队精神。这种组织方式，有助于创造积极向上的体育教育氛围，为幼儿的全面发展提供平台和条件。例如，幼儿园的“人、枪、虎”体育游戏就包含了队形变化、分队和分配角色活动的组织过程，使运动游戏丰富多

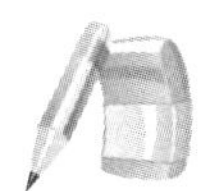

彩、生动活泼。在组织体育活动时，通过巧妙设计多样化的游戏情节和赋予参与者不同的角色，可以使整个游戏体验更为丰富有趣。这种方法不仅能够激发幼儿对运动的浓厚兴趣，还为他们提供了探索不同社会角色的机会，促使其在活动中获得更广泛的体验和认知。

（三）制定规则和确定活动名称

规则的制定旨在引导儿童遵循秩序和比赛规则，培养良好的行为习惯，提升竞争意识，确保每位幼儿都能通过体育活动获得收益。同时，规则的存在有助于保障体育活动的顺利进行，平衡学生的运动负担，促使他们的动作技能和身体素质可以全面发展。规则的制定旨在创造一个公正、有序的环境，为每一位幼儿提供充实而有益的运动体验。

在确定活动的名字时，应该使用能够将运动项目的动作、活动形式、情节或主题等形象地表现出来的方式，这样才能使儿童更容易记住。按游戏的动作及组织形式来命名的游戏，如“圆圈接力跑”（练习跑步动作）、“小火车钻山洞”（练习侧身钻动作）等；以游戏题材、情节或主题命名的游戏，如“小小投弹手”（练习投掷动作）、“运西瓜”（练习传球动作）、“翻越最高峰”（练习攀登动作）等。

（四）编写注意事项

要说明体育活动对于各个年龄层幼儿、不同活动场地、不同季节的适用性，比如是 3～4 岁幼儿还是 5～6 岁幼儿、在室内还是户外、夏季还是冬季等。还有在参与体育活动时，确保幼儿的安全至关重要。

（五）检验修订

根据教学活动的性质、目标以及内容的特点，必须在各个阶段精心策划体育活动，并设计适应幼儿体力状况的教学内容。为此，我们可在幼儿精力和体力较为充沛的时间段有序安排学习难度较高的活动，优先进行培养灵敏性、协调性、速度和平衡感的活动种类。随后，可逐渐引入力量和耐力方面的内容，将运动负荷较大的内容谨慎地安排在教学计划的中后期。在完成体育活动的创编后，必须进行可行性和效果的审查，经过修改和完善后最终定稿。

三、幼儿动作发展体育活动设计示例

体育活动方案的设计应遵循人体生理机能变化规律，内容和形式应丰富多样、灵活多变，交叉发展幼儿学会的各种体育技能，包括田赛能力（跳、投）、径赛能力（走、跑、攀、爬、钻）、体操能力、平衡能力等。尤其是要给幼儿提供进行自选器材、自由活动的机会和条件，引导他们利用同一器材或选用不同器材主动地、创造性地开展各种玩法，培养其体育创新能力，全面锻炼他们的身体。幼儿园体育活动教案的设计内容与范例（见表 5-1）。

掌握幼儿体育活动设计的基本步骤以后，可以变换表中的内容，在游戏中引入多种元素，使得游戏内容变得更有活力，更能引起孩子们的兴趣。

表 5-1　幼儿园体育活动教案设计要素

步骤	内容	教师活动	幼儿体育活动	举例
确定名称	根据主题情节、学习目标确定名称		学习“走、跑、跳”	例如“龟兔赛跑”
活动目标	1. 运动参与目标 2. 运动技能目标 3. 身体健康目标 4. 心理健康目标 5. 社会适应目标	按照学期、学年、教学周的教学计划制定各活动目标	1. 田赛技能 2. 径赛技能 3. 基本体操 4. 队形队列 5. 运动器械	跳、投、走、跑、攀、爬、钻等基本技能；手操、手指操等
活动准备	1. 教具准备 2. 环境创设 3. 教材搭配	根据活动目标准备		例如录音机、玩具、运动器械、运动场所布置等

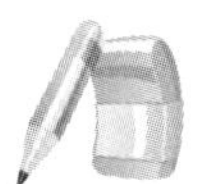

续表

步骤	内容	教师活动	幼儿体育活动	举例
重点难点	1. 重点 2. 难点	分析掌握运动技术的重点和难度并制定相应教学策略		例如“二人三足走”重点在于两人步调协调一致向前走，难度在于有节奏地保持身体平衡向前走
活动过程	准备部分（一般占总时间的10%～20%）	1. 准备活动 2. 复习旧课 3. 导入新课	1. 排队和队列队形练习；向幼儿说明学习内容；开展运动负荷小、有利于克服生理惰性的运动 2. 巩固和提高已学的各类运动技巧练习和游戏 3. 教师设计主题/场景引起幼儿活动兴趣	1. 例如简单的舞蹈、律动操等 2. 例如复习走步、跑步、操类等技术 3. 例如以生活、劳动、故事为体育活动的主题情景
	基本部分（一般占总时间的60%～80%）	1. 学习新课的运动技术，并进行身体素质练习 2. 拓展延伸	1. 新旧和难易内容相互搭配；一次体育活动课安排1～2项新活动内容 2. 开展模仿创新活动、竞赛创新活动的引导，配合幼儿的体育创新能力	1. 例如力量、耐力、柔韧、速度、灵敏等身体素质练习 2. 例如学会跳跃技巧后，引导幼儿模仿动作创新，变化为全蹲跳、蹲撑跳等各种跳法
	整理部分（一般占总时间的10%～20%）	放松运动	1. 降低幼儿兴奋性 2. 放松肢体 3. 教师小结评价 4. 整理器材	例如徒手放松练习；轻松的慢步走；低运动负荷的游戏等
场地画图	根据活动的运动设施布置、幼儿队列安排等内容画出简要的配图，一般包括场地、器材摆设、队形、动作或活动方式。画图方法主要有单线条法、符号法等			
活动建议	根据幼儿年龄班特点和教学目标制定活动建议，尤其是安全注意事项及其他方面问题的预防和解决办法			
注意事项	根据幼儿年龄班和体育活动项目的特点说明课程实施过程中需要注意的问题和预防事故的方法			

四、幼儿一日体育活动安排示例

（一）显性体育活动

在幼儿园一日生活中，显性体育活动占很大一部分，一般每天至少要有两个小时的时间，户外活动每天至少要有一个小时的时间。为确保幼儿每日能有充足的体育活动时间，应把幼儿一日的显性体育活动统筹设计制定幼儿体育活动时间表，设计分段活动目标，使幼儿园体育活动科学化、系统化、规范化，有利于培养幼儿参与体育活动的习惯。

（二）隐性体育活动

隐性体育活动是指把体育活动渗透到幼儿园一日生活里其他学习领域，在每日的生活小细节中开发、创造运动的元素。例如幼儿进行日光浴、空气浴和冷水浴过程中可以整合体育活动元素，在锻炼幼儿身体对外界环境适应能力的同时又可以提高幼儿的体质和抗病能力。教师应抓住细节指导幼儿在生活中开发运动潜能，即使是肢体下蹲、小肌肉群锻炼，日积月累都可以增加幼儿的日常能量消耗，激发幼儿建立终身体育锻炼的意识

五、开展幼儿体育活动的必备要素

（一）科学设置幼儿体育活动区域

幼儿体育活动通常都是在特定的环境下进行的，通过创设科学、合理的体育活动场所，可以有效激发幼儿的运动兴趣，使他们积极主动地参与其中。体育活动场所包括室内和户外环境。为了有效促进幼儿体育

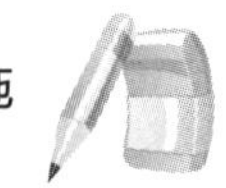

活动，建议在规划室内和室外运动场地时特别关注场地的地面。考虑幼儿在跳跃时的身体控制尚处于发展阶段，并且骨盆和脚趾正在发育，主张有条件的幼儿园优先选择具有科学设计的弹性好、平整且面积大的塑胶软地面。这种先进的地面铺设方案不仅能够提升运动环境的美观度，更因其适中的弹性和反弹力而带来诸多益处，首先，它有助于降低幼儿体力的消耗，创造更为宜人的运动体验。其次，这类地面能够适度吸收脚部冲击力，有效减轻运动对关节的冲击，从而降低了运动损伤的潜在风险。因此，这一选择更加有利于全面保护幼儿在运动中的安全。

幼儿园在规划和利用场地时，应充分考虑学校及其周边环境的特点，精心设计并巧妙配置空地。在布置场地和使用器材时，需综合考虑体育教学的需要，促使教学活动顺利进行；同时，应确保为幼儿提供充足的活动空间；攀爬区、投掷区、综合区应与其他区域相结合，互为补充，为幼儿提供安全和适宜的运动环境。根据幼儿各项运动技术的熟练程度和运动发展的需求，将室内外的钻爬区、攀爬区、投掷区作为幼儿锻炼上肢的区域；跳跃区、走跑区，以及其他一些地方，用来进行腿部锻炼。以上运动区域的设计初衷是为了有针对性地锻炼局部肢体，然而在整体活动方面也需进行综合考虑。在综合区域设置大型运动器械，能够使幼儿实现上下肢的均衡锻炼，达到全面发展的目的。

（二）合理运用幼儿体育活动器材

在进行体育活动时，不论是在户外还是室内，应该综合考虑不同年龄阶段的幼儿兴趣、身体发育水平及体育课程的目标。为了更科学和高效地促进幼儿的全面发展，需要精心选择适宜的活动器材，以丰富幼儿的锻炼内容，助力其进行综合性的体育锻炼。这种有针对性的体育活动设计能够更好地满足幼儿个体差异，促进他们在运动中获得更全面、更有益的体验，为他们未来的身体健康奠定坚实的基础。针对各年龄段的幼儿，在体育活动设备方面存在差异，详细如下。

1. 小班

3～4 岁儿童的大脑皮质很容易被刺激，任何形象的、色彩鲜明的器械都会吸引他们的目光。小班的幼儿通常表现出一些特征，例如，他们的肌肉力量和耐力相对较差，运动协调能力尚未完全发展，短时间的运动就会感到疲乏。与此同时，他们安全意识和自保能力较弱。为了确保他们的安全，教师需要特别关注运动器材的选择。

在器材的使用过程中，为避免器械上的小挂件掉落，除及时加固这些挂件之外，教师应当为幼儿提供安全性高、操作简单、易于模仿且挂件柔软的运动材料。这样的支持和环境可以帮助幼儿发展平衡感、行走和奔跑的能力，并提高他们活动的安全性。

2. 中班

对于中班的幼儿来说，色彩鲜明、形象逼真的运动器材对他们的吸引力更大。中班幼儿的肌肉发育很快，他们的动作变得更加稳定和协调。他们的肌肉耐力、力量以及心肺机能都得到了改善。与此同时，他们在小班阶段习得了一定的自我保护知识与技能，学会了如何自我保护和注意安全。中班幼儿可以适应一些需要一定技巧的器材，这类器材有助于他们保持体育兴趣和提高运动能力。另外，这一阶段的幼儿无论是活动量还是活动时间都有所增加。

3. 大班

5～7 岁的幼儿的大脑变得更强大,他们可以更好地控制自己的行动。他们也开始学会保护自己并注意安全。同时，大班幼儿的动作变得更加敏捷、协调和准确。这个年龄段的孩子喜欢挑战，敢于去做那些困难而又令人兴奋的事情。所以，为了更好地提高他们的身体素质和发展动作技能，可以向他们提供一些有特殊技术要求的器材，来满足他们对体育

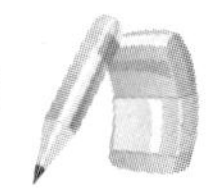

活动的需要。

教师可以将运动设备的多样性发挥出来，例如，跳绳这一运动器械有着丰富的使用方式，如做绳操、“斗智拉绳”竞赛等，这可以挑战智力和力量；呼啦圈不仅可以转动，还可以放在地上摆出各种有趣的图形，让孩子们进行钻越和跳跃的活动。只要改变思考方式，就能发现体育器材的无穷可能性。各幼儿园可结合自身条件，自行设计、制作简单的运动器械，创设丰富的运动条件。例如，用废旧的原料来做指挥棒也是可行的，让孩子们在团队合作中体验快乐；还可以用空饮料瓶灌入沙子做哑铃，锻炼他们的肌肉力量。这样，孩子们就能有更多的体育器械选择，也可以享受自己制作器械的乐趣。

（三）根据季节性科学组织与指导

人体的生理活动受到周围环境的深刻影响，而身体的调节系统有助于灵活适应环境的变化。在户外体育活动中，根据季节进行相应的调整对于维护身体健康至关重要。在冬季，可以通过进行跑步、跳跃、攀爬等活动来促进血液循环，增强耐寒能力。相应地，在夏季，为了避免过度剧烈运动，可选择在阴凉的区域进行平衡性锻炼等小运动，以保持体温平衡和避免中暑。根据实际情况科学调整体育活动，能够确保在不同季节中都能够享受到丰富多彩、有趣而又合理的运动。

（四）发展幼儿的体育创新能力

幼儿通过参与体育运动，不仅能够培养创新能力，还可以学习并掌握各种动作技能，为实现创新奠定坚实的基础。当幼儿掌握拍球运动技巧后，他们将不再局限于简单地练习，而能够以创造性的方式设计各种富有趣味的拍球游戏。教师在此过程中的正确引导对培养幼儿在体育方面的创新能力至关重要，而这种创新能力不仅局限于体育领域，还可以在其他学科中得到应用。为了促进幼儿体育创新能力的发展，每天给予他们一定的自主体育活动时间就显得尤为重要，使他们能够自由选择活动内容和玩伴。这样的体育自主性活动不仅有益于身体健康，还有助于培养综合素养，为他们未来的学习和发展奠定坚实基础。在充分发挥幼儿的主观能动性和创造性的前提下，要充分发挥幼儿的想象力、迁移能力和联想能力，并在创意活动中不断培养幼儿创新的兴趣、精神和自信。

在针对幼儿动作发展进行体育活动创编时，应注意以下事项：① 活动的趣味性，要尽量选择幼儿喜爱的活动或采取生动活泼的形式（如游戏），提高体育锻炼的效果；② 遵循由简单到复杂、由容易到困难的循序渐进的原则，让孩子们获得系统的基础运动知识，并熟练掌握相关的动作和技巧；③ 必须根据幼儿的年龄特点、体质情况以及场地、器械等条件，合理安排幼儿的活动量；④ 帮助幼儿保持正确的身体姿势有多种方法，其中包括进行基础动作训练、参与体育游戏以及进行简单的体操练习；⑤ 幼儿园的体育活动必须面向全体幼儿，但要注意根据每一个幼儿的实际情况，掌握好活动量，因材施教。

第三节　幼儿动作发展的运动营养与安全防护

一、幼儿动作发展的能量与营养素需求

幼儿正处于发育阶段，身体的代谢比成年人要活跃得多，需要的营养也要多得多。营养是维持正常生理和健康的最根本的物质，营养摄入不均衡不但会严重影响幼儿的健康水平，还会对其心理、行为的发育产生不良影响，营养不良和营养过剩的幼儿常有性格、社会交往、适应能力障碍、语言发育迟缓等问题。

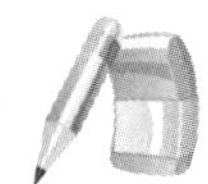

（一）总能量需求

1. 基础代谢

幼儿的身体代谢速度非常快，比成人要高。他们的身体需要更多的能量来满足生长和发育的需求。基础代谢是指身体维持正常运转所需的最基本能量消耗。幼儿的基础代谢能量约占总能量需求的 60%，这意味着他们静静地坐着时也会消耗相当多的能量。具体来说，6 岁的幼儿平均每天基础代谢消耗大约是 45 kcal/kg。随着年龄增长，到 12 岁之后，他们的基础代谢消耗会逐渐接近成年人的水平。此外，不同器官消耗能量的比例也会随年龄变化而变化。在幼儿时期，大脑代谢在基础代谢中的比例高达三分之一，而成年人则约为四分之一。这是因为幼儿的大脑发育迅速，需要更多的能量来支持学习和认知能力的发展。此外，肌肉也是一个能量消耗的重要部分。在幼儿期，肌肉代谢消耗的能量约占总消耗能量的 8%，这是因为幼儿的肌肉需要较多的能量来支持他们活泼的动作和成长[①]。

2. 体力活动

幼儿学会走、跑、跳后，他们的能量消耗因个体差异而不同。一般来说，活动较多的幼儿会比处于安静状态的幼儿消耗的能量多，这是因为他们经常处于身体活动的状态。因此，幼儿进行一定的体力活动可以有效保持身体能量的平衡，如果幼儿运动不够，体内的能量就会积累，容易导致肥胖问题。

3. 生长所需

幼儿因为生长发育所需也会自然而然地消耗一定的能量，大概每日

① 任绮，高立，陈健文. 学前儿童体育与健康［M］. 北京：清华大学出版社，2012：170.

每千克体重就会消耗掉 5 kcal 的能量。

4. 食物的生热效应

幼儿的消化系统还没有完全成熟，所以他们应该多食用容易消化的软烂细碎食物。消化食物时，身体会产生一定的热量，称为生热效应，大约占总能量的 5%到 6%。

5. 排泄的消耗

一般来说，幼儿每天所摄入的食物不会被身体完全消化和吸收，这些没有被消化吸收的部分会被排泄掉，这一消耗大约占总能量的 10%。

根据中国营养学会的建议，幼儿每天应该摄取适量的热量。对于 1～3 岁的幼儿，每公斤体重需要约 100 cal 的能量，4～6 岁的幼儿每公斤体重需要约 90 cal 的能量[①]。如果幼儿能量摄入不足，可能会出现营养不良，严重时还会导致发育迟缓；如果摄入的能量过多而不能被消耗掉或排泄出，则会出现体重过重，导致肥胖。所以，为幼儿提供适当的能量非常重要。

（二）营养素的需求

1. 供能营养素

2 岁以上学龄前儿童每天每公斤体重所需的三种主要营养素是：10 g 碳水化合物，4 g 脂肪，2～4 g 蛋白质。幼儿的饮食应营养均衡，碳水化合物、脂肪、蛋白质等营养素的比例要适当，即碳水化合物为 55%～65%，脂肪为 25%～35%，蛋白质为 15%[②]。

---

① 任绮，高立，陈健文. 学前儿童体育与健康［M］. 北京：清华大学出版社，2012：170.

② 任绮，高立，陈健文. 学前儿童体育与健康［M］. 北京：清华大学出版社，2012：171.

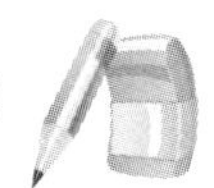

2. 非供能营养素

《中国居民膳食指南》对人体所需的维生素、矿物质作了详细说明。通常情况下，儿童对维生素、矿物质的需要，只要有丰富的营养，就能得到充分的满足，不需要额外的补充。学龄前孩子每天的需水量是以体重为标准计算的，1 岁的时候是 150 mL/kg，随着年龄的增长就应减去一定的水量，即每长大 3 岁就要减去 25 mL。

二、幼儿膳食的合理配置和饮食卫生

幼儿时期，孩子们的身体会快速发育，尤其是头围大小会与成人接近，牙齿开始变化，随着乳牙的脱落第一颗恒牙出现，身体和躯干逐渐变长。他们的身体消化能力比较好，代谢很快，所以他们需要更多的营养，尤其是蛋白质、水和能量，以及钙、铁和维生素等。因此，应为幼儿提供包含这些营养物质的多样化的食物，这有助于他们健康成长。《中国居民膳食指南（2022 年）》特别为学龄前儿童提供了膳食指南[①]，可以参考。

（一）学龄前儿童膳食指南

无论是家庭还是幼儿园或是其他托幼机构，都应按照膳食指南的要求，尽可能地为幼儿提供营养丰富的食物，并合理采用烹调方式，确保幼儿可以规律就餐，还要避免幼儿摄入盐分过高、糖分过高、脂肪过高的食物和饮品。同时，要通过多种方式培养幼儿自主进食的良好习惯，如自己使用餐具、不偏食不挑食、主动饮水等。家庭或幼儿园可以引导幼儿积极参与到食品或饮料的挑选和制作过程中，进一步增强他们对食

① 中国营养学会. 中国居民膳食指南（2022）[M]. 北京：人民卫生出版社，2022：247.

物的兴趣，提高对食物的喜爱度。除此之外，要保证幼儿生活规律，有充足的睡眠以及能够进行足量的体育活动，通过户外活动来减少他们久坐和视屏的时间，还要定期测评他们的体质健康，并根据结果采取相应的干预措施。

1. 学龄前儿童的合理膳食及餐次安排

幼儿的膳食要营养均衡，食物结构应多样化，一般建议幼儿每天所摄入的食物种类应在 12 种以上，每周应在 25 种以上，其中不包括调味品，如食用油、糖、醋、生抽、老抽等。

按照食物大类建议如下。

（1）谷类、薯类及杂豆类食物：每日至少 3 种，每周至少 5 种。

（2）蔬菜、菌藻及水果类食物：每日至少 4 种，每周至少 10 种。

（3）鱼、蛋、畜肉及禽肉类食物：每日至少 3 种，每周至少 5 种。

（4）奶、大豆及坚果类食物：每日至少 2 种，每周至少 5 种。

按照餐次建议：早餐 4～5 种；午餐 5～6 种；晚餐 4～5 种；加餐 1～2 种。

为了保证幼儿的食物多样化和营养均衡，可以采用如下方法。

（1）增加食物的种类，减少每种食物的分量。

（2）所烹调的食物由全家人共享。

（3）不要总食用相同的食物，应同类食物交替食用。

（4）保证荤素搭配食用。

（5）保证幼儿食用应季食物。

（6）要经常变换烹调方式。

膳食安排：每天都要安排给学前儿童早、中、晚的三顿主餐，外加两顿额外的膳食，即三餐两点。两餐的时间间隔为 4～5 个小时，加餐和主餐的时间为 1.5～2 个小时，上、下午各加一次，如果晚上吃的时间比较早，可以在睡觉前两个小时再加一次。加餐主要是奶类和水果，再加

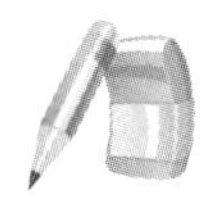

上一些柔软的糕点，避免食用油炸食品、膨化食品、甜点和饮品等热量较高的食物。

2. 培养专注进食和自主进食

在孩子们的健康成长过程中，培养他们的专注吃饭和自主吃饭的能力是非常重要的。因为他们的注意力不容易被集中，容易受到周围环境的干扰，比如常常在吃饭的时候看动画片、玩玩具，这些就会削弱他们对食物的注意力，从而影响到孩子们的进食量以及对食物的消化吸收。应鼓励学龄前儿童自主进食和训练用筷技能，这有利于增加儿童进食兴趣和培养自信心及独立能力，促进儿童手部精细动作及运动协调功能发育。学龄前的孩子应该学会使用汤匙、筷子、杯子、碗等餐具，在3～4岁的时候应该学会用汤匙进食，在4～5岁的时候应该学会用筷子进食。

进餐时应注意：① 尽量定时定位就餐；② 避免进餐同时有其他活动；③ 吃饭细嚼慢咽，但不拖延，在30 min内完成；④ 让儿童自己使用筷子、匙进食。为儿童示范和辅导正确使用筷子，提供适宜的儿童专用餐具，积极引导儿童自己进食，并注意儿童饮食行为和就餐礼仪的培养。

3. 避免挑食、偏食及过量进食

因为在学龄早期，孩子们还没有形成自己的自主性，他们会对食物显示出自己的不同的兴趣和偏好，从而导致他们暂时的偏食和挑食，这个时候就需要及时、适时地对他们进行引导和纠正。① 容许儿童自主选择食物。采用丰富多样的食物来吸引儿童的注意力，通过经常变换食物种类来刺激他们的感官，促使他们可以接受和习惯不同食物的味道，有效避免儿童会对某些食物格外偏爱，以免形成挑食、偏食。② 父母要树立榜样。在家中，大人们的饮食行为会对孩子产生潜在的影响，因此，父母应该和孩子一同用餐，给他们树立榜样，通过言传身教，让他们养

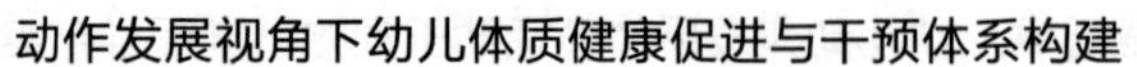

成良好的饮食习惯。③ 鼓励儿童选择多种多样的食物，及时纠正儿童挑食、偏食或过量进食的不健康饮食行为。如果孩子们不爱吃的食物，可以采取以下几种方式来改进：鼓励孩子们多试几次，并及时给予表扬；改变烹调方式；改变食物的形状和质地；改变食物的分量；更换盛食物的容器。注意不能把吃东西当作奖惩的手段，不能强迫或诱导孩子吃东西。④ 家长和幼儿教师为儿童提供定时定位的进餐制度和整洁温馨的进餐环境。了解儿童每日各类食物的需要量，通过增加儿童身体活动量来增进食欲，同时避免儿童过度进食，让儿童养成专注进餐、自主进食和适量进食的健康饮食行为。

4. 培养饮奶习惯、首选白水、控制含糖饮料

牛奶和牛奶制品是最好的钙质食品。为了补充所需的钙质，建议孩子每日喝 300～500 毫升牛奶或等量的奶制品。推荐选择液态奶、酸奶、奶酪等无添加糖的奶制品，限制乳饮料、奶油摄入。父母应该给孩子树立一个经常喝牛奶的榜样，鼓励并监督孩子每天喝牛奶，从小就培养孩子每天喝牛奶的良好习惯。

乳糖不耐受或继发乳糖不耐受的儿童，在空腹饮奶后可能会引起肠胃的不适，比如腹胀、腹泻、腹痛等，可以采用如下的方法来解决：① 在喝奶之前或在喝奶的时候，要吃一些诸如主食之类的固体食物；② 要少量多次地喝奶；③ 可以选择酸奶；④ 选择不含乳糖的牛奶，或在喝牛奶的时候添加乳糖酶。

5. 合理选择零食

幼儿除了每天的三顿正餐及正常饮水之外，通常还会食用一些食品和饮料，这些就是通常所说的零食。对于学龄前孩子来说，选择零食是一种很好的营养补充，但要注意为避免影响正餐，零食摄入不能过多，应采取与加餐相结合的方式，最好安排在两次正餐之间。另外，食用零食应与正

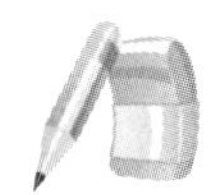

餐要求相同，即食用前洗手、食用后漱口，还要避免在睡前食用零食。

选择零食应注意以下几个方面：① 选择那些营养价值较高的零食，如水果、奶制品、坚果，对高盐、高糖、高脂肪以及含有反式脂肪酸的零食说“不”，如膨化食品、甜点、油炸食品；③ 不饮用或减少饮用含糖饮品；④ 必须是新鲜、卫生、易消化的食品；⑤ 要重视孩子的饮食卫生。尽量不要吃整颗的豆类，也不要吃大粒的坚果，以免引起呼吸道堵塞，可以把坚果和豆类的食物磨成粉或者打成糊状。

6. 从小培养淡口味

培养学龄前儿童淡口味，减少对高盐、高糖、高脂食物的摄入，有助于形成一生健康的饮食行为。WHO 建议，儿童应减少钠摄入量，以预防和控制血压。从小引导儿童避免吃得过咸，对其淡口味的培养至关重要。建议学龄前儿童每日食盐摄入量：2～3 岁儿童＜2 g，4～5 岁儿童＜3 g。在为儿童制作食物时，除了要避免高盐，还要注意酱油、蚝油、酱料这类含盐较高的调味品。一些儿童喜爱的加工肉制品、膨化食品、饼干等也会含有一定的盐分，要注意控制这些食品的食用。此外，如果儿童膳食中使用味精或鸡精，不仅增加钠的摄入量，还会影响儿童对天然食物本味的体验和喜爱，应尽量避免。

在学龄前儿童的饮食烹调上，建议采用蒸、煮、炖、煨等烹调方法，尽可能少使用油炸、烧烤、煎等方法。要把食品切成小片，然后慢慢地煮熟，使孩子容易咀嚼和吞咽，并容易消化，尤其要把骨头、刺、核等全部去掉；黄豆、花生等坚果类食品，要将其碾碎，做成糨糊等状食用。要选择清淡的味道，不要太咸，太油腻，太辛辣，尽量减少或不使用含有添加剂的调味品，如味精、色素、糖精等。摄入过多的钠，会增加患高血压和心脏病的危险。在给孩子们烹饪食物的时候，要控制盐分的摄入，尽量不要选择含盐量高的咸菜或调料，可以选择一些天然或者新鲜的香料来调味，或选择一些新鲜的果蔬汁来调味。

7. 培养认知食物与喜爱食物

学龄前儿童已具备一定的生活自理能力，其自主性、好奇心快速发展，学习能力和模仿能力明显增强，这一时期是培养健康饮食行为和建立基本营养健康意识的重要阶段。① 应尽可能为儿童创造更多认识和感受食物的机会，使幼儿能接触到食物，了解食物的形状、质地、颜色、气味和味道等，帮助其接受新食物。也可组织儿童参与各种参观体验活动，如去农田认识农作物，观察家里和幼儿园内种植的蔬菜、水果的生长过程，聆听关于蔬菜和水果的营养故事，让儿童对蔬菜水果产生浓厚的兴趣，进而提升食欲。② 在选择和制作食物时邀请儿童一同参与，激发他们对食物的创作欲，进一步增强其对食物的喜爱程度，提高儿童就餐的积极性，促进食欲。③ 建议家长和儿童一起选购食物，帮助儿童辨识蔬果，尝试让儿童自主挑选蔬菜和水果，让儿童参与家庭食物的制作，参与力所能及的食物加工活动，如择菜等，让儿童体会其中乐趣，获得自信和成就感，增进亲子关系。

8. 鼓励进行身体活动

学龄前儿童身体活动不足和久坐时间过长会导致儿童超重肥胖，并增加青少年期和成年期慢性病的发生风险。户外运动不仅能给儿童带来快乐的体验，还能促进孩子的身体、运动、认知、社会、情感等方面的发展。同时，户外运动有利于维生素 D 的合成，进而促进儿童骨骼的正常发育，还可以有效预防孩子近视。建议学龄前儿童每日体力活动总时间为 180 分钟，每日户外活动最少 120 分钟，中度及以上强度的体力活动累积时间不少于 60 分钟。

学龄前儿童的运动主要包括日常活动、游戏及体育运动。应鼓励儿童积极玩游戏，全天处于活跃状态，建议每天结合日常生活多做运动如公园玩耍、散步、爬楼梯、收拾玩具等；可以选择一些强度较高的运动，

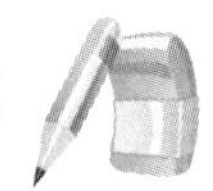

比如骑小自行车、轮滑、跳绳、快跑、游泳等，还可以选择伸展运动、攀架、健身球等。家庭和托幼机构应定期组织运动会或亲子游戏，为儿童提供丰富多样的户外体育活动机会，激发他们对体育运动的热情，养成自觉运动的良好习惯。

9. 限制久坐行为和视屏活动

久坐是指除了睡觉之外，以坐或卧姿为主的低能耗的体力活动。视屏时间是指使用电子媒体设备的时间。学龄前儿童久坐时间和视屏时间过长均对健康产生不利影响。因此，在学龄前儿童的日常生活中，应该尽可能地减少久坐和视屏的时间，每次久坐和每天累计视屏时间最好不要超过 1 个小时。父母应为孩子起到表率作用，多活动身体，少久坐，少看电子屏幕。

10. 定期体格测量

学龄前儿童生长发育速率较快，定期测量身高、体重等体格指标能够及时了解学龄前儿童生长发育水平的动态变化，判断其营养状况，并根据儿童体格指标变化及时进行膳食和运动指导。建议学龄前儿童每半年测量 次身高和体重。

幼儿的动作发展和干预需要有良好的膳食营养作为依托，因此，学龄前儿童的膳食指南可以提供帮助。

（二）幼儿运动营养原则

幼儿在进行体育活动时，只有保证膳食营养才能为运动提供能量。营养对于运动效果非常重要，因为运动会消耗能量，所以要通过适当的饮食来补充消耗的能量①。当幼儿运动时，他们的身体会发生一系列变化，如大脑神经活动增加→激素分泌增强→新陈代谢加快→能量消耗增加；

---

① 樊娜娜. 浅析体育锻炼、营养与健康［J］. 科技信息，2009（9）：124，112.

为了提供足够的能量，身体就会分解糖类和脂肪；同时，蛋白质代谢加快，维生素和矿物质也得以更多利用，这些变化使得幼儿的身体对营养需求增加。如果幼儿没有获得足够的营养摄入，他们的身体就会出现不足的状态，长期下去，会对健康造成不良影响，可能导致幼儿的生理功能和运动能力下降，出现疲劳、乏力甚至疾病。因此，对于幼儿来说，重要的是保证他们日常饮食中各种营养素的摄入。一般情况下，正常饮食即可满足需求，但如果幼儿运动量较大，特别是剧烈运动时，就需要额外关注蛋白质、无机盐和水分的摄入，以及户外运动时的钙补充。这样，可以确保幼儿获得足够的营养，促进他们的身体健康和运动能力提升。具体需要关注的问题如下。

1. 运动与食量

运动会让幼儿消耗更多的能量，他们可能会不知不觉地吃得更多来补充能量。要保持能量平衡，可以简单地做两件事情：一是保持规律的运动时间和适量的运动量；二是选择有营养但脂肪较少的食物。只有这样，才能满足他们的能量需求，同时避免出现肥胖问题。

2. 运动中的体温调控

幼儿的体温通常会比成人高一些，这是因为幼儿出汗慢，皮肤不能很好地散热，而且他们在同样的运动强度下会产生更多的热量。即使他们喝水频率较高，也比成人更容易中暑。同时，幼儿在运动时通常不太注意喝水。因此，在幼儿进行体育活动时应在间歇时间提醒他们饮水，采取多次少量的方式，这既可以防止中暑，又能有效避免因一次性喝太多水而引起的胃肠不适。

3. 不同运动项目的合理营养与平衡膳食

幼儿的食物选择非常重要，因为他们需要丰富的营养来支持他们的

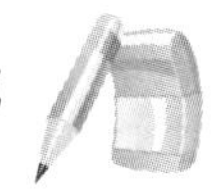

成长和发育。然而，也要注意不给他们过多的能量摄入。当前，幼儿的日常活动内容较为丰富，有些甚至在接受专业训练，比如舞蹈、滑板、游泳和网球等。为了满足他们的需求，要根据他们的活动强度和个人口味，选择适当的食物，并且要记住，每个幼儿都是独特的，没有一种通用的饮食方案适用于所有幼儿。因此，我们应该参考膳食指南，根据每个幼儿的情况来具体规划饮食，并控制摄入的食物量，这样可以确保他们获得所需的营养，既能保持身体健康，又能提高运动能力。

三、幼儿动作发展的安全防护

确保幼儿在运动中安全是十分重要的。在开始运动之前，务必要做好准备工作。在运动过程中，要提醒幼儿一些注意事项，以保证他们的健康和避免受伤。

（一）幼儿科学运动实施遵循的原则

人体肌肉通常可分为小肌肉群和大肌肉群两种。对于幼儿来说，小肌肉群的运动主要涉及手指的动作、眼手协调，例如手指伸展和使用筷子的技艺，而大肌肉群的动作则包括行走、奔跑、跳跃、投掷、攀爬和举重等整体运动。在幼儿体育中，应着重关注大肌肉群的活动，但幼儿运动的正确性主要体现在小肌肉群的运动能力上，其中包括速度和精确性。对于幼儿来说，他们更喜欢参与的体育游戏就是大肌肉群的活动。为确保幼儿安全并实现科学运动，应遵循全面发展、由易到难、连贯性、保护性、量力而行等原则。

（二）幼儿动作发展的运动安全

幼儿喜欢进行室内和户外的体育活动。但有时候他们会意外摔倒或被物体击中，导致身体受伤，这是因为他们还不太懂得如何保护自己。

为了确保他们的安全，教师在组织相关体育活动时应采用简单易懂的语言向幼儿讲述安全小知识和自我保护小技巧，从小培养他们的安全意识。

1. 运动场地及体育器械的安全管理

（1）定期检查

幼儿因为进行的户外体育活动较多，为保证他们的运动安全，教师及保育人员应对运动场地、运动器材、游戏玩具进行定期检查，一旦发现问题，如大型运动器械倾斜、铁钉暴露、木头腐烂等，需要及时修理或更换。无法立即解决的损坏要进行警示或封存。此外，还要定期清理活动场地，确保没有碎石子等杂物。家长放学后带孩子在幼儿园外玩耍时，应注意运动器械的相关安全标志引导，严格按照安全的使用方法来进行活动。教师在区域活动时要提醒幼儿遵守游戏规则，并承担监督责任，确保他们的安全。这些措施，可以为幼儿营造安全的运动环境，让幼儿在快乐中健康成长。

（2）运动前检查

班级教师在组织幼儿进行体育活动时应对室内外的活动场地及器材进行严格检查，确保体育活动的安全性。如果发现问题，比如器械上的螺丝松动或场地的不平整，应该及时报告并修理，如果来不及修理则应更换场地或器材，这样可以确保孩子们在安全的环境中进行体育活动。

（3）运动后整理

体育活动结束后，老师要及时整理器械，清理地面，这样可以确保下次活动的安全。

2. 幼儿运动中的安全

（1）教师安全教育与保护

教幼儿体育要言简意赅。当示范动作、器材使用和规则时，要直接清晰地展示，并帮助他们理解和掌握安全技巧。由于幼儿的身体正在成

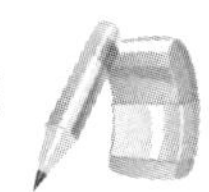

长，他们在运动方面可能会遇到一些困难，例如他们的运动感知能力较差、动作协调性不够好、反应速度较慢、平衡能力也较弱。此外，幼儿喜欢活动，但他们的认知能力有限，缺乏运动经验，对安全意识的掌握也相对较弱。因此，作为幼儿教师，需要逐步培养幼儿的安全意识和良好行为习惯。教师应帮助他们逐渐了解身体的主要器官及其作用，以及体育活动的规范和器材的正确使用方法。同时，要向他们清晰地说明哪些动作是不安全的以及可能导致的后果。当幼儿进行危险动作时，要及时引导、教育和保护他们的安全。此外，也要注重将体育活动有机地融入幼儿的日常生活中。

为了保证幼儿健康成长，需要经常参与体育运动，并保持持续性，这样有助于孩子适应不同的活动，并提高身体各器官的功能。特别是在培养孩子身体素质方面，需要在日常生活中合理安排体育运动，这样效果更好。经常运动和练习可以让孩子的动作变得更熟练，并提高技能水平。因为孩子喜欢活动，所以每天都应该安排一些适合他们的身体运动，让他们感到开心、活泼和精力充沛，这对心理健康也很有好处。此外，还需要注意体动平衡，避免过度疲劳。为了确保孩子的身心健康，应该在比较静态的活动之后，特别是智力活动之后，安排一些体育活动，让孩子的生活有规律和节奏感。

（2）幼儿体育活动的自我保护

自我保护能力是一种重要的技能，可以帮助我们在社会中保护自己。对于幼儿来说，自我保护能力是他们独立生活的保障。当幼儿参与体育活动时，自我保护尤为重要。通过教师的安全教育和帮助，幼儿可以培养自我保护的意识和行为；同时，幼儿也要亲自参加体育活动，学习正确的运动方法和经验[①]。比如，在使用运动器材时，要避免争抢；针对不同的体育运动选择不同的体育器材；运动中注意避免与其他幼儿发生碰

---

① 肖波，梅敏. 幼儿体育活动应注意的几个问题［J］. 赣南师范学院学报，2007（6）：95.

撞，如果有发生碰撞的危险，要学会躲避。另外，为了预防意外事故的发生，需要为幼儿穿上适当的运动护具，如护膝、护腕和护踝。教师在体育活动前的安全教育、在活动中的安全保护也非常重要，既可以提高幼儿的自我保护意识与能力，又能减少不安全行为的发生。通过掌握这些技能，幼儿将能够更好地保护自己，享受乐趣，并在体育活动中更加安全地成长。

在幼儿体育活动中，自我保护至关重要。可以通过准备活动、规范动作、营造安全环境、重视安全教育和辅助保护来确保幼儿的运动安全。准备活动的目的是帮助幼儿更好地适应运动，提高运动效率。例如，幼儿可以进行一些热身活动，如跑步或做简单的伸展运动，让肌肉热身，预防受伤。同时，引导幼儿要注意动作的规范性，确保身体各部位的协调和正确运动姿势，避免运动损伤的发生。此外，幼儿要在安全的环境中进行活动，确保场地和器材的安全性，避免意外事故的发生。重视安全教育和保护意味着幼儿要学习如何保护自己，如何识别危险并采取适当的措施。教师和家长可以给予幼儿必要的安全指导和帮助，让幼儿养成良好的自我保护意识和习惯。通过这些简单的举措，幼儿可以在体育活动中保护自己，享受快乐与健康的运动体验。

（3）建立体育活动规则

在体育活动中，规则是保护幼儿安全的重要手段。比如，滑滑梯是幼儿喜欢的游戏，他们可能会因为好奇心尝试逆行或反向滑动。教师要通过多种方式来帮助幼儿意识到可能存在的危险，并向他们讲解相关的安全知识，让他们能够安全玩耍。在体育活动中，教师也要制定运动规则，教导幼儿遵守规则的重要性。这样既能够保障幼儿参与活动的安全性，也有利于他们适应小学阶段的体育课程和体育活动，养成遵守体育规则的良好意识。通过遵守规则，幼儿可以享受运动的乐趣，同时也能保证他们的安全参与。

幼儿喜欢身体活动，但他们运动能力不太强，也没有很多经验，因

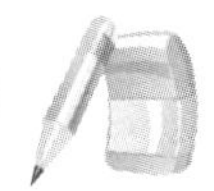

此，当有突发事件发生时，他们可能不能准确判断该怎么做。幼儿教师应在教学和活动过程中渗透相关知识，使幼儿在体育锻炼中知道如何选择在安全的环境中运动和游戏。幼儿养成初步的自我保护的意识和能力，有助于获得和提高在身体活动中的安全防范能力和应对运动危险的能力，掌握在室内和室外环境下安全进行体育活动的基本技能。

四、幼儿运动损伤预防和处理

幼儿园教师不仅需要具备优良的体育教育素养，还应该具备过硬的理论与实践操作能力。为了保证幼儿园体育活动的顺利进行，必须防止运动损伤的发生。幼儿天性活泼好动，但他们的运动能力不够强，也缺乏生活经验，无法准确判断突发事件，因此，需要采取一系列措施来确保他们的安全。不仅要制定活动的规则、确保运动项目的保护措施，还要注意细节问题，因为这些看似不重要的细节问题可能隐藏着安全隐患。教师要关注活动的纪律执行情况，检查场地的安全状况，并正确摆放器材，以避免事故的发生。一方面，运动中安全事故的发生不仅会对正常教学活动产生影响，还与“健康第 ”“安全第一”等教育理念相违背；另一方面，安全事故会对幼儿的身体和心理产生负面影响，如出现身体损伤、对体育活动产生惧怕心理等。因此，预防和妥善处理运动损伤至关重要。通过这些努力，可以确保幼儿能够安全参与运动，并享受到运动的乐趣。

（一）运动损伤的概念

在体育运动中受到不同程度的身体损伤就是运动损伤。幼儿出现运动损伤意味着在进行体育活动时，他们的皮肤、肌肉、韧带、骨骼关节或内脏器官可能会因为外部刺激而遭受损伤。为了确保幼儿体育教学活动的正常开展，必须努力预防运动损伤的发生，也就是要在体育活动中注意各种可能导致损伤的因素，并采取适当的措施来保护幼儿的身体安全。

（二）运动损伤的预防原则

1. 加强思想教育

教师在对幼儿进行体育教学和组织体育活动时，应遵循“健康第一”“安全第一”的原则，并以这两个教育理念为指导思想，将健康与安全贯穿于教学的始终。在日常活动中，教师要将安全教育渗透到每一个教学环节，健康常识常挂嘴边；在体育活动中，要时刻提醒幼儿注意安全，做好安全保护，最大限度地避免幼儿受伤。

2. 科学设计活动内容

在设计幼儿体育活动内容时，教师要充分考虑幼儿的年龄、心理和健康状况，以及他们实际的运动能力，然后选择适合他们的体育活动和器械器材。通过这些体育活动，幼儿能够提高身体素质，学会走、跑、跳和投掷等基本动作。教师还要合理安排活动量，避免对某个身体部位造成过大压力。同时，教师应运用多样化的手段来激发幼儿参与体育活动的热情，引导他们自主参加运动。对于那些对体育活动抱有很大热情的幼儿，如果他们在活动中感到疲惫但仍然对体育活动充满兴趣，此时，教师应当适度调整或限制他们的活动，并按照逐步增加的原则，慢慢提高活动强度。

3. 合理布局活动场地

当幼儿参加体育活动时，场地的选择和布置是非常重要的。一个合适的场地可以提供安全和舒适的环境，让幼儿更好地享受运动的乐趣。例如，在教学或比赛时，需要确保场地的平整和干净，清除可能会绊倒幼儿的障碍物，避免发生意外伤害。

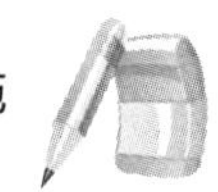

此外，对器材的放置也需要特别注意。比如，跑步游戏中的标志物最好不要使用球这类物品，因为球会滚动，有可能导致幼儿摔倒或发生不必要的伤害。在体育活动结束后，也要及时整理运动器材，以免幼儿因为好奇心理而去玩耍这些无人看管的器材，这很容易造成意外伤害。

4. 加强活动前器械检查

在体育活动前，幼儿教师应共同检查器材，确保器材安全可靠，如清理损坏的波波球、检查平衡木上的螺丝是否松动，解决设备不稳固等问题。幼儿园的运动场地、设施和器材也要定期检查和修理，使其保持良好状态。教师要教导幼儿了解检查器材的重要性，确保活动安全无忧。尤其是在幼儿器械体操的练习中，要注意做好保护措施，因为器械体操动作复杂，存在摔倒风险，所以在练习时要有人提供保护和帮助。

5. 认真做好热身活动

在进行激烈运动之前，应恪守热身活动是不可或缺的先决条件这一活动准则。热身活动的目的在于使身体充分准备，以迎接身体极限的挑战。其中包括通用性准备活动和特别而定的专项准备活动，以确保热身环节尽善尽美地符合实际运动的要求。着重关注运动中高负荷和脆弱的部位，做好力量和拉伸训练。

热身活动的强度应依据幼儿年龄、身体状况、运动水平等因素而定，兼顾兴奋状态、锻炼基础、训练水平、运动时间与环境考量。例如，如幼儿兴奋度低、基础良好或训练水平较高，或是运动时间短暂以及严寒天气等情形下，可略微增强热身活动的强度。相较之下，如年幼体弱或基础欠佳的幼儿，或是运动时间较长以及天气酷热的场合，应适当减轻热身强度、适度缩减运动时间①。整体而言，建议幼儿的热身活动时间控

① 徐佳. 体育课准备活动中若干问题的探讨［J］. 考试周刊，2011（36）：153.

制在1～5分钟之间，以确保最佳效果。

6. 注重活动常规建立

为确保体育活动顺利进行，应注意以下两方面的内容。第一，要遵守规定，教师应向幼儿强调规则的重要性，叮嘱他们不要随意离开队伍，尤其是那些会运用到体育器材的运动项目，如投球、接力跑等。在投掷类活动中，应限制活动范围，避免幼儿进入危险区。投掷完后，应安排人统一捡回运动器材，其他人不要乱跑乱动。如果发生意外情况，教师要及时制止。第二，应向幼儿强调听从指挥、遵守规则的重要性，在活动中时刻提醒幼儿注意运动安全，注意自我保护。提醒幼儿穿着轻便、舒适的服装，避免携带尖锐物品，如小刀、钥匙等，不戴胸针或发卡，避免留长指甲。准备活动要充分，做好热身运动，特别要注意活动那些易受伤的部位，以免因为准备活动不充分而发生运动损伤。

7. 排除幼儿心理障碍

当幼儿参与体育活动时，他们的心理状态和社交技能都起着重要作用。有些幼儿可能会对某些运动器械感到害怕，例如平衡木和跳跳板。此外，幼儿的情绪也会影响他们的安全意识，如情绪低落、焦躁或胆怯。教师在体育活动中要时刻注意幼儿的心理变化，当他们情绪急躁或恐惧某一项目时，应积极与幼儿沟通，通过积极性的语言鼓励他们克服困难，转变情绪，能够快乐、健康地参与体育活动。通过积极的引导和支持，可以帮助幼儿建立自信心，培养良好的社交技能，从而让他们在体育运动中获得更多的成就感，并体验运动的乐趣。

8. 加强自我保护意识

幼儿教师有着重要而迫切的任务，那就是要对幼儿进行安全教育，向幼儿传授体育保健、体育安全的相关知识和技能，促使他们在体育活

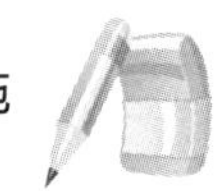

动中能够自我保护，建立良好的自我保护意识。当前，人们的生活水平逐渐提高，家长舍不得孩子吃苦，这就导致他们抗挫折的能力较差，缺乏自我保护的防御意识。因此，教师在体育活动中持续强化幼儿自我保护意识与引导他们学习自我保护技巧已经变成了当前幼儿体育运动的必要之举。举例而言，当身体失去平衡的时候，幼儿应立即迈出前、后、左、右任意方向的大步以维持平稳；而在从高处跃下时，应先以前脚掌触地，并做屈膝动作以减缓地面的冲击力。同时，还应注意幼儿之间的相互保护，向他们传授这方面的知识和技巧，引导幼儿互帮互助。另外，幼儿遵守体育运动规则可以很好地避免安全伤害，教师要特别注意这方面的教育和引导，促使他们养成自觉遵守规则的良好意识。

教师只有遵循以“健康第一、安全第一”为核心的指导理念，心系孩童，对幼儿的身心健康负责，不断创新教学的方式方法，严于律己，将安全贯穿于体育教学活动的始终，就能够最大限度地规避潜在的危险因素，降低运动损伤发生的风险，保证幼儿在一个健康、欢乐的运动环境中茁壮成长。

例如，幼儿在进行体育活动时常常会出现腹痛的现象，严重时需要立即停止运动，这种腹痛通常称为运动性腹痛，属于急性发作的一种疼痛，其原因主要由于幼儿准备活动不够充分，或是饭后过早参加运动，吃得过饱，喝得过多，使胃肠充盈、饱满，而剧烈运动能使充盈的肠胃受到剧烈震动及胃膜受到牵扯而发生胃肠壁痉挛，另外，呼吸肌疲劳也会引起运动性腹痛。

总而言之，幼儿因为年龄比较小，他们的基础运动能力很弱，动作也不是特别协调和灵活，经常会出现碰撞摔倒或相互绊倒的情况。有的幼儿园由于场地、器材等设备条件不好，以及幼儿的身体条件等因素，开展体育活动时，一定要注意运动安全问题。

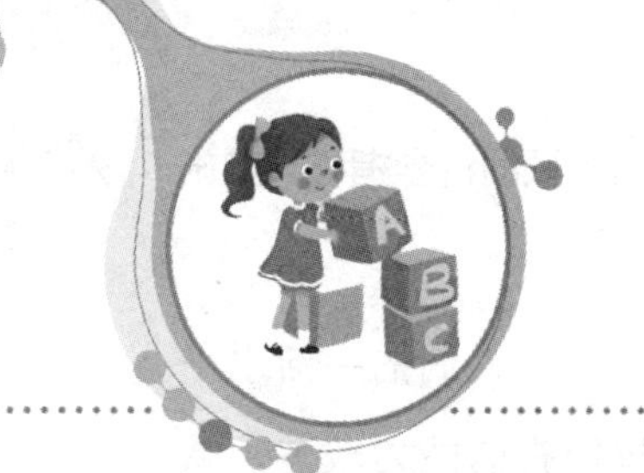

第六章
动作发展视角下体育游戏促进幼儿体质健康的方案研究

教育部于 2022 年 2 月发布的《幼儿园保育教育质量评估指南》（以下简称《评估指南》）指出幼儿教育应充分结合幼儿的身心发展特征来进行部署安排，并考虑到幼儿个体存在的差异性，以游戏为主要教学方式，充分发挥游戏的教育作用。《评估指南》中还提出，应以游戏作为幼儿教育的主要内容，保证幼儿每天在幼儿园进行充足的游戏活动，并结合地区环境、资源特征来合理安排游戏内容，丰富游戏形式、游戏材料，培养幼儿的探索、创新、试错等能力，并与幼儿展开游戏经验的交流。《3～6 岁儿童学习与发展指南》中也指出了幼儿园阶段应注重通过游戏来开发幼儿的协调能力与思维能力。

幼儿经常用行动来传达他们的情感，而动作和游戏也是他们最基本的活动内容。因此，通过开展幼儿喜欢的运动游戏这类活动形式，既能提高幼儿的基础运动能力，又能使他们的动作变得更加协调和灵活。体育游戏因为形式多样和生动有趣，能更好地激发孩子对体育的兴趣。第四章内容提到，幼儿的运动能力和身体健康之间存在着显著的正相关关系，在 3～6 岁幼儿中，基础动作技能是衡量他们身体素质的一个重要指标。值得注意的是，任何一项体育运动都要讲究科学性，才有利于幼儿

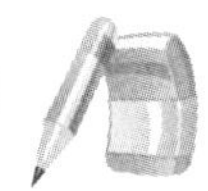

的身心健康成长。针对幼儿来讲，体育游戏则是最好的运动干预方式，所以在策划体育活动时，必须综合考虑幼儿的年龄段特点和身心发展水平，以制定科学而实用的游戏内容。

第一节　幼儿体育游戏开展意义与现状

开展生动有趣、形式多样的游戏活动，是培养儿童兴趣的重要目标。体育游戏具有诸多优点，如可以提高幼儿参与体育活动的兴趣、获得愉悦的心理体验、情感需要得到满足，这些都有利于幼儿的身心健康发展。幼儿体育游戏源自日常嬉戏，具有很强的趣味性、多样性、教育性、目的性等特点，旨在通过有计划的游戏活动，有针对性地促进幼儿智力发展，同时达到锻炼体力的目的。现阶段，我国幼儿园在进行体育游戏方面仍存在一些问题，这些问题导致预期的教育目标不能实现。但不可否认的是，体育游戏在幼儿动作发展和体质健康促进方面发挥着重要的作用。

体育游戏作为一种通过游戏方式促进幼儿参与体育活动的途径，具有显著的教育意义。这种方法不仅能够引发幼儿对体育的浓厚兴趣，还能激发他们积极参与的热情，同时保持良好的心理状态。在体育游戏中，巧妙地将基本动作融入各种富有趣味性的游戏中，例如追逐跑、丢沙包、抛绣球等，这不仅使活动更富有创意，还提高了幼儿的协调能力，有效促进他们体质的全面提升。实施幼儿体育游戏不仅是为了促进身体素质的发展，更是为了全面培养幼儿的身心健康，体验运动的乐趣。采用游戏形式的教育方法，有助于在幼儿成长过程中建立积极的运动态度，如乐观积极、勇敢顽强等，这可以为他们未来的健康发展奠定坚实的基础。

一、幼儿体育游戏

（一）游戏与体育游戏

游戏的范围很广，但它们都有一个共同点，那就是娱乐性很强，通常是为了娱乐消遣而进行的。娱乐活动区别于工作和学习的重要原因是可以获得积极性休息。游戏也是幼儿最喜欢的一种活动形式。游戏是以教育性为手段的活动，培养参与者的各种能力，可以发展幼儿基本能力，包括角色游戏、结构游戏、表演游戏及音乐游戏；可以发展人们的智力，包括文字游戏、数字游戏、图形游戏、智力题和玩具。根据《辞海》对游戏的定义，我们可将其理解为：游戏既是文化娱乐的一种，又是活动身体的重要手段，通常包括智力游戏、活动性游戏、竞技性游戏三个大类。游戏活动具有一定的规则，既可以促进智力发展又能促进身体发展[①]。

综上所述，游戏具有丰富内涵，它是一个模糊宽泛的概念，是以人类自身活动为需要的一种特殊活动，是竞技运动和体育运动的重要来源。它的趣味性和竞争性，是人们长期参与游戏活动的动力，提高了人们走、跑、跳、投以及日常生活的技能，促使其广泛普及和深入发展。游戏在人们的日常生活中很常见，可以说它是作为一种社会生活现象而存在的，社会文化内涵异常丰富。这种社会文化含义长久以来作为一种背景性的观念影响着人们对于幼儿游戏的看法。

体育游戏作为游戏不断发展而衍生的一种新模式，是以固定的规则，为达成某一既定目标而开展的一种体育类娱乐活动，充分结合了智力、

① 张朋炬. 游戏教学理论的形成与体育教学［J］. 辽宁教育，2012（7）：66-69.

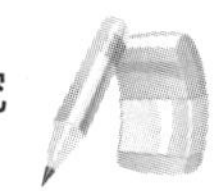

体力和协调能力，既属于一种体育活动，又属于一种游戏活动[①]。体育游戏是以全方位促进基本动作发展为核心，同时制定了完整的规则和内容。所以，体育游戏也是以体育活动为核心，通过一系列活动方式，来提升身体的各项机能，提升智力水平，养成良好运动习惯。因此幼儿的体育游戏应围绕体育运动来展开，充分融合跑、跳、爬等动作，以及各类和体育运动相关的动作，设计丰富的动作内容，按照体育运动、游戏的具体需求，切实进行一系列体育活动。同时，在制定游戏规则的过程中，应注重竞技性与情节共存。体育游戏通常在室外开展，在自然环境之中，能够充分培养幼儿的智力、体力、反应能力、协调能力及思维能力。

（二）幼儿体育游戏

体育游戏将体育运动与游戏融合，为幼儿提供了在智力、体力和协调能力等方面全面发展的机会。这种综合性的活动不仅有助于促进幼儿的身体健康，还能在认知和运动技能的培养方面产生积极影响。《幼儿园教育指导纲要（试行）》中明确指出，要进一步丰富幼儿园体育活动的形式与内容，并在此基础上进一步完善幼儿园的体育游戏，以锻炼幼儿对体育活动的兴趣和爱好，提升身体素质，不断适应外界环境。幼儿每天在幼儿园度过充实多姿的时光，通常包括进行丰富多彩的户外活动，其中不乏体育游戏，它是培养幼儿运动能力、思维能力、协调能力的重要方式，体育游戏应充分融合游戏、运动、规则三要素，如果缺乏任一要素都无法达成教育目标。同时三个要素之间的相互协调性也直接影响了体育活动的效果和目标，例如，如果体育游戏倾向于运动，就会降低幼儿的参与兴趣；如果体育游戏倾向于游戏，则无法锻炼幼儿的动作能力；如果体育游戏倾向于规则，则会降低游戏的乐趣，无法培养幼儿的思维

① 龚梦兰. 体育游戏对大班幼儿身体素质影响的研究［D］. 广州体育学院，2021.

和创新能力。所以，体育游戏应实现三要素的有效融合，协调好三要素之间的比例。图 6-1 详细列举了体育游戏的各要素结构。

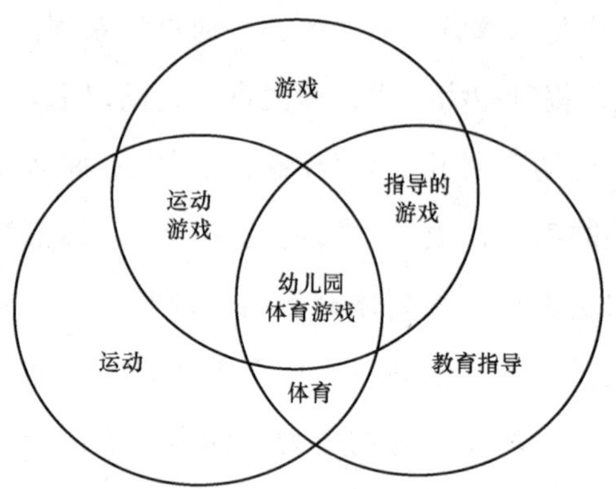

图 6-1　幼儿体育游戏关系结构图

幼儿体育游戏是养成运动习惯和促进动作发展的初始阶段，也是 0～6 岁儿童身心发展的关键时期，体育游戏充分结合了动作、情节、规则和游戏等元素，能够全面培养幼儿的身体活动能力①。幼儿体育游戏通常涵盖了走、跑、跳、爬、钻、攀、投 7 个行为素质和走、跑、跳、踢、转、抛、接、投、拍、推、拉、悬、滚、钻、爬、攀、平衡 17 个身体动作。开展幼儿体育游戏可以有效地促进幼儿小肌肉群的发展，锻炼幼儿的协调能力，还有利于幼儿智力、精细动作能力的发展。

体育游戏从生物演化角度来看，表现出“原始性”现象，人从出生开始，运动能力就得以不断开展，在运动能力不断开展的过程中，儿童始终追求着运动所带来的各种快乐。幼儿时期这一系列的运动行为往往表现出共同性，如：旋转、追逐、钻爬、抓抛、捉迷藏等。这种“共同性”反映了早期体育游戏行为带有明显的本能性，这是人类几百万年不断进化而形成的“人”的特性。与普通的体育游戏相比，幼儿体育游戏能够帮助儿童的身体和心理都得到更为全面的发展。

游戏更符合儿童的生理和心理特点，儿童喜欢玩游戏是天性所致。

① 龚梦兰. 体育游戏对大班幼儿身体素质影响的研究［D］. 广州体育学院，2021.

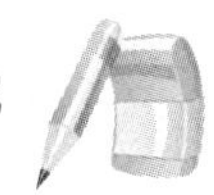

在游戏中对孩子进行教育会获得较好的效果。在体育游戏中，幼儿的身体、心理、智力、审美等都会得到发展，也就是综合能力可以在游戏中得到培养。通过体育游戏，不仅可以锻炼幼儿健美的体型，使幼儿各项基本动作灵敏、协调、运用自如，提高基本活动能力，给幼儿的生活带来方便，而且还能给幼儿以美的感受。

幼儿的体育游戏，其主要内容就是身体训练，以游戏作为一种活动方式，并伴随着一定的角色、情节和规则，是一种旨在发展幼儿的动作、身体素质、运动能力的身体活动形式。

（三）幼儿体育游戏的特点

1. 基础性

幼儿体育游戏和其他体育内容一样具有自己独特的动作系统。幼儿体育游戏的动作系统主要由这三类动作组成：① 走、跑、跳、投、爬、攀登；② 一些经济运动项目的简易的基本动作（排球、踢球、投球等）；③ 提高身体素质的动作（身体素质练习）。

2. 娱乐性

兴趣性强是体育游戏的重要特点。

（1）体育游戏内容较为丰富，动作也较为简单，尤其是模仿类的动作，能够充分激发幼儿的运动兴趣，提高参与积极性。

（2）竞技类游戏可以培养幼儿的进取心和竞争意识，更能够激发幼儿的积极性。

（3）体育游戏通常是以现实生活为基础来设计情节的，贴合了幼儿的身心发展规律，同时结合社会发展实际，将现实生活中的故事引入到游戏中来，既丰富了游戏情节，又能够锻炼幼儿的社会生活能力。

3. 开放性

幼儿体育游戏是以实际生活为核心来设计的，充分融合了自然和社会中的情节和人物，同时结合幼儿的发展规律，可以实现游戏环节的多样性以及情节的丰富性，通过创新、改编，不断衍生出新的游戏模式和规则，能够满足各个年龄段、不同性别和不同地区幼儿的体育活动需求。

4. 教育性

幼儿体育游戏的科学性和丰富性能够全面锻炼幼儿的体力、智力、素养、运动和行为等方面的能力，幼儿在体育游戏中可以通过边玩边锻炼、边玩边模仿来体会运动的乐趣，而游戏中融入的竞赛规则、思维创造、审美培养等元素也会对幼儿起到相应的教育作用。

二、不同年龄段幼儿体育游戏的特点

（一）小班幼儿体育游戏的特点

小班幼儿是指 3～4 岁的儿童成长期早期阶段，此年龄段的幼儿走、跑、跳、爬等基本动作开始出现，掌握了行走、跑、闪避、扔、停、拐弯、减速等动作，并有所自然发展，模仿能力较强。小班幼儿在体质素养及动作方面存在明显的不足，这是由于小班幼儿的年龄尚小，身体各项机能还没有发育完全，大肌肉群不够成熟，不能充分掌握各类动作技能，身体的协调性和反应能力不足，缺少平衡感，运动成熟度不够。同时，小班幼儿的心理发展也不够成熟，还停留在喜欢模仿、无法集中注意力阶段，对游戏过程中的规则和情节的理解不透彻，也对动作的兴趣不高。因此在设计小班幼儿体育游戏时，应尽量减少动作内容，最好是选取 1～2 个动作，而且要确保简单易学。跳跃性游戏通常涵盖垂直跳跃

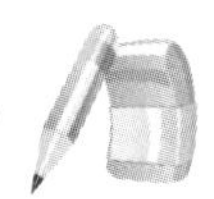

和水平跳跃，而平衡性游戏则主要涉及在狭窄路面上的行走和在原地进行旋转，投掷游戏主要通过双手用力将手中物品抛向身体的前上后方。

为促进幼儿身体的全面发展，建议选取一系列侧重奔跑和跳跃的游戏活动。最佳方式是确保所有孩子同时参与相同的动作，既可以促进幼儿之间的相互模仿，又有利于教学的组织和指导。可考虑一些具有模仿和叙事性质的游戏，情节应简明扼要，角色最好限制在1～2种，角色关系也应简洁而一致。鼓励孩子们协同完成某项任务，如“捉老鼠”或“看谁能追上我”等具有一定对抗性质的游戏，通常由教师担任主导角色，引导幼儿积极参与。游戏规则应简洁易懂，且这些规则应与游戏情节相融合。如幼儿对“老猫睡觉醒不了”游戏中的老猫比较熟悉，对老猫睡着了以后，小猫偷偷跑到外面去藏起来的情节、动作感兴趣，至于藏在什么地方，是否能藏好，都不注意。所以，小班幼儿的运动游戏，内容简单，情节简单，出现的动物角色较少，有时候还会出现一群人一起做同样动作的游戏内容。例如，做“找找小动物”的游戏，幼儿听到信号后，就一起跑到某一小动物“家”里。有时，小班幼儿的游戏规则也就是游戏的内容。小班游戏的规则通常设计更为简洁，不会包含类似于“退出游戏”或“停止一次游戏”等惩罚性规定。

小班幼儿体育游戏的特点可以简单概括如下。

（1）小班游戏动作少。

（2）单一角色（通常教师来扮演另一个角色）。比如：“跳跳蛙”这一体育游戏中，就要求幼儿以某一动作一直跳到指定地点后，再折返回原地即完成任务。

（3）规则简单（限制性内容少，不安排惩罚类的规则）。如：“兔妈妈睡觉后，兔宝宝可以出门玩耍。兔妈妈睡醒后叫兔宝宝回来，兔宝宝就要回家。”这种简单的游戏规则。

（4）竞争性的需求是循序渐进的。

（5）协同性，渐进性。

（二）中班幼儿体育游戏的特点

中班幼儿的体育游戏内容和形式会比小班阶段复杂些。中班幼儿的身体机能已经发展较好，同时具备更强的身体素质，在动作方面可以完成更难的要求，协调能力和平衡能力有所提升；在智力方面，思维能力和判断能力有了显著提升，对方向有较为敏锐的判断和认知，也能够保持一定的注意力，空间感更强，对规则的理解和遵守能力也有所提高。中班幼儿的运动行为有所增强，也随之扩展了对环境领域的认知，他们会更感兴趣一些游戏情节丰富、角色复杂、动作种类较多、规则更加鲜明的游戏，相比于小班的游戏内容，中班游戏的任务性更强，竞技性更强，动作和内容也更为复杂。在制定游戏规则时，增加了一些限制性和惩罚性内容。如，在“老狼老狼几点了”游戏中，有走、奔跑和追捉、躲闪等动作，要求幼儿能够控制自己害怕被捉到的情绪，勇敢地向前走，同时还要密切注视老狼的动作，倾听老狼的回答，只有当听到了“天黑了”的信号时，才能迅速转身跑回家，并要躲闪追捉者。开始时，中班幼儿可能会不惜力气地抓住某一个幼儿，而不去追离自己最近的幼儿，教师应注意及时引导。

为了促进幼儿全面成长，引入跳跃和投掷、球类活动是一种有效的方法。在跳跃游戏中，可以涵盖向下、向前的跳跃动作，甚至包括双脚朝不同方向跳跃、单脚起跳和夹包等复杂动作。平衡游戏可以包括窄道移动、快速跑步后迅速停下以及单脚站立等活动，有助于提高幼儿的协调和平衡能力。在设计游戏队形时，应注重多样性，可以采用同时练习、依次练习或巡回练习等不同的练习方法，以满足幼儿的个体差异。大多数游戏都应包含一定的竞赛元素，激发幼儿的积极性和竞争意识。情节游戏的题材也应当更加多元化，涵盖各种社会现象，从而拓展幼儿的认知领域。在角色扮演游戏中，可以增加角色的种类至三个以上，使角色关系更加复杂，像“鱼”和“虾”游戏就有“鱼”“虾”“石头”三种角色，“虾”和“石头”的关系是一致的，“虾”和“鱼”是对抗的，“鱼”

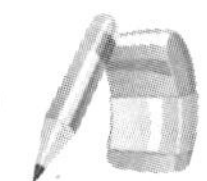

和“石头”是不一致的。严格的规定往往伴随着强制性规则的引入。在这一背景下，涌现出了一些小组活动，如夹包游戏、翻饼烙饼等，这些活动可以更好地发展幼儿的综合素养、如培养独立自主、积极主动、创新等意识和能力。

中班幼儿体育游戏的特点可以简单概括如下。

（1）角色和行动越来越复杂。

（2）反映社会生活的题材增多，模仿动物的题材有所减少。

（3）随着处罚新规定的增加，规则的限制得到加强。

（4）集体游戏、团队游戏、竞赛游戏增多。例如：“齐心协力”的游戏，要求与伙伴相互配合，体验合作的快乐，培养遵守游戏规则的意识。

（三）大班幼儿体育游戏的特点

大班幼儿的体质和精力较中班和小班更强，经过两年的培养和锻炼，已经具备了基本的运动能力，身体协调性和平衡力更好。在教师的引导下，能够对环境产生正确的认识和理解，知识储备量也更丰富，对周围环境的观察、判断和理解能力更强，具备了一定的组织能力和解决问题能力，也更加有竞争意识和胜负欲望。因此，在设计大班体育游戏时，应提高动作的难度，增加游戏情节，设定更为复杂的角色关系。主要变化有以下几个方面：首先，除了“人、枪、虎”等益智游戏之外，其他如“猫捉老鼠”等游戏，都要求幼儿积极开动脑筋，发挥主动性和创造性；“两人三足”“小鱼网”“老鹰抓小鸡”“钻山洞”等需要孩子们相互配合的游戏也越来越多；球赛增加了，跳房子、踢瓦片等连续性的比赛也开始出现。其次，关于游戏的话题，主要表现在反映社会事件的游戏显著增加，而表现在动物主题的游戏数目有所下降，以及一些游戏中角色人物的变动性增强。就拿“贴人”来说，追者与被追的人一直在不停地变换，“人、枪、虎”游戏中的人物都是自由选择的，追的人和被追的人要用猜拳的方式来决定，这就更考验孩子们的专注力和反应能力了。

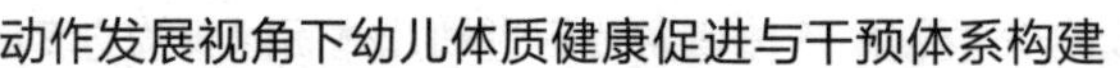

再次，群体游戏不断增加。最后，随着幼儿游戏活动能力不断提高，以及小学和幼儿园联系的加强，学龄时期的儿童经常自主参与各种游戏活动，其中一些游戏可能会在幼儿园大班间传播。这些游戏有时候可能经过一些简化，或者保持原始的形式。在这一过程中，教师需要在帮助孩子们选择适当游戏时发挥重要作用。这涉及对游戏的认真观察和理解，以确保选定的游戏既符合孩子们的发展阶段和能力水平，又能够促进其认知、社交和情感发展。

大班幼儿的体育游戏更具有竞技性，规则、动作、角色的设定更加丰富和复杂，幼儿往往需要经过一些挑战才可以完成游戏任务，角色关系和情节的转换都较为繁杂。和小班、中班的游戏相比，大班游戏的主要特征表现如下。

（1）智力活动的要求增加。例如："抓尾巴"（两人相对，把对方身后的"尾巴"抓下者为胜）和"贴烧饼"（全体幼儿两人一组结伴面对圆心站，两个被指定者一追一逃，逃跑者背面贴住任何一组的圈内一人或正面贴住任何一组的圈外一人，该组的另外圈外一人或圈内一人便立即成为新指定的逃跑者，逃跑者被捉住后与追捉者交换角色）游戏活动中，就需要有快速判断决策反应的能力，以及迷惑对手的能力。

（2）协同活动的要求增加。例如：游戏"二人三足"（二人并立，将内侧相靠的腿用绳子绑住，快速行走或比赛）和"老鹰捉小鸡"。"钻山洞""老鼠笼"这两个游戏都需要由幼儿手拉手搭建成山洞和老鼠笼，其他角色从其中钻进钻出，待儿歌结束或听到规定信号山洞坍塌或笼门关闭，将可以困住的进出者困住。这些游戏都是需要每一参与幼儿具备良好的协同活动能力的。

三、动作发展视角下体育游戏对幼儿体质健康的促进作用

严良地在其《论幼儿体育游戏的开展》中，认为体育游戏对儿童生

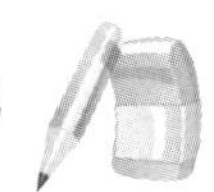

理发育具有直接影响，对儿童运动技能的培养和身体的健康起到了很好的促进作用[①]。在参与体育游戏时，幼儿能够体验到愉悦的感觉。这种乐趣不仅使他们在体育锻炼中更加积极投入，同时也有助于促使他们的身体动作更加灵活敏捷，这样的运动体验对于提升幼儿的身体素质具有积极的影响。

幼儿体育教学在幼儿早期教育中十分重要。在幼儿身体素质和基础动作发展方面，体育锻炼起着不可忽视的作用。然而，实际的幼儿体育教学中常常面临孩子们对体育课不感兴趣甚至排斥的情况。为了改变这种状况，可以巧妙地将体育游戏融入教学，通过在体育课中创造愉悦的氛围，使幼儿在玩乐的过程中感受到乐趣，从而激发他们对体育的兴趣，逐渐改善他们的懒惰习惯。因此，幼儿体育教师需要注重快乐教学的理念，让幼儿在课堂上享受玩耍的过程，从而愉快地学习体育知识。这种积极的教学方式不仅能够引发幼儿对体育活动的兴趣，还有助于提高他们的身体素质。通过创造积极向上的教学环境，可以促使幼儿更积极地参与体育游戏，培养他们对健康生活方式的认知，为他们未来的发展奠定坚实的基础。

体育游戏与幼儿的身体和心理发展相适应。究其原因，一是与其他运动相比，体育游戏更适合幼儿的运动发育，与幼儿动作发展规律相符合。幼儿在活动的时候很容易变得激动，因为他们身体各器官系统还没有完全发育，在较短时间就会感到疲倦，因此，参加一些体育活动对于他们来说是非常必要的。多参加一些体育活动，有助于提高他们的动作技巧和身体素质；二是体育游戏符合幼儿心理发展需要，因为体育游戏通常都比较自由、快乐，幼儿在运动中能得到愉快的心理体验。通过将基础运动技能融入运动游戏，让孩子学习行走、跑步、跳跃、投掷、攀登等多种体育技能，不仅发展了幼儿的基本动作，也可以提高幼儿身体

① 严良地. 论幼儿体育游戏的开展［J］. 上海体育学院学报，1988（04）：69-71.

素质。

前文提到，基本动作技能是影响3～6岁幼儿身体素质的一个主要因素，同时也是幼儿基础运动能力中不可或缺的一项技能。科学的体育锻炼有利于孩子的身心健康成长。针对幼儿来讲，体育游戏是最好的运动干预方式。体育游戏是一种以游戏的形式存在的运动，是一种利用体育运动的基本形态，通过新的组合、编创或改编的方式，对幼儿的基础动作技术的学习进行指导，可以有效推动幼儿动作技术发展，提升幼儿身体素质。当前，我国许多学者都开展了体育游戏对幼儿动作发展和体质健康的影响该研究，比如，李庆以一学年为时段，将同一班幼儿分成两组，并对其中一组幼儿开展体育游戏训练，另一组作为对照，结果显示实验组幼儿的速度、韧性、力量和敏捷性都要明显优于对照组，说明体育游戏可以增强幼儿的体质健康[①]；许慧敏对幼儿的运动游戏进行了研究，发现运动游戏训练对他们的运动发展有一定的促进作用，能够全方位增强幼儿的动作能力，提升身体素质[②]。另外，李向宇通过对照实验表明民间体育游戏对幼儿体质提高具有显著作用[③]。

综上来看，幼儿体育游戏这种新型的体育运动模式，具有较大的存在价值，具体体现在，一是体育游戏能提高幼儿体质健康水平，并其对运动技能的发展起到推动作用；二是幼儿参与体育游戏能增强其对体育运动的兴趣，培养运动习惯；三是在体育游戏中幼儿能够得到情感上的满足，在游戏过程中能够锻炼幼儿的思维能力和创造能力。游戏还能够增强幼儿的平衡感和身体协调能力，使他们能够在轻松、愉悦的氛围下进行体育活动，同时还能够丰富他们的知识体系，提高对体育运动的兴趣，促进基本动作发展，提升各项身体机能，养成良好的道德素养，提

---

① 李庆. 趣味体育游戏对儿童身体素质影响的实验研究［D］. 东北师范大学，2017.

② 许慧敏. 动作技能发展视角下幼儿体育游戏实施效果的实证研究［D］. 北京体育大学，2017.

③ 李向宇. 民间体育游戏对3-6岁幼儿体质健康影响的实验研究［J］. 吉林体育学院学报，2007，12（5）：179-180.

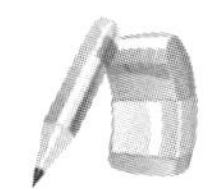

升智力，为以后的学习、生活打下坚实的基础。

四、我国幼儿体育游戏开展现状

从当前幼儿体育游戏的开展实际来看，在教师认识不够的情况下，体育游戏的开展并没有得到足够的重视，也没有足够的创新性，这就造成了一系列的问题，在一定程度上影响了教学质量和教学效果。

（一）体育游戏形式单一，缺少锻炼性

开展幼儿体育游戏，是一种能够激发幼儿学习积极性，培养各方面素质的一种行之有效的方式，虽然已得到有关体育老师的重视与肯定，但是在实际操作中，却存在着一定的不足。当前，我国现有的幼儿体育游戏主要以传统游戏为主，无论是游戏的类型、内容还是组织形式都较为单一，缺乏创新性[①]。大多数幼儿园在开展儿童体育游戏时，由于设备和安全等方面的制约，大多采用基本项目，如滑滑梯、拍皮球等。在进行体育游戏之前，进行适当的准备活动是至关重要的。准备活动旨在激活身体，减少在游戏中受伤的风险。然而，许多幼儿对这些准备活动感到乏味，缺乏兴趣，这可能成为阻碍他们积极参与后续体育活动的原因之一。当前体育游戏形式相对单一，对身体锻炼效果有限，无法很好地促进幼儿的身体素质提升，这不仅影响活动的质量，还可能阻碍幼儿基本动作和体质的全面健康发展，使其难以达到体育游戏所应具备的教育目标。为了提高体育游戏的吸引力和教育效果，需要重新考虑和创新当前的活动形式，确保它们更贴近幼儿的生活，并通过采用科学的方法不断优化锻炼效果。

① 庞晨晓. 4-5岁幼儿基本动作技能发展的体育游戏教学设计及实践研究［D］. 山西大学，2021.

（二）没有考虑幼儿特征，不能满足幼儿身心成长需求

在进行幼儿体育游戏时，最为关键的是综合考虑幼儿的整体特征和个体差异。由于幼儿对于探索充满了浓厚的兴趣，他们通常更倾向于通过游戏的形式进行学习。鉴于地域和年龄等方面的差异，不同幼儿在身体素质、运动基础、兴趣爱好等方面存在显著的差异。考虑到幼儿的身体正在发育阶段，他们的注意力较为容易分散，思维也更为活跃，在设计体育游戏时，必须充分考虑这些因素，避免让幼儿对于重复的机械游戏失去兴趣，从而导致他们对体育活动的不喜爱。目前一些体育游戏的设计相对传统，缺乏创新，这就直接削弱了幼儿参与体育活动的热情，也不能有效促进幼儿的全面成长。因此，在教师设计游戏时，务必深入了解幼儿的身心发展规律，通过增加游戏的趣味性，更好地实现教育目标。在设计过程中，应当注重科学性和实用性，确保游戏既能够引发幼儿的学习兴趣，又能够促使他们全方位地发展。

（三）体育游戏缺少目的性，游戏内容趣味性和针对性不强

由于幼儿的身心发展尚未充分成熟，他们在参与体育游戏时往往面临难以集中注意力的挑战，更倾向于与同伴一起玩耍，而对游戏的目的和规则了解不深。此外，当前体育游戏的设计存在一些问题，其中内容缺乏足够的趣味性和个体差异的考虑，这影响了活动的高效进行。尽管体育游戏对幼儿的运动能力提升和身体机能强化有积极的作用，但由于某些动作可能属于机械重复，部分幼儿可能感到枯燥乏味，从而降低了游戏的锻炼效果。长此以往，不但幼儿会对体育游戏失去兴趣，教师可能在面对幼儿体育游戏时失去耐心，导致游戏安排的精心设计可能被忽略，而转变为一种让孩子们随意活动的模式，这种情况既可能引发潜在的安全问题，又导致活动的开展是没有目的性的，不利于儿童在运动游戏中发展基本动作、提高身体素质。因此，教师应有目的地开展体育游

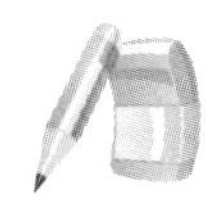

戏活动，并选择多样化的体育游戏，来增强体育游戏趣味性和娱乐性。

（四）游戏材料不足，玩法缺少创造性

目前，许多幼儿园或托幼机构在进行体育游戏活动时普遍面临游戏材料不足的挑战。一方面，由于一些托幼机构的设施并不充足，难以有效地利用器材，导致频繁在同一场地进行体育游戏；另一方面，由于幼儿在游戏中投入了大量时间和精力，游戏器材经常遭受磨损和老化，因此需要及时进行维修和更新。除了器材问题，幼儿园或托幼机构的游戏玩法也相对单一，难以激发幼儿的兴趣。所以，在进行体育游戏的过程中，应利用身边的废旧物品来创造游戏材料，并开发和创新游戏材料的玩法，使其能够一物多玩。体育游戏中的一物多玩和自制器械可以增强游戏的趣味性和创造性，训练幼儿的动手能力及实际操作技能。

第二节　体育游戏促进幼儿体质健康的方案设计与实施

体育游戏是幼儿身心发展的重要途径，儿童每日活动都是在游戏中进行的，科学地指导编排与设计体育游戏，是促进儿童体质健康和动作发展的必要途径。在教学过程中，要将体育游戏与儿童的生活、学习紧密地联系在一起，为幼儿营造良好的游戏氛围，引导幼儿主动参与到体育游戏中来，并在游戏中锻炼自己的基本动作技能、提高运动能力。

由于幼儿成长的不同时期其心理和身体都存在较大差异，同时受到环境的影响，不同地区的幼儿园开展体育游戏时都应因地制宜，要充分考虑到幼儿的实际特点，并根据其所处的环境条件对其进行设计与组织。教师作为幼儿体育游戏的指导者，应具有专业的游戏设计和指导能力，为幼儿营造良好的游戏氛围。一个希望不断提升自身创造力和促进儿童

创造性发展的幼儿教师是不会仅仅满足于使用现成的体育游戏的，因此也就需要了解设计、创编或改编体育游戏的一般思路。

一、幼儿体育游戏方案的设计

幼儿时期对个体的身心成长至关重要，而体育游戏在幼儿体育教育中扮演着关键角色。幼儿园的体育游戏不仅能够激发幼儿对运动的积极兴趣，还有助于培养良好的运动习惯并提高身体素质。教师在设计游戏时，应考虑幼儿的性格和兴趣，精心规划并不断调整和改进游戏方式，以确保游戏活动营造出轻松愉快的氛围，这样的科学设计和精心调整有助于更全面地促进幼儿的身体和心理健康发展。

（一）幼儿体育游戏设计的原则

1. 以幼儿需求及其能力所及为活动设计的最高原则

《3～6 岁儿童学习与发展指南》中提出，要鼓励孩子去做一些有困难的事情，并且要适当地调节这些事情的难度，使孩子在付出了自己的劳动后有一种成功的感觉。具体概括就是，在体育游戏活动的设计中，主要目标应当是满足幼儿的需求和能力发展。教师可以巧妙地根据幼儿的兴趣和个性特点精心安排角色，以最大程度地满足每个幼儿的需求，鼓励他们积极参与体育游戏，促进幼儿的全面发展，培养他们的身体协调性和团队合作能力。

2. 遵循不同年龄段幼儿体育活动的基本特点

幼儿体育活动中，游戏扮演着至关重要的角色，被认为是实现运动目标的关键途径。由于各个年龄段幼儿的身心发展差异较大，因此在游戏中的表现也各有不同。因此，应充分结合幼儿的身心发展规律来设计

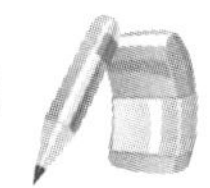

游戏的情节、角色及规则，也就是要保证游戏的内容和组织形式是与幼儿的身心发展相符合的，这样才能提高游戏效果。深入了解幼儿的成长、学习和运动经验，对于确保设计的体育游戏方案更具科学性、贴切性以及实用性至关重要。

3. 遵循幼儿动作技能形成的基本规律

幼儿体育游戏的设计旨在促进儿童发展运动技能并提升身体素质。在选择游戏动作时，应该充分考虑幼儿的年龄、生理特点和学习能力。尽管幼儿在学习基本动作技能方面有其自身的发展规律，但仍然需要遵循基本动作技能培养的规律和原则，这包括确保游戏动作既有趣又有挑战性，以更好激发幼儿的兴趣和积极性。此外，游戏动作的选择应当考虑到幼儿发展阶段的需求，有针对性地提供有益于运动技能和协调能力发展的活动。通过科学合理的体育游戏设计，可以更好地促使幼儿全面发展，同时培养他们对运动的热爱和积极参与的态度，这些都可以为以后的体育运动学习做好铺垫。幼儿体育游戏中的动作设计应当考虑采用体育项目基础动作的简化或强化版本，或是这些动作的巧妙组合，这种做法有助于为幼儿在未来学习正式体育运动时奠定坚实的基础。

4. 注重体育游戏环境的创设

环境作为游戏的关键资源，在设计游戏内容时，应充分结合环境特征，有效发展幼儿的基本动作，提高幼儿的身体素质。幼儿园环境包括塑胶跑道、草地、沙子、水池、攀岩区等各类运动设施和空间，还具备许多运动器材和游戏设施，这些都属于幼儿的游戏资源，教师应充分利用现有的资源，通过巧妙地组合和布置，创设良好的体育游戏环境和氛围，从而培养幼儿的探索能力、协调能力、运动能力，鼓励幼儿在游戏中积极探索外界环境，善于在游戏中思考、锻炼，从而促进幼儿的全面发展，并培养其体育运动兴趣。在创设游戏环境过程中，应充分利用幼儿园的活动空间以及器材设施，全方位地锻炼幼儿的创造能力和创新能力。游戏的设计尽量与生活相结合，这样更能激发幼儿的兴趣。

开展幼儿体育游戏对于促进其身心健康发展具有重要意义。现阶段，一些幼儿园的体育游戏方式可能显得有些传统，缺乏足够的趣味和创新元素，这可能导致幼儿对活动的兴趣不高。在设计体育游戏时，教师应该充分考虑幼儿的身体和心理特点，以确保活动既有益于他们的发展，又能够引发他们的浓厚兴趣。教师要创造性地增加游戏种类，以满足不同幼儿的兴趣和发展需求，这也是体育游戏活动设计的重要一环。同时，教师应该创设积极参与的活动氛围，鼓励每位幼儿都能够投入到活动中，实现团体协作和个体发展的有机结合。

（二）幼儿体育游戏方案的设计

1. 基于动作发展和体质健康促进的体育游戏设计理念

开发体育游戏方案的初衷就是通过体育游戏促进幼儿的动作发展和体质健康发展。在设计体育游戏方案时，必须注重整体性，并采用灵活多变的策略以实现既定目标。在选择游戏内容时，应充分考虑幼儿的兴趣、运动体验和生活经验，精心挑选与实际生活相关、符合幼儿喜好的素材，这样的设计理念不仅能够提升游戏的科学性，还有助于激发幼儿的学习兴趣、提高参与程度。在执行与评价中，还必须紧紧围绕幼儿的动作发展和身体健康，注重在执行过程中的趣味性、全面性，进一步提升评价的有效性和激励性。

2. 设计系统性、递进性的幼儿体育游戏目标体系

在制定体育游戏计划时，确立清晰的目标显得尤为重要。这些目标不仅有助于明确游戏内容的选择，制定执行步骤，还提供了衡量游戏效果的基准，同时为整个教学过程中的准备、实施和评估提供了大致方向。

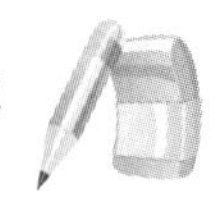

通过确立明确的目标，可以更科学实用地引导体育游戏计划的设计和执行，从而在教学过程中达到更为精准的指导效果。3 至 6 岁的幼儿在其成长过程中身心经历着丰富的发展和变化。然而，目前存在一些幼儿体育游戏活动方面的问题，例如设定的目标过于简单、活动缺乏逻辑性和层次性等，这些问题可能导致在规划、实施和完成游戏活动目标的过程中出现偏差，从而阻碍了幼儿的全面发展。

首先，确定体育游戏总目标。在规划幼儿的游戏目标时，必须综合考虑多方面因素，其中包括幼儿的兴趣爱好和当前的身心发展水平。不同年龄段的幼儿在认知、情感、社交等方面有着不同的特点和需求。目标的设定应该符合他们的发展阶段，既能够促进他们的进步，又不至于太过困难，防止造成挫折感。在确保满足幼儿当前需求的同时，目标的规划还应该考虑到未来的发展和需求。另外，将游戏与日常生活结合起来，可以帮助幼儿更好地理解知识的实际应用，培养实际问题的解决能力。具体地说，幼儿园体育游戏的总体目标是：在培养幼儿的运动能力方面，应确立合理的期望值，以促进他们身心可以全面健康发展。通过系统而科学的教育，使幼儿在运动游戏中发展基本动作技能，提升身体素质，促进幼儿身心全面发展；在促进健康行为方面，参与游戏活动有助于提高幼儿的自我情绪控制和适应环境的能力，养成良好的生活行为习惯；在体育品德方面，应重点培养幼儿遵守规则的良好意识，以及塑造顽强勇敢的意志品质，使幼儿能够度过健康、快乐的童年。

例如，教师在设计一物多玩的沙包游戏时，可以将游戏分为两个阶段，第一阶段由幼儿拿着沙包自主探索游戏玩法，可以互抛沙包、自抛自接沙包、用脚背运输沙包等；第二阶段为集体活动，教师在观察幼儿在玩耍时尚未掌握某项技能时，可以立即提供精准的指导。以跳绳为例，教师可以亲身参与游戏，运用专业工具进行技能指导。随后，可以组织小组比赛，评估哪个小组完成任务所需时间最短。通过这样有目的的体育游戏，孩子们在体育活动中不仅培养了自身技能，还促进了团队协作

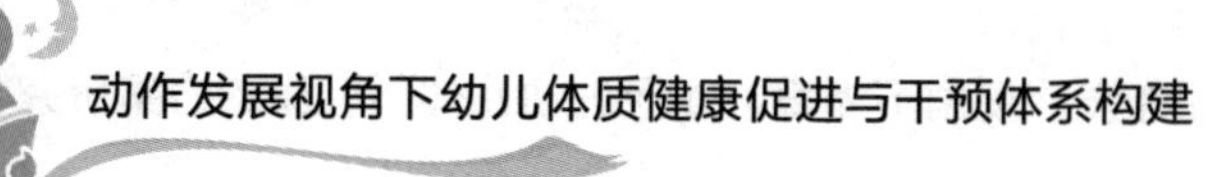

能力的发展。

其次，就本书来说，在基本运动技能的子目标中，它还包括三个特定的目标：移动性动作技能、稳定性动作技能、操控性动作技能。例如：移动性动作技能的具体目标主要体现在，儿童能掌握踮脚走、快速跑、连续滑步，并能进行一定距离的运动；能进行移动性运动，例如奔跑、跳跃、攀爬等技能的转换；对于稳定性动作技能的具体目标，主要体现在幼儿可以用自己的身体做各种各样的扭动、弯曲、转动、屈伸等动作；对于操控性动作技能的具体目标，主要表现在幼儿能够清楚地理解各种动作，并能够完成站立或移动中的抛、击、拍、接等动作。

身体素质指标包括力量、耐力、柔韧、协调等方面的指标。比如：幼儿的力气与耐力训练的目标是：幼儿可以移动一定重量的物品，掌握投掷、垂悬等能力；平衡训练的目标是：在一个狭小的、固定的、有高度的东西上平稳行走；柔韧训练的目标是：使幼儿各个部位都能显示出较好的柔韧性，并能够自主进行柔韧性的训练；协调性训练的目标是：在面对具有一定高度和间隔的障碍物时，幼儿能够以较快的速度采用行走、奔跑和攀爬等方式顺利通过。

（三）幼儿体育游戏方案的开发

1. 开发多任务导向的幼儿体育游戏内容体系

体育游戏作为达成教育目标的一种途径备受重视。在设计游戏时，必须综合考虑幼儿的认知水平、理解能力以及掌握运动技能的情况。通过不断的探索和学习，目标是让他们在参与游戏的过程中积累更丰富的知识和技能。这样一来，他们将能够更有效地将所学应用于日常生活，实现综合素养的提升。

在学前阶段，《发展指南》中有关运动发展和体质健康的“健康领域”中，对幼儿的平衡性、协调性、灵敏性、力量、耐力等方面提出了一些

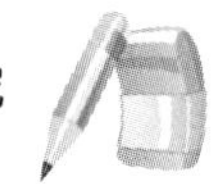

建议[①]，这些都是开发体育游戏的基础。在《课程标准》中，从体育教育的角度来看，在课程内容的设计上，充分考虑到了课程方案的需要、体育与健康学科的特征和学生的多元化发展需要，因此，在开发游戏时也应以此为依据[②]。幼儿也是未来《课程标准》中的应用对象，要想更好地与基础教育阶段的运动学习相结合，就必须要在体育游戏目标的引导下，遵循他们动作发展的客观规律，在尊重幼儿兴趣爱好的前提下，将体育游戏作为主要活动内容与基础运动阶段的体育学习进行衔接。为此，应在以目标为导向的基础上，在《课程标准》和《发展指南》的指引下，进行以基本运动技能、体质促进和健康教育为主要内容的体育游戏内容的开发。

幼儿体育游戏包括：① 基本动作：走、跑、跳、投、钻、爬、攀登、各种翻滚等；② 使用各类大、中、小球类，以及绳索、棍子、沙袋等大小不同的体育器械，进行身体活动和游戏；③ 利用自然的水、土、沙、石、雪、山等进行多种体育运动；④ 具有民族特色和地方特色的传统体育活动，如舞龙、斗鸡、打竹竿、荡秋千等。体育游戏内容既有不同种类的基础动作技能之间的横向交叉，也有不同的年龄层次上的纵向递进。怎样才能以各种形式的结合，为孩子们带来多样化的运动体验，这是体育游戏内容实效性和趣味性的关键所在。

2. 确定不同年龄段幼儿的体育游戏内容概要

基于之前确定的幼儿体育游戏内容框架，并结合幼儿动作学习目标与内容，根据体育游戏的目标体系，精心设计小班、中班和大班幼儿的具体游戏内容。具体内容是以专题游戏的方式来表现的，每个专题都应包括三个主要部分，即游戏目的、游戏内容和游戏活动方式。

设计幼儿体育游戏目标时，必须注重目标与内容之间的紧密关系，

---

① 教育部. 3-6岁儿童学习与发展指南［M］. 北京：首都师范大学出版社，2012：7-9.

② 季浏，钟秉枢. 普通高中体育与健康课程标准（2017 年版）解读［M］. 北京：高等教育出版社，2018：100.

以确保游戏内容能够充分反映并实现设定的目标。游戏目标与游戏内容之间的紧密关联是确保体育游戏内容具备连贯性和递进性的关键因素。特别是在基本动作技能、身体素质和健康教育内容之间，衔接的设计显得尤为重要。确定基本动作技能的学习内容需要同时考虑幼儿的动作发展模型和身心发展的特点。基本动作技能的学习过程应当既具备科学性，又注重个体差异，确保每个幼儿都能够有效掌握这些技能。在学习基本动作技能的过程中，必须巧妙地将身体素质和健康教育内容融入其中，这不仅有助于提高幼儿的动作技能水平，还能够培养他们对健康生活的认知，促使其养成良好的运动习惯。

（四）幼儿体育游戏方案的实施与评价

1. 运用多样化的幼儿体育游戏实施策略

在进行体育游戏教学时，有必要由经验丰富的教育专业人士采用多元化的教学方法。通过以游戏为形式，向幼儿传授体育游戏内容，以更好地实现体育游戏设定的教育目标。

（1）示范、游戏互动教学方法的综合运用。幼儿通过亲身经历获取知识和技巧，更多地依赖于示范方法。在此过程中，采取幼儿便于理解的语言和情境进行示范讲解，促使他们对于自己的动作能力水平有清晰的认知。在向小班幼儿示范过程中，主要关注动作的完整性，示范内容不应过于烦琐，而是着重简短的讲解。对于中、大班的幼儿，则致力于展示更为完整的动作，确保呈现的过程不过于仓促。通过反复强化的练习，幼儿能够逐渐掌握动作技能，并能够在各种情境下灵活运用。

（2）教学组织方式应具有灵活性。在教学组织方式上，应充分考虑幼儿的学习目的、动作发展目标、学习内容，以及教师组织活动和掌控课堂的能力。没有哪一种组织方式能适应全部的教育活动，为了更有效地进行教学，需要实时调整体育游戏计划，无论是在室内还是户外，都

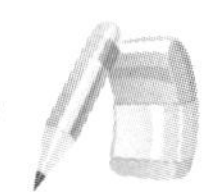

应以有组织的团体活动形式进行。核心原则是营造积极的氛围，使幼儿愉快地参与运动。一方面，将轻快的音乐导入教学活动中，另一方面，在策划游戏活动时，巧妙运用多样化的教学器材和差异化的场地布置，不仅能够为幼儿提供丰富多彩的运动体验，还有助于确保他们的安全。在此过程中，需要特别注意为幼儿提供充足的活动空间，以防止因为碰撞导致摔倒等安全事故的发生。同时，通过合理的场地布置能够方便老师全面观察并有效管理所有的幼儿，确保教学活动的顺利进行。

2. 形成闭环式的幼儿体育游戏实施流程

体育游戏的实施过程复杂而又有趣，这需要教师精心设计并将游戏计划付诸实践。在这个过程中，教师的任务是根据游戏的教育目标，以巧妙的方式呈现运动内容，从而引导幼儿在轻松的氛围中参与游戏活动。体育游戏实施流程只有形成闭环，才能很好地达到预期的教育目标。

教师应基于主题游戏的目标和内容精心准备场地和器材。随后，巧妙运用多种体育游戏策略，在创造激发幼儿对运动兴趣的情景中开展游戏活动。首要环节就是“动起来”的阶段，作为热身环节，通过巧妙运用音乐氛围引导所有幼儿积极参与运动游戏。

3. 多元化评价幼儿体育游戏方案

体育游戏方案的评价一般包括三种类型，即诊断性评价、形成性评价和总结性评价。这三种评价方式在体育游戏中的位置分别为，诊断性评价适用于游戏方案的前期，形成性评价适用于方案的中期，而总结性评价则要在游戏结束后进行。

二、幼儿体育游戏的创编及改编

在对体育游戏进行创编和改编时，应遵循锻炼性、趣味性、教育性、

安全性等原则。3～6 岁幼儿的身心发育有明显不同，他们在运动游戏中所呈现的行为也体现出差异性，因此在编写和修改体育游戏时，可以参照表 6-1 中的内容。

表 6-1　不同年龄幼儿体育游戏的基本要求

项目	小班	中班	大班
内容动作	内容简单，动作简单	内容开始复杂，喜欢有情节的游戏和追逐性的游戏	喜欢竞赛性的游戏和内容丰富、将体力与智力相配合的游戏，动作增多，难度增大
情节	简单	复杂性增加	较复杂
角色	少，多为幼儿熟悉的角色	增多	较多，与情节的关系更复杂
规则和要求	简单，不带限制性	较复杂，带有一定的限制性	较复杂，限制性较强
结果	幼儿不太注意	幼儿有所注意	喜欢有胜负结果
活动方式	集体同做一种动作，共同完成一项任务	出现两三个人合作的游戏	合作性游戏增多，增加了组与组的合作

（一）幼儿体育游戏创编的一般方法

1. 模拟法

模拟法是指由熟悉事物的运动方式引起联想。如“机器人大战”“乌龟背来”（沙袋游戏）“抬轿子”等。

2. 变化法

将熟悉的动作与具体的事物或故事情节联系起来。如同样是“四散追捉跑”，在小班，可以是“大皮球滚掉了”，老师追幼儿扮演的大皮球玩，不太紧张；中班，可以是“老狼老狼几点了”，老师或幼儿扮演大灰狼，追其他问时间的小朋友，有点紧张；大班可以是“石头、剪子、布”，甲乙两组的领袖猜拳，赢的一方全体追捉输的一方。由于幼儿需要对猜拳的结果以及自己究竟是哪一组的成员、应该做出何种反应等问题时刻保持很高的紧张程度，因此能够获得很刺激、很有挑战性的感觉。再如

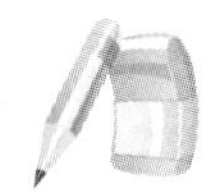

同样是沿圆周追捉跑，最早的传统游戏是“丢手绢”，与其十分类似的“变种”就有“开锁”和“切西瓜”等。

3. 竞赛法

如传统游戏中的“跳房子”“跳皮筋”“沙包击人”等。游戏都具有分组竞赛的性质，因此，对年龄稍大的儿童很有吸引力。

4. 儿歌法

传统的体育游戏常常都是伴随儿歌或歌曲的。如“小鱼游”（伴随钻山洞）、“老鼠笼”儿歌（伴随同名游戏）、“编花篮”儿歌（伴随同名游戏），各种歌曲或儿歌伴随跳皮筋游戏等。

5. 组合法

即将各种动作、器械、情节、角色等因素组合在一起。如“解放军打敌人”可以将走、跑、跳、攀登、钻、爬、投掷等各种动作和比较紧张的音乐组合在一起；“草原小牧民”可以在模仿小牧民的各种游戏（如摔跤）和劳动动作的过程中进行锻炼，并同时欣赏藏族维吾尔族或蒙古族的音乐。

（二）幼儿体育游戏改编的一般方法

1. 角色平等法

角色平等法指的是使每个幼儿在游戏中都能够得到平等的机会，能够通过扮演游戏角色来发现自己和提升自己，游戏的开展也更加公平、公正和民主[①]。

① 包德明. 深入研究案例教学促进体育教师专业成长［J］. 体育教学，2006（1）：29-30.

例如在“丢手绢”这一游戏过程中，一些幼儿积极投入其中，玩得十分尽兴，一些幼儿却参与度不高，只能坐在一旁观望；部分幼儿在场内已经锻炼了多次，而部分幼儿却一次都没有锻炼过，只在凳子上干坐着，陪同他人游戏。还有“贴膏药”这一游戏也存在这种情况，因此，教师在设计游戏时，应注重游戏的平等性，可以在规则中增加一条“每人只能丢（贴）一次”，以此来提高游戏的公平性，让每个幼儿都能够得到锻炼，有机会表现自己。

2. 结构改组法

所谓结构改组，就是将游戏中的各个结构进行重组，以达到游戏合理、安全、科学的目的①。

比如“大鱼网”，它的运动范围很大，跑的时间也很长，很容易造成幼儿负荷过大，并且，随着人数的不断增多，思想上就不能很好统一，而且，他们的速度太快，中间的孩子被两边的孩子拖着，很有可能肩膀受伤。其次，因为网子越拉越大，而网子越大，行动就越不方便，要想一下子将所有的“鱼”都抓起来是非常困难的。因此，可以调整游戏的结构，比如，适当地缩小活动范围，减少结网人数，通常 3 到 5 人，即抓到的“鱼”达到 3 到 5 人时，再结成一张新的网子，投入捕捉的“鱼”。渔网越小，越容易抓到人，而重新结网又能捕捉到更多的鱼。通过这种改变，可以迅速地捕捉到“鱼”，而且这种游戏方式有利于运动量的控制。

3. 改变结束法

改变结束法通常是指改变游戏活动的结尾部分，使幼儿体育游戏的结尾更加合理、科学和圆满②。

如“大鱼网”游戏，可取消原先“直到把所有的鱼全捕完才宣告结

① 樊向前. 学校体育游戏的改编与创新［J］. 体育教学，2006（1）：28-29.

② 樊向前. 学校体育游戏的改编与创新［J］. 体育教学，2006（1）：28-29.

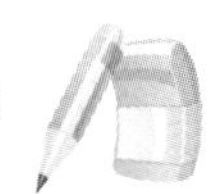

束”的规定。由于“大鱼网”的活动范围较大，跑的时间较长，很容易使儿童负担过重，儿童无法承受。对于这种情况，可以采取限制时间的办法，比如2分钟，谁钓到的“鱼”最多，谁就获胜。同样的，在“老鹰抓小鸡”这个游戏中，也没有了“母鸡后面的小鸡都被抓完了”的规则，而是分组进行，哪支队伍在规定的时间内抓到的小鸡最多，哪个组就是胜利者。

在体育游戏中进行创新，可以摆脱游戏的单调性，削减游戏中“低层次重复”的趋势，使游戏常做常新，一线教师应积极发挥主观能动性，给自己的劳动辅以智慧。

（三）幼儿体育游戏创编及改编范例分析

1. 大班体育游找“打野鸭子”创编及分析

（1）游戏规则

“打野鸭子”的游戏内容如下。

① 主要进行投准能力和躲闪能力练习。

② 一方模拟野鸭，另一方模拟猎人。猎人扮演者主要练习投球击准，野鸭扮演者主要练习各种躲闪避让的动作。

③ 猎人围成一个大圆圈，全体野鸭处在大圆圈外。开始时使用一个小排球，可逐步增加到两个或三个。

④ 作为猎人者只能在画定的圆圈界线之外投击，而且只准投击野鸭扮演者身体的肩部以下。野鸭扮演者被球击中便要立刻退到圆圈以外，野鸭扮演者若能够用手接住击来的排球，便可以得到“一条命”，退出圆圈外的野鸭可以通过“消耗一条命”方式返回圆圈内继续游戏。两组可以按约定时间交换，并比赛在相等的时间内的各种胜利指标，如哪一组接住更多的球，哪一组击中更多的“野鸭”等。也可以在野鸭组被全部击中后交换角色比赛哪一组在更短的时间中将对方全部击中，或反过来比赛哪一组能够坚持更长的时间。

（2）分析

该游戏是从传统的“沙包游戏”变换来的，改编之前一组幼儿围成圆圈充当“猎人”，另一组幼儿则进入圈内充当猎物“鸭子”，猎人用软排球击打鸭子胸部以下部位，鸭子要反应迅速，躲闪及时，被射中者淘汰出局，两组再轮换。改编以后加入了角色，变换了器械，改编了场地的空间形式。

该游戏中扮演野鸭一方的幼儿可以组合走、跑、跳等移动方式进行躲闪，而且还可以得到抛接球的练习机会。

2. 游戏“老鹰捉小鸡”改编及评价

以前，几乎所有的孩子都会玩“老鹰捉小鸡”这一游戏，但因为人数太多，队伍太长，很容易掉下去，也很累。后来换了一些游戏玩法，小朋友们玩得就更开心了。

（1）游戏规则

让全班小朋友围坐成一个大圆圈，选一名小朋友戴上头饰当老鹰，一名小朋友当母鸡，另一名小朋友当大公鸡，其余小朋友都当小鸡。游戏开始了，大公鸡说：“天黑了。孩子们睡觉吧！”小鸡们都趴在椅背上做睡觉姿势。一会儿大公鸡“喔喔喔”地叫了。母鸡说：“天亮了，孩子们起来吧！现在，我要带一些孩子到外面散步，吃小虫子。”（小鸡们一个个都坐好，争取让鸡妈妈带出去玩）鸡妈妈说着便走到圈外，唱起来：

“小小鸡，叽叽叽，会捉小虫会游戏，快快活活多神气，我爱我的小小鸡”鸡妈妈一边唱儿歌，一边依次拍着小鸡，连续拍十只左右的小鸡，被拍的小鸡一个随着一个跟在鸡妈妈的身后，（儿歌结束后）鸡妈妈带着这些小鸡，在圈外一边走一边弯着腰，两手指对成尖角放在嘴旁，做捉虫姿势。待老鹰飞来时，鸡妈妈赶紧召集小鸡一个接一个地跟在身后做起“老鹰捉小鸡”的游戏来，被捉住的小鸡停止游戏。当鸡妈妈说：“我的孩子，快回家吧！”小鸡们赶快跑到各自的座位上。这时被捉住的小鸡

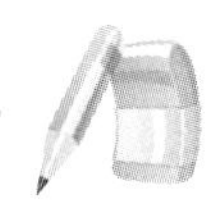

可以唱支歌或说几首儿歌，游戏反复进行，角色可以轮换。在游戏进行过程中，扮演大公鸡的孩子要组织好队伍，带领大家一起玩。这样不但使幼儿玩得快活，而且又注意了动静配合。小朋友人数较多时，可另找一只老鹰，由大公鸡带着一组小鸡玩。两组可同时进行。

（2）评价

“老鹰捉小鸡”是一项很受孩子们欢迎的游戏，对其进行改编，改变了原本人数多、危险性高的规则，将大公鸡角色加入，使其内容更加丰富，采用圈内圈外捉小鸡的形式，动静结合，有利于幼儿合理控制运动量。

三、幼儿体育游戏的具体实施步骤

在对幼儿体育游戏进行组织和实施的过程中，不同教育者由于教育方法的不同可能会产生差异化的教学效果。一些教师采用引人入胜的游戏方式，使幼儿在愉悦的学习氛围中获取知识；但是，部分教师因采用传统教学方式未能增强幼儿对游戏的喜爱程度。大量的试验证明了体育游戏的实施效果和教师对游戏内容的理解程度、教具准备是否充分、能否准确地进行讲解示范、运动量安排是否合理有关。为了提高教师各方面的综合素质，需要注意以下几点。

（一）游戏前做好准备

在进行游戏之前，教师应首先对幼儿的身体素质、运动能力、性格、爱好等特征进行充分的了解，在此基础上设计游戏的规则、内容、角色、情节，明确游戏的教育作用，并选择合适的游戏组织形式，同时还要充分考虑到游戏中可能会出现的问题、遇到的阻碍，以及相应的解决办法。

游戏之前，教师还需将游戏中用到的器材、设施等准备好，并检查是否安全、无损和清洁，认真点好数量。为了提高幼儿的有效参与度，教师还可以为每位幼儿准备一些装饰品，例如头饰、手环、披风等，提高游戏的真实性。

（二）游戏进行的步骤

在游戏进行时，教师应对游戏的内容、规则、动作、情节等内容进行详细的介绍，注意语言要简洁、生动，便于幼儿理解。在介绍完基本内容之后，还要对游戏进行示范，以便幼儿理解得更加透彻，特别是小班幼儿，应采用口头语言与动作相结合的方式来对其进行示范。复习游戏时，教师只需用简短的语言，将游戏的主要内容、要求、规则、方法等向幼儿提示一下即可。

然后，要进行分队（组）（小班游戏一般不分组），选角色。在进行竞赛性游戏分队（组）的时候，各个队伍的力量配置要合理，要将孩子们的能力强弱、男女比例等因素都考虑进去，使每个队伍的力量都达到一个基本的平衡。选择游戏的角色时，主要应考虑所选幼儿的能力如何，对开展游戏是否有利，对本人或其他幼儿是否能起教育作用，分配角色应视具体情况而定。

小班幼儿做游戏，一般是教师担任主要角色，可以掌握游戏的时间和情节的发展，同时起到教育和示范作用。当孩子们对游戏有了一定的了解之后，就可以邀请有能力的孩子来扮演主角，然后慢慢地让孩子们轮流扮演主角。为了引起幼儿游戏的兴趣，分配角色也可以采用闭着眼睛摸幼儿（摸到谁请谁当主角）或念一首有趣的诗歌（如“叮叮当，叮叮当，有个小兔请你当”，最后一个“当”字点到谁，就请谁当主角）等方法，但要注意，在这个过程中教师还是应当有目的地分配主要角色。

对于中等规模或较大规模的班级，教师应该根据孩子的优势和劣势给予适当的关注。在玩游戏之前，教师要准备好需要的教学工具，以及需要分配的角色。举例来说，让身体素质好、反应快、奔跑速度快的孩子来扮演追人的角色，这样能让所有孩子都积极地跑动。再比如，可以

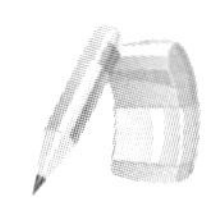

适当地让一些不好动的孩子扮演一些重要的角色，并且交给他们一些任务，这样可以更好地帮助他们培养出积极主动的性格。有的时候，还可以让孩子们通过游戏的方式来选择角色，例如，孩子们一边唱着童谣，一边传递东西，当他们把童谣唱完后，东西落入哪个孩子的手中，哪个孩子就成了主角。在选择游戏角色时，无论采用何种方式，都不能仅由几个有才能的孩子来充当游戏的主角或组织者，而是要从所有孩子的角度来考虑。分组完毕，选好人物后，比赛正式开始。

在孩子们已经很满意，但是还没有发展出厌烦的情绪时，就是他们停止游戏的最佳时间。过早地结束游戏，孩子们没有得到满意的结果，也没有得到相应的训练；如果结束得过迟，孩子的注意力就会分散，行动就会变得不正确，心情也会变得低落，这会对孩子的身心健康产生不利的影响。因此，教师要在游戏活动中把握好结束的时间。

在游戏结束后，教师要对游戏进行点评，将游戏结果向幼儿说明，并对本次游戏活动进行肯定，然后指出不足，适当地提出一些建议。对由于能力差、一时不理解游戏内容而做错了的幼儿，教师不要批评指责，应该对他们加强个别指导，肯定他们正确的地方，使他们增强信心。

（三）游戏中要注意的问题

1. 应重视游戏前的热身运动

幼儿进行热身运动对其身体发育和健康至关重要。科学研究表明，适当的热身可以提高幼儿的身体灵活性，促进血液循环，有助于松弛和活跃肌肉。为了确保充分的热身效果，可以引导幼儿进行原地小跑步、高抬腿等多样化的身体活动。在进行体育游戏之前，特别需要关注一些关节部位的热身准备，比如在进行手推车游戏前，有必要特别注意手腕的热身，因为这一部位在游戏中常常承受较大的压力。通过有针对性的热身运动，可以有效预防潜在的受伤风险，确保幼儿在游戏中能够更加

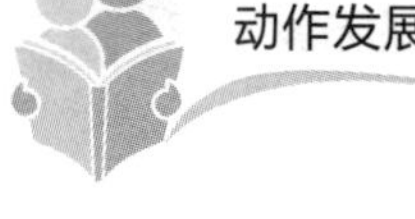
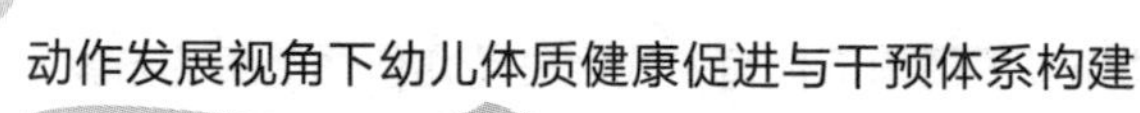

安全地参与。

2. 适当掌握活动量

教师应按照幼儿的身体素质和生理特征来合理安排活动量。

3. 严格要求幼儿遵守规则

教师应对幼儿强调规则的重要性，特别是幼儿不太熟悉游戏内容时，教师应督促幼儿严格遵守游戏规则，养成遵守规则的好习惯。严格要求幼儿遵守游戏规则的主要目的：一是能够确保游戏的顺利进行，并达到一定的教育目的；二是教育幼儿形成集体观念，能够善于控制自己、管理自己和约束自己，提升责任意识，并形成良好的道德品质。

4. 培养幼儿正确的身体姿势

幼儿在进行游戏时，可能会专注于游戏情节，而忽略了动作的标准性。比如在进行跑步比赛时，幼儿出于好胜心理想要跑到领先的位置，而没有进行标准的摆臂动作，或者低头跑，或者仰头跑。教师这时应对其进行提醒，纠正其错误的运动姿势，让幼儿能够以正确的跑、跳、攀等姿势进行身体活动，培养他们正确的身体姿势和动作。

5. 注意安全

游戏中，教师要注意让幼儿“玩好”“玩够”，要保证安全。教师应当随时检查场地和器械，教孩子如何正确地使用器材，并随时检查孩子的衣服和鞋带，以排除所有的不安全因素，为幼儿的体育游戏保驾护航。

四、开展幼儿体育游戏的策略和建议

在幼儿体育游戏活动的实践中，应当寻求一条科学的途径来解决目

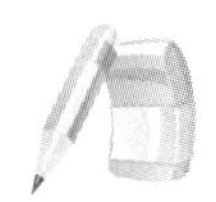

前存在的问题。通过有趣的体育游戏，引导幼儿积极参与，不仅可以使他们在多样化的游戏中体验乐趣，还有助于促进幼儿的基本动作发展，提高其身体素质。体育游戏不仅可以提高幼儿的运动技能，还能促使他们在社交和团队协作方面得到全面的培养。

（一）结合幼儿身心发展特点，设定明确、可调整的目标

幼儿时期的孩子天生好动，活泼好奇。在进行体育游戏时，教师应该充分考虑幼儿的年龄和身心发展特点，而不仅仅按照传统步骤执行。只有根据科学的教育理念调整游戏设计，才能确保幼儿始终对体育活动保持浓厚兴趣。通过深入了解幼儿的认知水平和能力，教师可以创造出更富挑战性和启发性的游戏环境，使体育活动真正达到教育的目的。在进行幼儿体育游戏时，应了解幼儿能够完成的各种动作，同时明晰哪些动作需要额外的练习。教师在制定游戏目标时，应根据孩子们的身体发育和运动技能的发展情况随时调整目标，以确保游戏更好地迎合幼儿的成长需求。积极组织体育游戏不仅有助于激发幼儿对运动的兴趣，而且能够提高他们参与的积极性。只有采取个性化的教学方法，才有助于优化幼儿的运动发展，促使他们在愉悦的游戏环境中全面提升身体协调性和运动技能。因此，教师在开展幼儿体育游戏时要注意实施有目的的体育游戏，并根据实际情况调整目标，通过体育游戏培养孩子们各方面的协作能力。

（二）积极创新幼儿体育游戏，给予幼儿选择的自主性

传统的幼儿体育游戏通常由教师事先策划，要求幼儿有序排队参与，这可能会限制孩子们自由天性的表现。在幼儿时期，孩子们充满好奇心，渴望了解世界，同时开始培养自主意识。如果教师安排的游戏内容与幼儿兴趣不符，游戏可能会难以进行。因此，在进行幼儿体育游戏时，教师应更加富有创新性，为幼儿提供更多自由选择的机会，让他们能够积

极参与。以具体例子来说，教师可以在体育活动中留出时间和空间，让幼儿自由嬉戏。同时，在一个安全而有益的环境中，鼓励孩子自主选择玩具并进行自由探索，是一种促进其全面发展的科学方法。通过为他们提供自由玩耍的机会，能够激发孩子的创造力和好奇心，同时有助于发展其独特的个性，这种基于创新和自主性的游戏方式有助于幼儿建立积极的学习体验，为孩子提供更丰富的发展机会。

（三）丰富幼儿体育游戏的内容与形式，全面促进幼儿健康成长

我国一些幼儿园在体育游戏方面存在一个值得关注的问题，即教学内容与形式不够丰富、灵活。幼儿每周参与的游戏活动相对单一，这可能导致他们对体育活动的兴趣降低，同时也未能充分发挥潜在的运动能力。为了更有效地促进幼儿的全面发展，建议在体育游戏教育中引入更为丰富和多样化的活动，以激发孩子们对运动的热情并提高他们的综合能力。教师也应当特别关注幼儿的动作发展过程，根据他们的年龄和个体差异，科学合理地调控体育游戏的内容。在组织体育游戏时，必须确保使用恰当的器材和场地，同时保证活动与幼儿的认知水平和兴趣相契合，以促进其全面发展。尤其是在体育游戏活动的前期准备阶段，老师要对体育游戏项目进行认真的调查和分析，弄清楚游戏的目标。在体育游戏结束之后，教师还需要关注幼儿的反馈，及时收集家长和孩子们的意见，然后对体育游戏进行不断地调整和优化，使其更加适合于幼儿的成长。

（四）采用动静结合的方式，提升幼儿参与体育游戏的兴趣

在进行幼儿运动游戏时，将动态和静态元素巧妙结合至关重要，这种融合不仅有助于防止孩子在活动中感到过度疲劳，同时也能够促使他们更积极参与。因此，在策划体育游戏时，应采用一系列简单而富有趣味性的方法，以引发幼儿的兴趣，激发他们的好奇心和主动尝试的欲望。

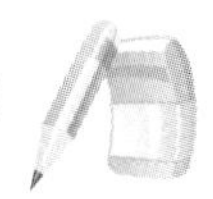

教师可以采用如下的策略：首先，利用有趣的故事将孩子引入到体育游戏中，使游戏充满活力的同时具有灵魂，实现良好的教育目的。其次，要借助体育器械来吸引孩子们。要创造性地安排和使用各类器械、器材，将各种废弃的东西收集起来，使它们能够变废为宝地成为游戏材料；最后，要创设恰当的游戏情景，以更好地引起儿童注意，同时激发幼儿主动参与和融入游戏活动当中来。

总之，在进行体育游戏活动的过程中，教师要对幼儿进行恰当的引导与协助，并为他们提供丰富有趣的游戏种类，不断丰富体育游戏活动的内容与形式，尤其是要设计和组织那些涉及操控性动作技能的游戏内容，通过各式各样的体育游戏活动，对幼儿的基础动作、运动能力以及身体素质进行全面的提高。但要注意的是，在体育游戏实施的过程中，需要考虑幼儿的个体发展水平，合理安排和调整游戏活动。

（五）巧用民间体育游戏，弘扬民间体育文化

民间民俗体育游戏活动需要的材料比较少，内容比较容易掌握，类型和玩法也比较多，不受时空的限制，不管是在幼儿园还是在家庭中，民间民俗体育游戏都对幼儿的体质健康和运动技能发展有着明显的优势。民间体育游戏得以世代相传的主要原因就是其具有较大的趣味性，能够满足幼儿的好奇心和探索欲。民间游戏一般都拥有节奏欢快的儿歌，儿歌内容简单、生动，易于朗诵和传播，节奏欢快，例如："小皮球"游戏，可以一边朗诵儿歌，一边随着节奏跳，充满了趣味性和节奏感，能够带给幼儿良好的游戏体验，可以让幼儿在游戏过程中锻炼身体素质，发展基本动作和智力，提高协调性、平衡性等。

例如，小班幼儿的各项机能还不够完善和成熟，身体协调性较弱，只能进行简单的游戏动作，例如"剪刀石头布""小皮球""丢手绢"等；中班幼儿的基本动作技能有所提高，协调性、思维能力也相对提高了一些，因此在设计游戏内容时可以适当增大难度，例如"老鹰抓小鸡""老

狼老狼几点了”等游戏；大班的幼儿身体协调性有了很大的提高，肌肉也更加发达，力量、平衡性也更好，因此在设计游戏内容时可以增加动作难度，例如“摇大绳”“击鼓传花”等游戏，锻炼幼儿的配合性和反应能力。

在民间体育游戏中，一是可以根据性别差异选择内容，如男孩选择“跳山羊”“警察捉小偷”“掰手腕”“斗鸡”“拔河”“手推车”等相对运动量大、大动作的游戏，而女孩通常会选择一些运动量较小、动作更为精细的游戏，如“翻花生”“马兰花开”等；二是根据季节因素选择内容，如冬天选择活动量相对大一些的游戏：“你追我赶”“丢手绢”“老鹰捉小鸡”“老狼老狼几点钟”“踩影子”等，而夏季倾向于选择“一二三木头人”“玩弹珠”“扭扭蛇”这类娱乐性高但运动强度不大的游戏；三是根据教育方式选择内容，如集体教学中，选择需要教师集中指导的游戏，如“贴大饼”“扛轿”“编花篮”等，而在幼儿园的自由活动中，孩子们更喜欢小型协作类的游戏，如“钻山洞”“顶锅盖”等；四是自制民间体育特色器械，例如大班要用“竹竿”来跳“竹竿舞”，中班要用“纸圈”，小班要用“报纸球”，这些自制的活动器材极大地提高了幼儿参与体育游戏的积极性，也提高了教师开展体育游戏的自主性。将民间民俗类游戏融入幼儿的体育活动中，不仅可以发展他们的基本动作，提高身体素质，而且还可以弘扬我国传统的民族体育文化。

第三节　自制器械与一物多玩在体育游戏中的运用

《幼儿园工作规程》于 2016 年正式实施，指出幼儿园应将体育游戏作为幼儿教育阶段的重点内容，并充分结合幼儿园现有的体育设施和环境资源，有针对性地制定内容丰富、情节新颖、符合幼儿身心发展规律的体育游戏，并提供相关的游戏材料，为幼儿的游戏活动营造良好的环

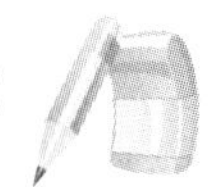

境和氛围。《评估指南》中也指出，应充分发挥游戏在幼儿教育中的重要作用，保证幼儿每天的活动时间充足，并结合地区环境特征，为幼儿创设良好的游戏氛围，提供适宜的游戏器材和设施，培养幼儿的探索、协调、平衡能力。教师应对幼儿体育游戏进行指导，满足幼儿的需求，和幼儿一起在游戏中探索、思考和合作，开发幼儿的运动潜能，提高幼儿参与游戏的积极性，并使得幼儿在游戏过程中切身提高体验感和实际操作能力。在选择幼儿游戏材料过程中，《评估指南》还指出，应确保材料的类别丰富、适宜，数量应保证充足，主要以低结构材料为主，能够满足幼儿的游戏需求。

一、自制器械与一物多玩让幼儿动起来

幼儿的特点就是活泼好动，模仿能力和动手能力较强。对于幼儿来说，复杂且机械的活动不适合他们，充满乐趣的体育游戏可以说是最好的选择。因此，充分挖掘体育游戏的潜力，丰富游戏活动，让幼儿动起来就很重要。在游戏活动中，游戏器械是必不可少的，而且游戏活动开展得是否精彩也与器械密不可分，在这其中就出现了自制器械与一物多玩。那么让幼儿自己变废为宝来制作游戏器械，不断发现新的玩法，这可以调动幼儿参与游戏的积极性，并提高他们的自信心，从而更加投入到游戏活动中。

在利用体育游戏来推动幼儿的动作发展和身体素质提升的过程中，最重要的就是激发他们参加游戏的热情，而自制器械与一物多玩正是可以激发幼儿兴趣的有效手段，并促进游戏活动良好氛围的形成，促进幼儿的全面发展。将自己身边的废旧材料变废为宝，并通过自己的努力来制作出游戏器材，这对于幼儿来说是很有成就感的，参与游戏和探索游戏的兴趣也就大大增加了，这不仅可以培养幼儿的创造能力、锻炼动手能力，还能够促使幼儿积极参与各种游戏活动，从而发展基本动作、提

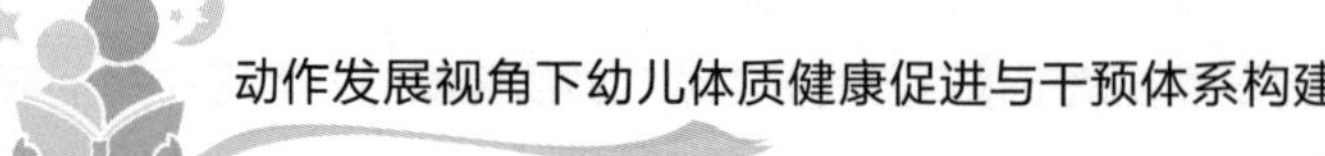

高运动技能和身体素质，最终达到体质健康促进的目的。

自制器械是指以周围的废弃材料为原料，制作成适合幼儿玩耍和活动的游戏器械。幼儿利用自制器械进行身体活动，一方面可以节约资源，减轻负担，另一方面能够帮助幼儿树立环保意识，体会自主创造的乐趣。一物多玩指的是通过同一种物品来进行不同类别的游戏，进而实现对玩具进行创造性使用的目的。在游戏活动中运用一物多玩，就是把这个物品演变成运动器械，我们更多地提倡教师利用一些废旧环保材料和一些天然作物自制运动器械，例如：利用废旧报纸、轮胎、竹梯、可乐瓶、长条凳、桌椅、饼干盒、环保袋等器械发展幼儿的走、跑、跳、投掷、攀登、平衡、钻爬等基本动作能力，以促进幼儿身体的全面发展。

自制器械与一物多玩不仅可以激发幼儿的创造性思维，还能锻炼他们的动手能力。首先，在自己制作游戏器械的过程中，幼儿的创意得到了充分的发挥，还可以将游戏中“玩”的价值体现出来。一物多玩中的玩，并不是漫无目的地瞎玩，其重点在于调动幼儿参与体育游戏的积极性，并培养他们的创造能力。幼儿在自制器械中需要教师的有效引导，充分开动大脑，并在不断探索中开发出多种玩法，这无论是对幼儿的动作发展还是体质健康促进都是有积极作用的；其次，在自制器械的过程中，安全性是应当关注的重点问题。幼儿在教师的指导下挑选出安全的游戏材料，并将其制作成安全、有趣的游戏器材，这可以很好地培养和提高幼儿的安全意识；最后，无论是自制器械还是一物多玩，都是为了提高幼儿参与体育游戏的兴趣，那么在选择器械类型和游戏形式时，都要充分考虑幼儿的身心特点和兴趣点，这样才能通过自制器械与一物多玩让幼儿动起来，发展他们的基本动作，提高他们的身体素质，达到促进体质健康的游戏目的。

概括来说，自制器械与一物多玩的功能主要体现在以下几个方面：首先，有助于提高幼儿身体素质，发展基础运动技能。幼儿在使用游戏器材的过程中，可以锻炼自己身体各器官的功能，发展自己的运动技巧，

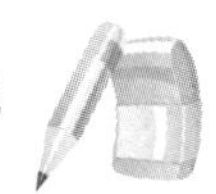

同时，他们的四肢变得更加的协调，运动能力也变得更强，促进了体质健康。其次，有利于幼儿养成良好的学习习惯。孩子们在摸索游戏器材的使用方法后，会变得比较积极和主动，在面对难题时也会坚持克服，并且会主动地去寻找解决的方法。再次，实现对幼儿自我创造能力的培养。借由探究器材的各种玩法，培养他们的创造性思维，使他们能更主动地开动脑筋。最后，培养了幼儿的人际沟通能力。幼儿在与同伴一起制作器材并探索玩法的过程中，需要和其他幼儿进行细致的交流，并勇敢发表自己的意见，这些都锻炼了交往能力。同时，自制器械与一物多玩还能促进幼儿参与体育游戏的积极性。在探究运动器材的过程中，幼儿会产生对运动的兴趣并养成良好的运动习惯，这可以为他们的健康成长奠定良好的基础。

二、自制器械与一物多玩在体育游戏中的运用策略

自制器械与一物多玩可以让幼儿更好地参加体育游戏，同时也可以培养他们的动手实践能力，这对他们以后的发展有很大的影响。在实际操作过程中，教师要尽可能地激发孩子们的探究欲望和创造能力，无论是在材料的选择还是器械玩法的设计上，都要凸显体育游戏的教育目的。除此之外，教师要针对不同的游戏器械创设不同的游戏情境，这既可以更好地开展体育游戏，又能促使幼儿沉浸在欢乐的体育游戏氛围中。

（一）利用身边的资源自制游戏器械，激发幼儿的探索欲望

在开展体育游戏时，应着眼于实际生活，尽可能地利用身边的资料来制作游戏器械，这可以激发幼儿的探索欲望，让幼儿关注生活。我们可以充分利用一些废旧物品来创造富有趣味的体育游戏玩具。例如，空饮料瓶、纸箱、报纸、光盘、床单以及一些不再需要的玩具等，这些都是制作全新物品的材料，实现变废为宝。在这个过程中，教师和幼儿可

以一同寻找这些材料，并在收集后进行仔细的清洗、消毒和晾干工作。在制作过程中，务必考虑幼儿的安全，确保所制作的物品既具有良好的外观设计，又具备实用性和安全性，且能够长时间使用。自制游戏器械不仅有助于培养幼儿的创造力，还能为环保理念提供实际的实践机会。例如，可以用废旧的纸团做小圆球，用破布做沙袋，用旧日历做飞机；可将饮料瓶子洗净后，按一定的方位放置，并与小球滚动，构成“保龄球”游戏。上述这些普通的、随处可见的废旧材料都可以被合理利用，制作成幼儿喜欢的游戏器械，教师引导幼儿一起制作，在锻炼幼儿实际动手能力的同时培养他们的创造性思维。幼儿在和教师一起制作体育游戏器械时，往往会主动寻找生活中可以利用的材料，还可能会探索出不同的玩法。

（二）发现器材的多种玩法，激发幼儿的创造能力

对幼儿来说，游戏有着强烈的吸引力，但如果游戏单一，幼儿的兴趣必然会降低。因此，创新体育游戏的活动形式，制作多样性的游戏器械，开发器材的多种玩法，这些都是非常有必要的。利用自制的运动器械进行一件物品多种玩法的游戏，可以培养孩子的创造力，增加孩子对运动的兴趣。

例如，幼儿可以利用自制的纸球进行踢足球、扔小球、赶小猪等游戏，还可以将小纸球夹在两条腿之间进行跳跃练习，或是把它放在脑袋上，练习平衡感；可以利用长绳的一端固定住羽毛球进行踢毽子游戏，或将绳子互相牵扯成蜘蛛网，然后其他幼儿在网中进行钻、跨越游戏，这些都可以训练幼儿的身体协调性。特别是对于中班的幼儿来说，可以让他们自己去探索各种游戏器械的玩法，只有根据自己的兴趣爱好自由地选择游戏器械和探索不同玩法，才能充分体会到游戏活动的乐趣。比如，在使用轮胎这种材料的时候，就可以让幼儿自由地发挥，这时就会看到，有些幼儿会在轮胎上画出一些花纹，把轮胎刷得五颜六色，而有

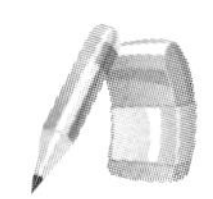

些幼儿则会在轮胎上滚来滚去，或者把几个轮胎拼成一个可以爬的洞。幼儿根据自己的兴趣爱好、想象力来思考和选择器材的多种玩法，可以锻炼他们的创造性思维和动手能力。幼儿在选择游戏伙伴时往往也会根据自己的喜好，通过选择不同的小伙伴和不同的游戏器械，幼儿可以进行自由组合，这既可以丰富体育游戏的体验，又能探索不同的玩法，进而增强对体育游戏的兴趣。这种自主选择的方式不仅有助于降低幼儿对单一游戏的厌倦感，还促使他们在社交互动中培养出与不同小伙伴合作的能力。因此，自制器械与一物多玩有助于促进幼儿全面发展，培养其认知、社交和创造性思维等方面的能力。

（三）创设不同的游戏情境，推动一物多玩的开展

为了提升一物多玩的吸引力，为幼儿营造一个优质的游戏环境显得至关重要。在实践中，为幼儿创设引人入胜的游戏场景，不仅能有效激发他们的参与欲望，还能提升游戏体验，促使体育游戏取得良好教学效果。比如，利用轮胎、饮料瓶等物料，搭建出一条有障碍的路径，再创设“我来搬沙袋”的情景，让孩子们从一头出发，越过障碍，平稳地把沙袋运送到另一头。在这种游戏情境中，可以不对沙袋的运输模式进行限定，因为有些幼儿会想到，如果站在一端把沙袋抛向另一头会节约大量的时间，这就是游戏情景的效果，可以使幼儿在一个放松的游戏氛围中，通过思维的发散来创造不同玩法。

创设和营造游戏情境有三种方式：首先，在自然条件下创造。充分利用幼儿园内的室外空地，形成多元化的游戏场地。比如运动场、石子路、塑胶跑道、游泳池、沙坑、草地、大树、绿地。其次，对已有的环境与资源进行开发。比如在草坪上挖出小水渠、小池塘，让孩子们玩滑索游戏；通过树木和绳子拉扯成的蜘蛛网组成的网络，培养孩子的平衡性；在沙滩上搭建攀岩架，让孩子们可以通过葡萄架子上挂着的各种小铃铛来练习跳跃。最后，在体育游戏中挖掘新的素材。一种运动器械能

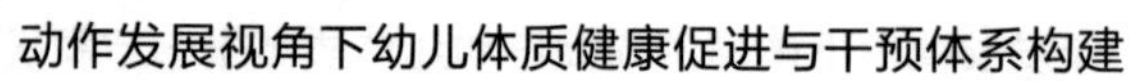

够发展出各种各样的游戏形式，通过不同的游戏方法，不仅可以培养和提高孩子们的各种运动技能，还能够让孩子们感到新奇，实现一物多玩。

（四）选择合适的器材，提高游戏的趣味性和可操作性

用自制器械进行的体育游戏，必须符合幼儿的认知特征和动手能力，不同年龄的幼儿生理和心理特征不同，对体育器材的要求也不同。教师需深入了解幼儿不同年龄段的发展特点，通过仔细观察他们的活动来获取详尽的信息。在这个过程中，应具备发现潜在问题的能力，并不断创新游戏方式，以确保游戏的趣味性和教育性。通过科学方法的运用，积极鼓励孩子参与和探索体育游戏，可以实现以下目标：一是可以激发幼儿对游戏的持续兴趣，并促使他们积极参与其中；二是可以确保难度适中，幼儿可以轻松地使用他们亲手制作的玩具；三是有助于培养孩子的创造性思维和自主性，激发他们在游戏中发挥创造力，并根据已有的游戏经验进行创新；四是可以提高他们的自信心，并通过自制器械与一物多玩获得更多宝贵的游戏体验。比如，教师应充分考虑体育游戏的目的、幼儿的年龄特点、环境特征等因素对游戏器械的影响，在选择游戏材料时应确保适宜性和充足性。例如，小班幼儿在进行游戏时，由于年龄尚小，因此要用一些高结构的材料，在选择游戏材料时应以成品为核心；而大班幼儿的年龄相对大一些，在选择游戏材料时就可以选择一些半成品或者低结构的材料，这能够锻炼幼儿的动手能力，如利用瓶子来制作椅子或球拍等。

总之，在体育游戏中自制玩具活动时，有必要精心设计多样化的游戏，以确保它们既富有趣味性又易于开展。在设计过程中，需要注重培养幼儿的自主探索能力，以促进其认知的发展；还要通过自制的游戏器械开展丰富多样的游戏活动，创新游戏的玩法，让幼儿在自由制作器械和选择器械的良好氛围中发展他们的基本动作，提高身体素质。从一种

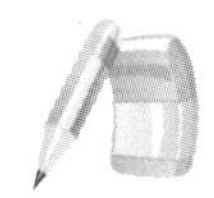

器械的多种玩法到多种器械的探索，可以为幼儿创造各种运动体验，避免他们专注于单一的运动形式，从而实现全面的身体锻炼。在这个过程中，需要确保幼儿的手脚都得到充分的锻炼，以促进身体各部位的均衡发展。自制器械与一物多玩不仅有助于培养幼儿健康的运动习惯，还能够为他们提供更为全面的身体素质发展的机会。

三、游戏中自制器械与一物多玩的应用实例

（一）游戏中自制器械的应用实例

1. 小沙球

所需材料为乒乓球、小球、纱、线。将纱包裹住乒乓球或小沙球，用线一圈一圈缠绕系紧。幼儿把小沙球作为投掷物，利用辅助物（如纱网、投箱等）进行投掷练习。

2. 小推车

所需材料为饼干罐、水管、食用油塑料罐。幼儿利用想象力将饼干罐、水管、塑料罐制成小推车的样式。饼干罐作为小推车的轮子，用水管将其和食用油塑料罐串起来。随后利用辅助材料（如过河石、平行线等），幼儿在平行线内或以绕障碍物的方式推、拉“小推车”。

3. 宝石分类

所需材料为不同颜色的雨伞和小纸球。用废旧纸张团成不同颜色的小纸球，幼儿将不同颜色的纸球分类投入相应颜色、不同高度的雨伞当中，比一比谁投得又快又准。通过游戏帮助幼儿辨识颜色，增强幼儿正面单手肩上投掷能力及分类概念。

4. 百变小路

所需材料为矿泉水瓶、塑料管。将差不多高度的矿泉水瓶依次摆好，将塑料管套进饮料瓶口的橡皮筋处，变出各种不同的图形模拟百变小路，让幼儿练习跨跳等动作。

5. 跳圈

所需材料为呼啦圈、小脚印图案的硬纸片。将几个同一直径的呼啦圈摆放在地面上，圈里放上小脚印图案的硬片纸，并标上不同的数字编号。幼儿按器材上的数字编号（或图形）进行单脚跳或双脚跳的练习，可以是象限跳，也可以是直线跳。

6. 顶顶乐

所需材料为可乐瓶、橡皮筋、乒乓球。幼儿用橡皮筋将塑料瓶固定套在头上，并在顶部放入乒乓球，然后直行前进，使球不落地，保持行走间的平衡（身体不晃动），以此发展幼儿的平衡能力。

7. 小火箭

所需材料为可乐瓶、橡皮筋、乒乓球。幼儿一手握瓶，并将乒乓球置于瓶中，另一只手拉住绳子底部（往下拉），松开皮筋（用力反弹），以此提高幼儿的上肢力量、控球能力及手眼协调能力。

8. 跳房子

所需材料为塑料管和橡皮筋。用塑料管自由组合成不同样式的房屋图形，并用松紧带连结。幼儿可以采用单脚、双脚或两脚交替的方式进行连续向前跳跃练习。

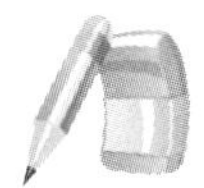

9. 甲虫背包

所需材料为布、扣子、布球。幼儿利用布和扣子制成甲虫模样的背包，并将布球放进背包内，将甲虫背包背在身上进行负重爬，练习手膝着地爬行。

10. 大布包

所需材料为布和棉花。幼儿用布制成正方体的布包，并将棉花放进布包内。幼儿可以背着布包手膝着地爬、可以背着布包接力跑、可以自抛自接布包、可以头顶布包走平衡，还可以双腿夹着布包往前跳、两人合作用棍抬着布包走。

11. 鱼儿进网

所需材料为呼啦圈、布鱼、丝带。利用呼啦圈和丝带制成圆形编织网圈，幼儿可以一人拿网，一人抛布鱼，玩鱼儿进网的游戏；可以将 4 个网挂在空中，在近距离把布鱼投进网里；可以在渔网中放几条布鱼，一名幼儿手拿网，另一幼儿钓小鱼；可以把网放在地上，让幼儿练习助跑跨跳；可以手拿渔网，在渔网中放入小鱼，练习自抛自接。

12. 大嘴青蛙

所需材料为画有大嘴青蛙图案的 KT 板。幼儿站在投掷线上，把沙包或球投向“大嘴青蛙”的嘴巴。

13. 流星球

所需材料为布、海绵、橡皮筋。用布包裹海绵制成小球的模样，随后缝上橡皮筋，模拟流星球。幼儿手拿着绳子挥动手臂，使球在空中或地面形成弧形；也可两两合作，一人将流星球贴地面甩出弧度，另一人跳起（不被流星球甩中），从而锻炼幼儿的手臂力量，提升合作意识。

（二）游戏中一物多玩的应用实例

1. 报纸

玩法 1：幼儿手拿报纸放在胸前，然后快速地向前跑，将双手放开使报纸不掉落。

玩法 2：两名幼儿用身体夹住报纸走，使报纸不掉落。

玩法 3：幼儿把报纸放在头上走，使报纸不掉落。

玩法 4：将多张报纸粘在一起成链条形，几名幼儿双手高举“链条”一起向前走。

玩法 5：幼儿双腿夹着报纸跳。

玩法 6：报纸横放在地上，幼儿通过双脚跳、双脚侧身跳、单脚跳、单脚侧身跳和跨跳等方式跳过报纸。

玩法 7：幼儿拿两张报纸（作为路），站在报纸上交替向前移动，即站在其中一张上，另一张铺在前面，然后走到前面那张上，再把后面那张移至前面。

玩法 8：将报纸揉成纸球，幼儿拿起纸球向前投掷、向上抛接或当球踢。

玩法 9：将报纸揉成长条形（当作剑），两名幼儿玩击剑游戏。

玩法 10：将整张报纸放在地上，两名幼儿拥抱在一起且在报纸中间单脚站立，另外一只脚不能着地。接着把报纸对折变小，两个人以同样的方法在报纸上站立。报纸越折越小，看哪一组的两脚先着地。

玩法 11：把球平放在报纸中间，两名幼儿分别拿着报纸的四个角来搬运球。

2. 纸箱

温馨提示：纸箱面积的大小与摆放的间隔可根据幼儿的年龄及能力

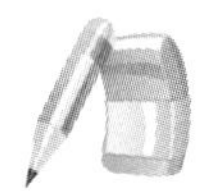

调整。

玩法 1：直线向前双脚跳。将 8 个纸箱间隔放置在地面上，幼儿直线向前双脚跳过纸箱。玩法 2：滑步绕纸箱。将 8 个纸箱间隔放置在地面上，幼儿向前滑步绕过纸箱。

玩法 3：双脚侧跳。将纸箱原地放置，幼儿左右双脚跳过纸箱。

玩法 4：单脚跨跳。将纸箱原地放置，幼儿向前或向左右跨跳过纸箱。

玩法 5：助跑式跨跳。设定助跑距离，幼儿快速起跑跨越纸箱。

玩法 6：移动接物。幼儿手拿空纸箱（可移动），接对面幼儿抛过来的轻小实物。

玩法 7：纸箱坦克车。将中大纸箱切成坦克形状，幼儿在纸箱中间以爬行或滚动的方式使纸箱坦克车前行。

玩法 8：粘贴纸箱墙。纸箱 12 个，幼儿手拿二三个纸箱从起跑线快速跑到贴墙点并将纸箱粘贴在墙上。

玩法 9：纸箱接龙。纸箱 12 个，12 名幼儿以队列形式双脚不间断地在原地轻跳，第一个队员手拿纸箱传递给下一个队员，以此类推，直到传完 12 个纸箱。

3. 塑料瓶

玩法 1：原地抛接塑料瓶。

玩法 2：用塑料瓶玩叠积木游戏。

玩法 3：将塑料瓶放倒或竖立，练习跨越。

玩法 4：用塑料瓶做障碍，练习绕障碍跑。

玩法 5：用塑料瓶做沙包，练习投掷。

玩法 6：用塑料瓶做标志物，练习折返摸物。

玩法 7：用塑料瓶打保龄球。

玩法 8：玩滚塑料瓶游戏。

4. 沙包

玩法 1：踢沙包。把沙包放在脚面上，向前方或者上方用力踢沙包。

玩法 2：夹包跳。把沙包放在两脚或两腿中间夹紧，连续向前跳。

玩法 3：投沙包。用沙包击中目标物体，比如投准、打怪兽等。

玩法 4：踢包游戏。用左右脚内侧向上踢包（如踢毽一样）；也可在沙包上系上绳，用手拎着绳踢；或把沙包放在脚面上向前踢出，对面的幼儿接住，再往回踢。

玩法 5：顶沙包。把沙包放在头顶上，幼儿保持身体平衡，小心翼翼向前走，不要让沙包掉下来，还可以把沙包放在肩膀、胳膊、手臂等部位。

5. 溜溜布

溜溜布的宽度为 1.5 m，长度为 10～15 m。

玩法 1：将布平放，幼儿在上面爬：情境设置：匍匐前进、游泳等。

玩法 2：将布拉高至 0.3～0.5 m，幼儿在布下爬；拉高至 0.7 m，幼儿在布下弯腰跑；拉高至 1 m，幼儿头顶布走；拉高至 1.3 m，幼儿跳起头顶布；拉高至 1.3 m 以上，幼儿跳起手触布。

玩法 3：将布合拢，变成大绳子，幼儿做悬垂游戏。

玩法 4：将布放在地上，幼儿跳过布宽（宽度在 0.2～1 m 的范围内递增），进行跳跃游戏。

玩法 5：传送带游戏，幼儿分散在布的两边抖动布传送物品，从起点传至终点。

玩法 6：将布置于不同高度，幼儿玩跳高游戏。

玩法 7：将布握紧成绳子，大家一起模仿蛇的样子。

玩法 8：幼儿双手分别抓在布宽的两边，模仿舞龙的样子。

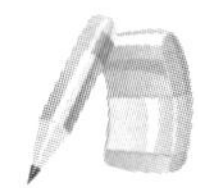

6. 海绵垫

玩法 1：在垫上做爬行练习，如：手膝着地爬、手脚着地爬、匍匐爬、侧身爬、坐爬以及各种爬行动作的后退爬。

玩法 2：在垫上做翻滚练习，如：前滚翻、后滚翻、侧身滚。

玩法 3：在垫上做跳跃练习，如：从上往下跳、蹲撑跳、跪撑跳。

玩法 4：翻垫子比赛。

玩法 5：身体趴下，手脚撑在垫子两边，横着身体撑着过去。

玩法 6：两队幼儿分别用手抓紧垫子的两边进行拉垫子比赛。

玩法 7：将垫子摆放在地上，两队幼儿站在垫子两边，手撑在垫子的两边进行手推垫子比赛。

玩法 8：幼儿合力抬垫子。

7. 桌子

玩法 1：幼儿爬上一张桌子，跳下（走下）来。

玩法 2：四张桌子支撑一张桌子，幼儿爬大山（注意安全保护）

玩法 3：将 4～10 张桌子拼成隧道，幼儿从桌子下面爬过去，玩火车过隧道的游戏。

玩法 4：幼儿分别以手膝着地、手脚着地等动作从桌下爬过。

玩法 5：火车过隧道、爬山坡、爬大山交替进行。

玩法 6：将桌子翻转，玩合作抬东西的游戏。

玩法 7：在桌面上放一个球，2～4 人合作将桌子抬起，要求球不落地。

玩法 8：模仿游戏。幼儿趴在桌子上，四肢打开模仿飞机；钻到桌子下，模仿乌龟；背上桌子，模仿蜗牛。

8. 凳子

玩法 1：将若干凳子紧密挨在一起，幼儿在凳子上走。

玩法 2：将若干凳子不规则地摆放（每两把凳子间隔 30～50c m），幼儿在凳子上走。

玩法 3：幼儿站在凳子上，朝着没有靠背的方向从上往下跳。

玩法 4：将凳子横放在地上，幼儿跨跳过去。

玩法 5：幼儿坐在凳子上，两手紧握凳子靠背，连续向前走或跳。

玩法 6：将 3 把凳子搭建成“山洞”，幼儿从凳子下面钻过去或爬过去。

玩法 7：将凳子的靠背朝里围成一个圈，老师播放音乐，当音乐停止时，幼儿迅速地找一把空凳子坐下，凳子慢慢减少，最后坐到凳子的幼儿为胜者。

9. 布袋

玩法 1：幼儿站在布袋里，两手拉紧布袋两侧，连续向前行走。

玩法 2：幼儿站在布袋里，两手拉紧布袋两侧，连续向前跳。

玩法 3：布袋平铺在地面上，进行并脚跳跃布袋练习。

玩法 4：布袋平铺在地面上，进行助跑跨越布袋练习。

玩法 5：把布袋叠成小方块，进行投掷练习。

玩法 6：把布袋整理平整，拉住布袋的两个平行角，放在头上当风筝奔跑。

玩法 7：头顶叠好的布袋练习平衡走。

玩法 8：用布袋往返运东西。

玩法 9：把布袋当飞碟，甩出去。

10. 塑料桶

玩法 1：滚桶。将塑料桶平躺放置，幼儿在后面用手、用脚推或系上绳子在前面拉等。

玩法 2：跳桶。幼儿将塑料桶放稳并跳过；或让塑料桶滚动起来跳过；

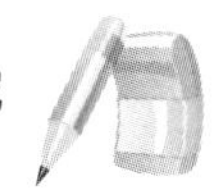

亦或是将两个塑料桶中间用绳子连接，幼儿跳过绳子；再或者用绳子系住桶口，一个幼儿抓住一头，让桶滚起来，当桶过来时，其他幼儿跳过桶或绳子。

玩法3：拍桶。老师通过拍桶发出不同的声音，幼儿根据不同声音做不同的动作。

玩法4：投桶。将桶作为目标，幼儿在指定位置用物体投中桶壁，或投进桶内；可将桶移动起来，投移动靶。

玩法5：抬桶。两名幼儿用两根木棍，将塑料桶从一个地方抬起，运到另外一个地方。

玩法6：套头摸瞎。幼儿或老师将桶套在头上，进行抓瞎游戏。

玩法7：拉桶。将塑料桶一头系上若干绳子，幼儿每人一根绳子，合力将塑料桶拾起，以此来击中垂吊在半空的物体。

玩法8：抱桶接物。两人一组，一人抱起桶，站在指定区域，一人在不远处向指定区域投弹，抱桶的人要尽量接住炸弹，不让它爆炸。

玩法9：骑桶。单个幼儿可骑在塑料桶上前进，也可将塑料桶连在一起变成“桶龙”玩。

11. 橡皮筋

玩法1：拉力器。幼儿左右手各拿着橡皮筋的一端，做拉力器用；还可以一端踩在脚下，另一端用手拿着做拉力器。

玩法2：弹弓。将橡皮筋套在左手拇指和食指上，装上自制子弹，右手瞄准并发射子弹，抑或是拿住橡皮筋的一端，另一端系上小球，将其弹射出。

玩法3：拴球绳。用网袋套住足球（或其他球），再将橡皮筋系住网袋的袋口，然后玩踢球、滚球、拖球、抛接球等。

玩法4：做渔网。两名幼儿各拿橡皮筋的一端，将橡皮筋做成渔网来玩捕鱼。

玩法 5：快乐转转转。两名幼儿各拿橡皮筋的一端，朝任意方向自转，两人碰到后回转。

玩法 6：你东我西。两名幼儿各拿橡皮筋的一端，朝相反方向跑，先拿到指定物品或者碰到指定物体者获胜。

玩法 7：跳钻皮筋。两名幼儿各拿橡皮筋的一端并拉直，其他小朋友从中间通过，可以钻，也可以跳。

玩法 8：封锁线。将橡皮筋织成大小不一的网口，即“封锁线”，幼儿通过时或钻或爬，但不能碰到“封锁线”。

玩法 9：超大雨伞。将彩虹伞或布块的每个角都系上橡皮筋，参与的幼儿一手拿布，一手拿橡皮筋，大家一起将布由下往上举起，到最高点时松开抓布的手，拽住橡皮筋，可以做成超大雨伞。

12. 竹梯

玩法 1：作为攀爬类动作的练习器械时，幼儿可在竹梯上爬动，或是双手双脚分别置于竹梯的两边侧向爬。

玩法 2：作为操作类动作的练习器械时，两名幼儿可一起抬竹梯。

玩法 3：作为平衡类动作的练习器械时，竹梯平放，幼儿可在上面走动。

玩法 4：作为跳跃类动作的练习器械时，幼儿可在竹梯的搁架处练习跳跃，或是双脚从竹梯一边跳至另一边。

玩法 5：作为钻爬类动作的练习器械时，幼儿可钻过竹梯的搁架。

玩法 6：还可以与其他的器械（如：轮胎）一起，搭建成各种动作练习的综合器械。

13. 竹竿

玩法 1：两名幼儿面对面手拿两条竹竿蹲下，将竹竿按一定节奏同时分合敲击，其他幼儿在中间跟随节奏跳进或跳出。

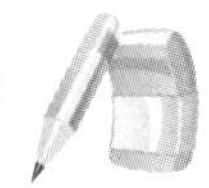

玩法 2：把两条竹竿摆在地上，之间的距离在 50～80 厘米左右，幼儿练习双脚跳小河（可根据需要把竹竿距离拉大）。

玩法 3：把竹竿摆成一路，幼儿在竹竿上进行侧身爬或者向前爬（可根据需要多摆一些竹竿）。

玩法 4：把多条竹竿摆在地上，竹竿之间的距离相同。幼儿进行连续的跨跳（竹竿的距离可自定）。

玩法 5：把竹竿平行并列放在地上，幼儿在上面走，以此来练习平衡能力。

玩法 6：多条竹竿放地上摆造型，幼儿进行跳房子游戏。

体育游戏符合幼儿发展的需要。幼儿时期是基本动作和运动技能发展的关键时期，体育游戏在这个阶段对于促进幼儿身心健康和全面发展起着至关重要的作用。幼儿期还是孩子们身体正处于迅速发展和容易疲劳的一个阶段，这时参与体育游戏不仅让幼儿感到愉快，同时也有助于塑造他们的基本运动技能。体育游戏对幼儿学习和发展也具有显著的积极影响。通过参与这些游戏，幼儿可以提高自己的运动技能，如走路、跑步、跳跃、投掷、攀爬等，从而为他们未来更复杂的运动活动能力奠定基础。体育游戏的好处在于它为幼儿提供了一种自由、快乐、有趣的活动形式，符合他们天生对探索和活跃参与的兴趣。将基本动作技能的发展融入各式各样的体育游戏中，不仅令幼儿在运动中获得身体上的锻炼，同时也满足了他们心理层面的需求，为他们体质健康的整体提升奠定了坚实基础。

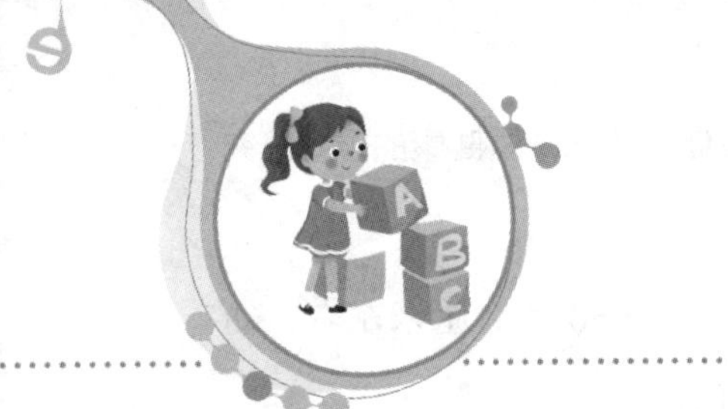

第七章 幼儿体质健康评价体系与动作发展的干预效果检验

第一节 幼儿体质与大肌肉动作发展的测量及评价

一、幼儿体质测试

幼儿体质测试是对幼儿身体素质进行客观、科学的评估和监测，以了解他们的身体健康水平和运动能力，这项测试对幼儿的健康发展具有重要意义。首先，体质测试可以帮助教师和家长全面了解幼儿的身体素质水平，包括肌肉力量、耐力、灵敏度、柔韧性等。根据测试结果可以为幼儿提供有针对性的运动活动和锻炼计划，促进其全面发展。例如，通过测试发现某个幼儿在柔韧性上存在较大的改善空间，教师可以针对性地为他设计拉伸操和瑜伽等活动，帮助他提升柔韧性。其次，体质测试可以帮助发现幼儿潜在的健康问题。通过测试，可以尽早发现幼儿的体质异常，如肥胖、体能低下等问题。及早发现并干预这些问题，有利于促进幼儿的身体健康，预防慢性疾病的发生。例如，当发现某个幼儿

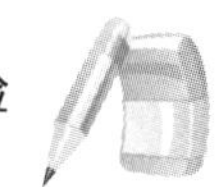

的肌肉力量明显低于同龄人，可以及时采取针对性的运动干预方案，帮助他增强肌肉力量，预防肌肉萎缩等问题。

此外，体质测试还有助于引导幼儿养成良好的生活习惯。比如，测试发现某个幼儿的耐力较差，教师可以通过测试结果向家长提供建议，鼓励孩子多参与户外活动和体育课程，帮助他提高耐力水平。

（一）幼儿体质测试的指标

幼儿体质测试的指标包括身体形态和身体素质两类，如表 7-1 所示。

表 7-1　幼儿体质测试的指标

类别	测试指标
身体形态	身高 体重
身体素质	10 m 折返跑 立定跳远 网球掷远 双脚连续跳 坐位体前屈 走平衡木

（二）幼儿体质测试各指标的意义

（1）10 m 折返跑主要是为了测试幼儿的灵敏素质。

（2）立定跳远主要是为了测试幼儿下肢肌肉的爆发力。

（3）网球掷远主要是为了测试幼儿上肢部位以及身体躯干肌肉的力量。

（4）双脚连续跳主要是为了测试幼儿下肢部位的肌肉力量以及身体的协调性。

（5）坐位体前屈主要是为了测试幼儿躯干及下肢部位的柔韧性。

（6）走平衡木主要是为了测试幼儿过障碍物时的身体平衡性。

（三）幼儿体质测试的方法

幼儿身体素质测试的具体方法如表 7-2 所示。

表 7-2　幼儿身体素质测试的方法

测试指标	方法	注意事项
10 m 折返跑	1. 使用秒表测试。 2. 幼儿至少 2 人一组，两腿前后分开，站立在起跑线后；当听到起跑信号后，立即起跑，直奔折返线，用手触摸到物体（木箱或墙壁）后返回，直奔目标线。当胸部到达起点线的垂直面时，测试员停表。记录以秒为单位，保留小数点后一位	1. 幼儿应全速跑，途中不得串道，接近终点时不要减速。 2. 在起终点处和目标线处不得站人，以免妨碍测试
立定跳远	1. 使用沙坑或软地面、卷尺和三角板测试。 2. 幼儿两脚自然分开，站立在起跳线后，然后摆动双臂，双脚蹬地尽力向前跳。测量起跳线距最近脚跟之间的直线距离。测试两次，取最大值，记录以厘米为单位，不计小数	幼儿起跳时，不能有垫跳动作
网球掷远	1. 使用网球和卷尺测试。 2. 幼儿站在投掷线后，两脚前后分开，单手（右手）持球；将球从肩上方投出，球出手时，后脚可以向前迈出一步，但不能踩线或过线。有效成绩为投掷线至球着地点之间的直线距离。测试两次，取最大值，记录以米为单位	测试时，严禁幼儿进入投掷区，避免出现伤害事故
双脚连续跳	1. 使用卷尺和秒表测试。 2. 幼儿两脚并拢站在起跳线后，听到“开始”的口令后，双脚起跳，连续跳过 10 个软方包停止。测试员视幼儿起动开表计时，当幼儿跳过第十个软方包双脚落地时，测试员停表。测试两次，取最好成绩，记录以秒为单位，保留小数点后一位	测试时，如果幼儿两次单脚起跳跨越软方包、踩在软方包上或将软方包踢乱，则重新测试
坐位体前屈	1. 使用坐位体前屈测试仪测试。 2. 幼儿面向仪器坐在垫子上，双腿向前伸直；脚跟并拢，蹬在测试仪的挡板上，脚尖自然分开。测试时，幼儿双手并拢，掌心向下平伸，膝关节伸直，上体前屈，用双手中指指尖推动游标平滑前进，直到不能推动为止。测试两次，取最大值，记录以厘米为单位，保留小数点后一位	1. 测试前，幼儿应做准备活动，以防肌肉拉伤。2. 测试时，膝关节不得弯曲，不得有突然前振的动作。 3. 记录时，正确填写正负号
走平衡木	1. 使用平衡木和秒表测试。 2. 幼儿站在起点线后的平台上，面向平衡木，双臂侧平举，当听到“开始”的口令后，两脚交替向终点线前进。测试员视幼儿起动开表计时，当受试者任意一个脚尖超过终点线时，测试员停表。测试两次，取最好成绩，记录以秒为单位，保留小数点后一位	1. 测试时，幼儿如中途落地须重试。 2. 要安排人员对幼儿进行保护

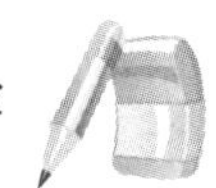

（四）幼儿体质测试的评分标准

不同年龄段的幼儿，其体质测试的评分标准也不同。根据《国民体质测定标准手册（幼儿部分）》，评分标准在此不做详细介绍。

二、幼儿大肌肉动作发展测试

幼儿大肌肉动作发展测试是一种评估幼儿肌肉力量、灵敏性和协调能力的方法，是对幼儿身体发育和运动能力进行的科学测量，不仅可以帮助了解幼儿的肌肉力量、协调能力和灵敏性水平，还可以帮助教师根据测试结果设计有针对性的体育活动，促进幼儿身体素质的全面发展。例如，在进行大肌肉动作发展测试时，测试发现 3 岁的幼儿能够做到站立跳，但在进行俯卧撑时表现欠佳，这可以提示教师和家长，幼儿的上肢肌肉力量可能需要加强。在实际教学中，教师可以通过针对性的锻炼和游戏活动来帮助幼儿增强上肢肌肉力量，比如让他参与拔河游戏、攀爬等活动，促进身体的全面发展。又如，在测试中发现 4 岁的幼儿在做单脚跳的时候表现出较好的平衡能力，但在做横跳时出现了困难，这可以提醒教师，幼儿的协调能力需要加强。在实践中，教师可以设计一些游戏，如跳绳、跳圈等活动，帮助幼儿提高横跳时的身体协调能力。及早识别阻碍幼儿大肌肉运动发展的因素加以指导帮助，对个体身心发展有着积极的意义。

（一）TGMD-3 测试介绍

幼儿 TGMD-3 测试是一种用于评估 3～10 岁儿童运动发展水平的测试工具，全称为“动作发展量表-第三版”。该测试旨在评估儿童的大肌肉动作发展水平，包括跳跃、跑步、投掷等各种动作。这项测试对于了解幼儿的运动能力和身体发育水平具有重要意义。

（二）TGMD 测试的作用

（1）可以有效评估幼儿的运动发展水平。通过测试项目，可以全面了解幼儿的运动能力水平，包括跳跃、奔跑、投掷、接球等方面的表现，帮助教师和家长了解幼儿的整体运动发展水平。

（2）识别幼儿运动发展的弱势。通过测试结果，可以识别幼儿在哪些具体的运动项目上存在较大的困难或弱势，比如跳跃、侧滑步、立定跳远等，从而为针对性的运动训练和提高提供依据，进一步强化幼儿大肌肉动作技能的发展。

（3）为个性化教学提供依据。测试结果可以帮助教师制定个性化的运动训练计划，根据幼儿的实际情况，有针对性地促进动作发展，提高其运动能力。

（三）TGMD-3 的测试方法（表 7-3）

表 7-3　TGMD-3 测试技能、器材和方法

技能	器材	方法	评分标准
跑	长约 18.3 m 跑道，两个标志物和胶带纸	1. 两个标志物相距 15 m 2. 到达终点后要有至少 3 m 的缓冲距离 3. 听到口令后指导受试者快速从一个标志物跑过另一个标志物 4. 重复测试	1. 两臂弯曲，手臂摆动方向与两腿的动作方向相反 2. 双脚有短暂的腾空离地时间 3. 脚后跟着地过渡到前脚掌着地 4. 摆动腿弯曲约 90°，脚靠近臀部
前滑步	长约 10 m 的平坦空地，标志物和胶带纸	1. 两个标志物相距 10 m 2. 指导受试者从一个标志物用前滑步跑到另一个标志物 3. 重复测试	1. 两臂弯曲，向前摆动 2. 前脚向前迈一步，后脚紧跟迈步到前脚边，但不超过前脚 3. 两只脚有短暂的并步腾空 4. 连续有节奏地前滑步 4 次
单脚跳	5 m 长跑道，两个标志桶	1. 指导受试者用优势脚连续 4 次单脚跳 2. 重复测试	1. 摆动腿用力向前摆动 2. 摆动腿的脚在支撑腿后 3. 两臂弯曲向前摆动 4. 单脚连续跳 4 次

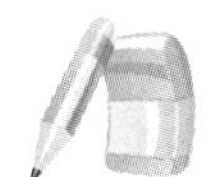

续表

技能	器材	方法	评分标准
蹦跳	9 m 长跑道，两个标志桶	1. 画两条约 9 m 的线，用标志桶分开 2. 指导受试者从一个标志桶垫步跳向另一个标志桶 3. 重复测试	1. 一脚向前垫步起跳 2. 两臂弯曲，手臂摆动方向与腿的动作方向相反 3. 连续有节奏地双脚交替跑 4 次
立定跳远	3 m 长跑道，起跳标志线	1. 在跑道上画出起跳线 2. 站在线后起跳 3. 受试者用力向前跳 4. 重复测试	1. 两腿屈膝，两臂后摆 2. 蹬地起跳时，两臂向前上方摆动，超过头部 3. 两脚同时起跳并落地 4. 落地时，两臂自然向下摆
侧滑步	7 m 长跑道，两个标志桶	1. 两个标志桶相距 7 m 2. 指导受试者从一个标志桶用侧滑步到另一个标志桶 3. 要求受试者滑步返回起点 4. 重复测试	1. 侧身，肩与标志线平行 2. 惯用脚滑步，另一只脚迅速跟进，双脚并步时同时离地 3. 向左连续滑行 4 次 4. 向右连续滑行 4 次
双手挥棒击打固定球	儿童用棒球棒、棒球、固定球底座	1. 球放置在击球底座上，腰间高度 2. 要求受试者用力向前挥棒击球 3. 对准正前方 4. 重复测试	1. 惯用手在非惯用手上方，握住球棒 2. 非惯用手一侧的髋部、肩部面对击球方向 3. 挥棒时转动髋部、肩部 4. 非惯用脚向前跨一步 5. 前挥击到球
单手握拍击打反弹球	儿童用网球拍、网球、墙	1. 受试者单手握拍 2. 要求受试者挥拍击打反弹球 3. 向墙面挥拍击球 4. 重复测试	1. 球落地反弹，同后引拍 2. 非惯用脚向前跨一步 3. 向墙面击球 4. 挥拍过肩（非惯用脚一侧的肩）
单手原地运球	儿童用篮球	1. 要求受试者单手原地连续 4 次运球 2. 停止后，用手抱住球 3. 重复测试	1. 单手运球在腰部高度 2. 手指触球，而不是全手掌运球 3. 原地脚不动，运球 4 次
双手接球	10.2 cm 直径充气软球，4.6 m 长的空间距离	1. 画两条直线，相距 4 m 2. 传球者与受试者相对站在线上 3. 下手传球给受试者，高度在儿童胸部区域 4. 受试者双手接住球 5. 重复测试	1. 两臂自然弯曲于胸腹前 2. 两臂张开迎球 3. 双手接住球

续表

技能	器材	方法	评分标准
脚踢固定球	儿童用足球，标志桶两个、墙	1. 标记一条距离墙面 6.1 m 的横线，球放在线上 2. 第二条线距离第一条线 2.4 m，受试者站在第二条线跑向墙面踢球 3. 重复测试	1. 快速、不间断跑向球 2. 踢球前，跨步提腿 3. 支撑脚站在球侧 4. 惯用脚背踢球，而不是脚尖
肩上投球	网球、墙、6.1 m 长的空间距离	1. 画一条距离墙 6.1 m 的标记线 2. 受试者站在线后，面对墙 3. 受试者用力向墙投球 4. 重复测试	1. 手臂向下挥动，准备投球 2. 非惯用脚向前跨步 3. 转动髋部、肩部，非投掷手身体侧对墙 4. 投球后，投球手摆至非投球手一侧的髋部
下手抛球	网球、墙、4.6 m 长的可用空间距离	1. 距墙面 4.6 m 画一条线 2. 受试者站在线后，面对墙 3. 受试者下手抛球击打墙面 4. 重复测试	1. 惯用手向下摆动至体后 2. 非惯用脚向前跨一步 3. 球抛出后击打墙面，触墙前球不能落地反弹 4. 抛球后手臂随挥至胸前高度

（四）评分标准

评分标准主要包括动作的质量、准确性、速度和协调性等方面。这些标准帮助评估者全面了解幼儿在各项运动项目中的表现，从而进行客观、科学的评估。每个动作技能有 3～5 个不同的、具体的标准（表 7-3）。符合一项动作标准得 1 分，不符合动作标准不得分，记为 0 分。

（1）动作质量。评估者会观察幼儿在完成各项运动时的动作技巧和动作规范，包括动作的流畅性、稳定性和协调性等。比如，在进行跳跃测试时，评估者会根据幼儿的跳跃高度、着地姿势和身体姿态等方面进行评估。

（2）准确性。评估者会评估幼儿在完成各项运动动作时的准确性，包括目标投掷、接球、滚球的准确性等。例如，在进行投掷测试时，评

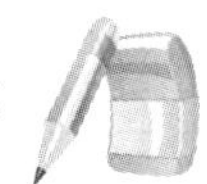

估者会根据幼儿的投掷目标是否准确进行评估。

（3）速度。在某些项目中，评分标准可能还会考虑到动作的完成速度。例如，在进行跑步测试时，评估者会观察幼儿的跑步速度和敏捷性。

（4）协调性。评估者会关注幼儿在完成各项动作时的身体协调性和运动协调能力。比如在进行下手抛球测试时，评估者会观察幼儿抛球动作的协调性。

第二节　幼儿体育活动的运动量及其测定

运动量的大小通常是由运动的类型、强度、持续时间以及个体的体重等因素共同决定的。通过衡量和控制运动量，可以更好地管理幼儿运动锻炼的效果，确保达到预期的教育目的。

一、运动强度

（1）运动强度是指人的身体完成练习所用力量的大小和机体的紧张程度[①]。

（2）我国幼儿在体育课或一次体育锻炼中的最佳运动强度为：① 幼儿的平均心率应在 140～170 次/min 左右；② 最低不宜低于 130 次/min；③ 最高一般不宜超过 170 次/min（平均）[②]。

在幼儿的体育活动中，较大强度的项目有跑、跳、攀登等，而走、钻、爬、投掷等动作的运动强度则相对较小。

---

① 陶宏. 如何合理安排幼儿体育课的运动量［J］. 青少年体育，2019（2）：126-127.

② 陶宏. 如何合理安排幼儿体育课的运动量［J］. 青少年体育，2019（2）：126-127.

二、运动时间

（1）运动时间：是指一堂体育课或一次体育锻炼练习的总时间[①]。

（2）不同年龄段的幼儿，其最佳的运动时间也不同：① 2～3 岁，一次活动总时间不宜超过 15 min；② 3～4 岁，一次活动总时间不宜超过 15～20 min；③ 4～5 岁，一次活动总时间不宜超过 25～30 min[②]。

三、运动密度

运动密度也称为练习密度，是指幼儿在课中做练习的时间与课的总时间的比例[③]，计算公式为：

$$运动密度（练习密度）=\frac{幼儿实际（活动）练习的时间}{活动（课）的总时间}\times 100$$

在一次活动（或一节课）中，练习密度过大或过小，都不利于幼儿的身体健康，教师能否根据活动（或上课）的任务、要求以及幼儿的具体情况，合理安排练习密度，对于幼儿掌握动作技能，提高锻炼效果，增强体质有很大关系。根据幼儿的年龄特点，幼儿园体育活动的练习密度，应高于中、小学的体育课。从部分地区对幼儿体育活动练习密度的测定数据来看，一般情况下，幼儿体育活动的练习密度是 60%～70%，幼儿体育新授课的练习密度是 50%左右。

为了合理安排幼儿体育活动的练习密度，教师可以自己测定，根据本班目前的情况再适当加大或缩小。可选一名生长发育和动作发展都属

① 阮科群. 新课改下体育教学中运动负荷实施策略探析［J］. 文理导航（上旬），2010（10）：6，8.

② 陶宏. 如何合理安排幼儿体育课的运动量［J］. 青少年体育，2019（2）：126-127.

③ 陶宏. 如何合理安排幼儿体育课的运动量［J］. 青少年体育，2019（2）：126-127.

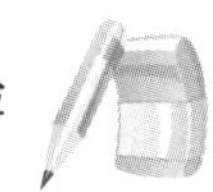

于中等的幼儿，从活动（上课）开始，记录他每次练习的动作名称和时间，直到结束。

幼儿运动密度与青少年体育课练习密度的不同点是幼儿的一切身体活动都计为有效运动密度。例如走、慢跑、返回队列、调整队形时的原地踏步等动作所需的时间均计算在活动密度中。

从目前看，我国幼儿园或托幼机构的体育活动普遍存在练习密度偏低、训练效果差等问题。究其原因，主要是幼儿园体育活动的内容与形式过于传统，缺乏创新性。同时，因为安全问题限制了教师的发挥，加之为了维持教学秩序，幼儿的玩耍时间通常会被大量的排队时间所替代，这就缩短了幼儿在园所中的活动时间。

四、幼儿运动量的判断方法

运动量的测定，实质上就是生理负荷量的测定。常用的测定方法有生理指标测定法和观察法两种。

（一）生理指标测定法

生理指标测定法要求在体育活动前、活动中、活动后分别对受测者测定和检查若干项生理指标。运动量的生理指标测定法是通过测量运动过程中产生的生理变化来评估运动量的方法，这些生理指标包括心率、呼吸频率、乳酸浓度、尿蛋白等，通过这些指标可以了解幼儿在运动时的身体反应，从而评估运动量的大小。但由于乳酸浓度、尿蛋白等指标测试需要专业的器材和人员，幼儿园的测试不宜采用。

在幼儿园实践中，只对其中的心率进行测定还是切实可行的。对幼儿进行心率测定（即脉搏测查）的方法是：选择体质状况处于中等水平的幼儿一名，分别在活动前、活动中和活动后测定其心率的变化情况。脉搏生理测定法是指用食指、中指和无名指的指端触压被测试幼儿手腕部的桡动脉处，测量脉搏 1 min。经研究数据得出，幼儿在进行体育活动时的平均心率应在 140～170 次/min[①]。

有可能的话，最好是多测定几名幼儿，根据这几名幼儿心率的变化情况，全面、综合地分析此次活动的活动量情况。具体的测查项目是：

（1）活动前的心率。

（2）较大活动量后的心率。

（3）活动后的心率。

（4）活动后心率恢复到活动前心率所需要的恢复时间。

然后，对所得的数据进行统计处理，如：① 活动前和活动后心率之差；② 活动过程中的最高心率；③ 恢复时间。

对幼儿进行心率测查，主要是检查教师在组织幼儿活动的过程中，掌握和控制活动量的情况，以及了解此项活动对幼儿身体所产生的负荷大小情况。

（二）观察法

教师在组织幼儿开展活动时，为了掌握并控制幼儿的运动量，最常用也是最简便易行的方法就是观察法。这种方法可以普遍运用，并且具有一定的科学性，主要是观察幼儿在运动过程中的呼吸状况。这种方法主要是通过观察幼儿的脸色、出汗量、呼吸、动作完成的质量、注意力和情绪等方面来判断运动量是否合理。若幼儿的呼吸虽急促但仍较有规律，表明此活动量尚合适；若发现幼儿的呼吸无规律，出现紊乱，上气不接下气，则说明活动量过大，需及时进行调整。观察法的判断标准如表 7-4 所示[②]。

---

① 陶宏. 如何合理安排幼儿体育课的运动量［J］. 青少年体育，2019（2）：126-127.

② 李季湄.《3—6岁儿童学习与发展指南》实施问答［M］. 北京：北京师范大学出版社，2014：22.

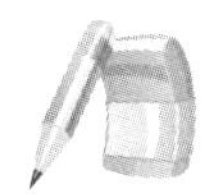

表 7-4　观察法的判断标准

观察指标	疲劳程度及表现		
内容	轻度疲劳	中度疲劳	重度疲劳
面色	稍红	相当红	十分红或苍白
汗量	较少	较多（尤其是头部和肩背）	大量出汗（特别是躯干部位），颈部和衣服上有白色盐迹
呼吸	中速或较快	显著增加	呼吸急促、表浅、节奏紊乱
动作	动作准确，步态轻稳	动作摇摆不定	动作失调，步态不稳，用力颤抖，反应迟钝。
注意力	注意力集中	能集中注意力但不稳定	注意力分散，注意力转移
情绪	愉快	略有倦怠	精神疲乏

第三节　幼儿动作发展的干预效果检验

动作发展干预效果是干预研究的重要内容，也是干预的主要目的。多数研究都表明实验干预后，实验班幼儿粗大动作发展总体水平高于对照班，或干预后在移动性动作、操作性动作或是稳定性动作的某个方面优于对照班，干预取得了一定效果。为了检验干预效果，笔者选取一所幼儿园的幼儿进行 16 周的干预研究，实验班采用一定的体育干预方案，对照班进行常规练习活动。在干预后同样对幼儿粗大动作发展进行实验后测，对比两群组在不同干预后在动作发展和体质上的差异。实验结果也表明，基于动作发展理论设计的活动方案对促进幼儿大肌肉动作发展水平和体质健康水平优于传统的体育活动方案。

一、研究对象与方法

（一）研究对象

我市某一幼儿园 5～6 岁体育课和户外活动课程。

（二）实验研究

1. 实验对象

5～6 岁幼儿 60 名，实验班（男 18 人、女 12 人），对照班（男 16 人、女 14 人）为研究对象。本研究选取大班幼儿主要考虑该阶段幼儿认知水平较高，动作学习更容易配合，可塑性强，且这一阶段恰好是动作技能成熟期，若在这一阶段及时干预、提高、巩固以此达到稳定的“动作单元”，可以为后续学习更高技能奠定基础。

2. 方案设计思路

根据 5～6 岁幼儿大肌肉动作发展特征、身心发展特征、运动经验、动作技能形成规律、学习特征、最近发展区理论和约束理论，以基本动作为载体，利用多样化的练习手段和途径，对幼儿的体育课及户外活动进行系统、全面、递进性的组合和设计，以游戏为主要活动形式，科学安排负荷强度。对照组则进行正常体育课和户外运动。

3. 实验干预方案

采用准实验设计。以不同课程设计方案为自变量，对比分析不同活动设计对幼儿大肌肉动作发展水平和体质健康水平的影响效果。其中实验组选取新的活动设计，对照组采用常规活动设计。实验组和对照组的活动干预周数、频率、时间均保持一致。干预为期 16 周，一周 5 次，每次 1 小时，周一、三、五上午 9:00—10:00，周二、四下午 3:00—4:00。课程包括准备部分（12 分钟），主要是热身环节，激发幼儿运动的兴趣；基本部分（40 分钟）是本课的主体部分，基本动作练习与规范、融基本动作组合的体育游戏；放松部分（8 分钟）主要是拉伸练习。每两周小结一次，在原有基础上增加动作参数、动作难度和改变练习环境。

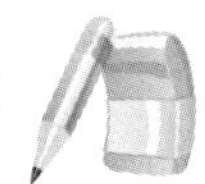

4. 测试指标

采用 TGMD-3 量表评定幼儿大肌肉动作发展水平。该量表在国内外应用广泛，已被证实具有良好的信度和效度。大肌肉动作测试由身体移动性动作技能测试和物体操作性动作技能测试两部分组成。前者包括跑步、立定跳远、单脚跳、跨跳、前滑步、侧滑步 6 个动作；后者包括原地拍球、接球、踢球、击打固定球、上手投球、地滚球、击打反弹球 7 个动作，总共 13 个技能测试。

体质健康水平的测试采用《国民体质测定标准手册》幼儿部分，本研究针对素质部分进行测试，包括 10 m 往返跑、立定跳远、网球掷远、双脚连续跳、坐位体前屈、走平衡木。

5. 研究假设

① 采用新的和常规活动设计均能够提高 5～6 岁幼儿动作发展水平和体质健康水平；② 采用新的活动设计对 5～6 岁幼儿动作发展水平和体质健康水平的提高效果优于常规活动设计。

6. 数据处理

使用 SPSS26.0 对所获取的测试指标数据进行描述性统计。实验组和对照组实验前后各组间的差异采用独立样本 T 检验，实验组与对照组实验前后的各自比较采用配对样本 T 检验，实验组与对照组实验前后的差值（实验后-实验前）进行独立样本 T 检验。实验组和对照组移动性动作、操作性动作实验前后得分差值进行独立样本 T 检验，显著标准为 $P<0.05$ 和 $P<0.01$。

二、研究结果

（一）干预前后 5～6 岁幼儿大肌肉动作发展水平得分比较

从表 7-5 中可以得知，实验前实验组与对照组大肌肉动作发展水平

总分、移动性动作各指标得分及总分、操作性动作各指标得分及总分均没有显著差异（$P>0.05$），符合实验前分组要求。

表 7-5　两组幼儿大肌肉动作发展水平实验前后比较

测试动作		实验组		对照组	
		实验前	实验后	实验前	实验后
移动性动作技能	跑	6.61±0.51	7.78±0.53**	6.62±0.41	7.71±0.44**
	立定跳远	5.10±0.45	6.86±0.67**	5.11±0.46	6.67±0.45**
	单脚跳	5.99±0.46	7.26±0.49**	6.10±0.44	6.89±0.43**##
	前跨跳	4.72±0.52	5.91±0.54**	4.85±0.56	5.31±0.59**##
	前滑步	5.20±0.54	7.48±0.60**	5.26±0.55	5.84±0.65**##
	侧滑步	5.76±0.56	7.56±0.68**	5.82±0.48	6.32±0.50**##
	移动技能总分	33.37±0.98	42.86±1.14**	33.76±1.33	38.74±1.17**##
	原地拍球	4.45±0.27	5.61±0.32**	4.38±0.29	4.97±0.36**##
	上步踢球	4.11±0.43	6.13±0.54**	4.19±0.46	4.87±0.52**##
操作性动作技能	双手接球	4.08±0.36	5.67±0.57**	4.08±0.33	4.60±0.31**##
	击打固定球	4.62±0.23	6.98±0.41**	4.59±0.30	5.48±0.34**##
	上手投球	4.78±0.35	6.92±0.60**	4.85±0.38	5.54±0.43**##
	击打反弹球	4.46±0.31	6.82±0.39**	4.50±0.27	5.18±0.38**##
	下手投球	4.26±0.32	6.97±0.42**	4.35±0.32	5.13±0.36**##
	操作技能总分	30.76±0.78	45.11±1.29**	30.93±0.78	35.77±0.76**##
	TGMD-3 总分	64.13±1.21	87.97±1.61**	64.69±1.48	74.51±1.34**##

注：1. 两组组内实验前后比较：**$P<0.01$；2.实验组和对照组实验后组间比较：##$P<0.01$。

实验后，两组幼儿大肌肉动作发展水平总分、移动性动作各指标得分及总分、操作性动作各指标得分及总分均比实验前有显著提高（$P<0.01$）。实验组幼儿除了跑的动作与立定跳远动作得分外，其余指标均显著高于对照组。说明不管哪种方案，都能促进大肌肉动作的发展，新设计的方案实验后数据除个别指标外均高于对照组。

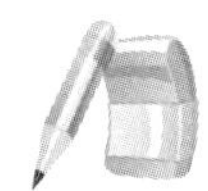

（二）干预前后5～6岁幼儿体质健康测试得分比较

数据统计结果显示（见表 7-6），实验前实验组与对照组幼儿体质健康的基线水平没有显著差异（$P>0.05$）。实验后，实验组、对照组幼儿体质健康水平均显著高于实验前（$P<0.01$），说明两种干预方案均能促进幼儿的体质健康水平。实验后，实验组幼儿除 10 米往返跑外，其他成绩均显著高于对照组实验后的成绩，说明新的方案更有助于促进幼儿的体质健康水平。

表 7-6 两组幼儿体质健康水平实验前后比较

	实验组		对照组	
	实验前	实验后	实验前	实验后
10 m 往返跑	6.54±0.26	5.69±0.28**	6.40±0.35	6.01±0.34**
立定跳远	101.75±2.53	120.11±3.64**	101.43±3.01	110.51±2.30**##
网球掷远	4.83±0.60	7.05±0.80**	4.67±0.39	5.58±0.60**##
双脚连续跳	6.39±0.55	5.42±0.47**	6.53±0.42	5.66±0.42**#
坐位体前屈	9.64±0.91	11.30±0.87**	9.77±1.00	10.76±1.06**#
走平衡木	6.98±0.33	5.17±0.26**	6.97±0.30	6.12±0.31**##

注：1. 两组组内实验前后比较：**$P<0.01$；2. 实验组和对照组实验后组间比较：#$P<0.05$，##$P<0.01$。

（三）两组幼儿实验前后大肌肉动作发展水平差值的比较

表 7-7 显示的是实验前后实验组和对照组大肌肉动作各指标发展水平差值的独立样本 T 检验结果，统计结果显示，实验组和对照组幼儿在跑、立定跳远的动作得分差值不存在显著差异（$P>0.01$），其他移动性动作得分及总分、操作性动作得分及总分、大肌肉动作发展总分均存在显著差异（$P<0.01$），说明实验组幼儿大肌肉动作发展（除跑步和立定跳远外）的促进效果优于对照组，验证了实验假设。

表 7-7　两组幼儿大肌肉动作发展水平实验前后差值的对比

测试动作	实验组	对照组	t	p
	后测-前测	后测-前测		
跑	1.18±0.29	1.09±0.24	1.203	0.23
立定跳远	1.77±0.45	1.56±0.29	2.097	0.14
单脚跳	1.27±0.21	0.78±0.27	7.64	0.00
前跨跳	1.19±0.28	0.46±0.29	9.852	0.00
前滑步	2.28±0.59	0.58±0.31	14.156	0.00
侧滑步	1.79±0.47	0.50±0.31	12.332	0.00
移动性技能总分	9.49±0.86	4.98±0.65	23.125	0.00
原地拍球	1.16±0.29	0.59±0.22	8.528	0.00
上步踢球	2.01±0.38	0.69±0.31	14.926	0.00
双手接球	1.59±0.34	0.51±0.24	14.235	0.00
击打固定球	2.37±0.43	0.89±0.27	15.650	0.00
上手投球	2.13±0.41	0.68±0.28	16.215	0.00
击打反弹球	2.36±0.27	0.68±0.27	23.809	0.00
地滚球	2.71±0.45	0.77±0.37	18.317	0.00
操作性技能总分	14.34±0.96	4.84±0.76	42.910	0.00
总分	23.84±0.94	9.82±0.91	58.495	0.00

（四）两组幼儿移动性动作、操作性动作实验前后得分差值的比较

本研究又对实验组、对照组移动性动作、操作性动作实验前后总分差值进行了独立样本 T 检验，表 7-8 显示实验组操作性动作实验后促进幅度显著高于移动性动作（$P<0.01$），对照组两者则没有显著性差异（$P>0.05$）。

表 7-8　两组幼儿移动性动作、操作性动作实验前后得分差值的比较

	移动性动作总分差值	操作性动作总分差值	t	Sig.
实验组	9.49±0.86	14.34±0.96	−19.926	0.000
对照组	4.98±0.65	4.84±0.76	0.831	0.409

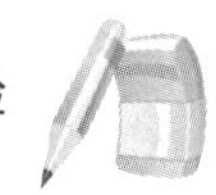

（五）实验组与对照组实验前后体质健康水平差值的比较

表 7-9 显示的是实验组与对照组实验前后体质健康发展水平的差值比较，结果显示经过不同的活动方案干预后，两组幼儿 10 m 往返跑、双脚连续跳的增值不存在显著差异（$P>0.01$），其他指标均存在非常显著差异（$P<0.01$），说明了实验组幼儿体质健康水平的提高效果优于对照组。

表 7-9　两组幼儿体质健康水平实验前后差值的对比

项目	实验组	对照组	t	sig.
	后测－前测	后测－前测		
10 m 往返跑	－0.85±0.14	－0.70±0.43	－1.928	0.061
立定跳远	18.36±2.28	9.08±1.94	17.066	0.000
网球掷远	2.21±0.45	0.91±0.42	11.487	0.000
双脚连续跳	－0.97±0.50	－0.87±0.47	－1.017	0.317
坐位体前屈	1.65±0.50	0.99±0.29	6.370	0.000
走平衡木	－1.81±0.21	－0.84±0.16	－20.232	0.000

三、讨论

5～6 岁的幼儿是学龄前期的最后一个阶段，是动作发展的敏感时期，对后续复杂动作技能的学习和掌握起到事半功倍的效果。幼儿的动作发展直接影响幼儿的认知能力、感知能力、社会适应方面和身心健康。在身心健康方面，大肌肉动作发展的优劣与个体 BMI、心肺功能正相关，还可以预知未来的身体素质水平和心理健康程度。

本研究验证了基于动作发展理论设计的活动方案在促进大肌肉动作发展水平和体质健康水平的效果方面优于传统的体育活动方案。本活动方案是在调研园区体育活动现状及幼儿大肌肉动作发展水平和体质健康

水平的基础上，以该阶段幼儿动作发展特征为主要依据，结合拉邦动作分析理论、动作图式理论和环境约束理论，从全面性、系统性、针对性等角度进行全方位、科学的设计，新的活动设计以游戏为主要活动方式，包括移动性动作、操作性动作两大类，以两周为单元，将两大类动作进行重新组合，交叉分配，以保证活动内容和形式的新颖性、趣味性、多样性和多变性，调动幼儿的积极性，确保活动的效果。

实验后，两组幼儿大肌肉动作发展水平和体质健康水平都较实验前有显著增长。王雪芹的研究指出，幼儿期是动作发展的重要时期，即使没有特殊的运动干预，幼儿动作的发展也会随着年龄的增长出现明显增长[①]。本研究认为，对照组幼儿各指标的增长除了自然生长外，与该实验园平时注重体育运动有很大的关系，该实验园是体育活动特色幼儿园。为了进一步验证基于动作发展理论构建的体育活动方案的有效性，对实验组和对照组幼儿大肌肉动作发展水平与体质健康水平的实验前后指标变化差值进行了独立样本 T 检验，结果显示，实验组除了跑步、立定跳远动作得分无统计学意义外，其他递增幅度均高于对照组。实验组体质健康水平除了 10 m 折返跑和双脚连续跳成绩外，也显著高于对照组。这充分说明了，新的体育活动方案要优于传统的体育活动方案，对幼儿大肌肉动作发展和体质健康促进作用更明显。本研究和管莹莹的研究结果类似，她的研究指出以幼儿大肌肉动作发展特征、幼儿大肌肉动作结构分析、幼儿大肌肉动作的约束因素分析等理论为依据设计的活动方案对于幼儿大肌肉动作发展具有较好的促进效果[②]。

实验后，大肌肉动作发展水平中幼儿移动性动作得分增长幅度要低于操作性得分增长幅度，本研究认为一方面因为移动性动作在日常生活或学校体育运动、户外活动中应用广泛，接触机会多，所以基线值比较

① 王雪芹，杨涛，陈士强等. 多元体育活动模块促进4～5岁幼儿粗大动作发展的实证研究［J］. 西安体育学院学报，2020，37（4）：480－487.

② 管莹莹. 幼儿大肌肉动作发展的活动设计与实证研究［D］. 北京体育大学，2018.

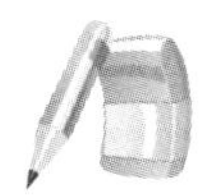

高，而操作性动作相对由于受到场地、器材、技能要求等，使得幼儿动作发展受限，以至于基线得分相对较低。另外，在新设计的方案中，增加了操作性动作学习的比重，幼儿有更多的机会锻炼物体操作性技能，这就解释了为何操作性动作得分增值高于移动性动作得分增值。

四、结论

（1）实验后，实验组和对照组动作发展水平和体质健康水平均显著高于实验前，说明两组运动方案均能促进大肌肉动作发展和体质健康水平。

（2）实验后实验组、对照组幼儿大肌肉动作总分、移动性动作总分、物体操作性动作总分分别提高了（23.84±0.94）分、（9.82±0.91）分；（9.49±0.86）分、（4.98±0.65）分；（14.34±0.96）分和（4.84±0.76）分，实验组幼儿大肌肉动作发展递增幅度显著高于对照组（$P<0.01$）。

（3）实验后实验组和对照组 10 米折返跑、立定跳远、网球掷远、双脚连续跳、坐位体前屈、走平衡木分别提高了（0.85±0.14）秒、（0.70±0.43）秒；（18.36±2.28）cm、（9.08±1.94）cm；（2.21±0.45）m、（0.91±0.42）m；（0.97±0.50）秒、（0.87±0.47）秒；（1.65±0.50）cm、（0.99±0.29）cm；（1.81±0.21）、（0.84±0.16）秒，实验组除 10 m 折返跑、双脚连续跳外递增幅度显著高于对照组（$P<0.01$）。

（4）实验组实验后物体操作性动作技能得分显著高于身体移动性动作技能得分（$P<0.01$），对照组没有显著性差异。

基于实验结果，各园区应考虑现状并以动作发展理论为指导，根据幼儿的身心发展规律、学习特点、运动经验等对幼儿园体育课及户外活动课程进行优化和重新设计，以期增加幼儿园体育课程的有效性和科学性，进而达到促进和提升幼儿动作发展和体质健康水平的目标。

参考文献

[1] 许卓娅. 学前儿童体育［M］. 南京：南京师范大学出版社，2003.

[2] 薛辛东. 儿科学［M］. 北京：人民卫生出版社，2010.

[3] Greg Payne，耿培新，梁国立. 人类动作发展概论［M］. 北京：人民教育出版社，2008.

[4] 李金泉. 幼儿体育［M］. 北京：高等教育出版社，2010.

[5] 霍力岩，姜姗姗，李敏谊. 学前教育研究方法［M］. 北京：高等教育出版社，2020.

[6] ［美］弗罗斯特等. 游戏和儿童发展［M］. 唐晓娟，张胤，译. 南京：江苏教育出版社，2011.

[7] 董奇，淘沙. 动作与心理发展［M］. 北京：北京师范大学出版社，2004.

[8] ［美］玛吉尔. 运动技能学习与控制［M］. 7 版. 张忠秋，译. 北京：中国轻工业出版社，2006.

[9] 任绮，高立，陈健文. 学前儿童体育与健康［M］. 北京：清华大学出版社，2012.

[10] 付建忠. 教育心理学［M］. 北京：清华大学出版社，2010.

[11] 万纺. 学前卫生学［M］. 3 版. 北京：北京师范大学出版社，2012.

[12] ［美］威廉姆等. 运动与营养［M］. 荫士安，译. 北京：人民卫生出版社，2011.

[13] 曹建民. 体能与营养恢复［M］. 北京：北京体育大学出版社，2010.

[14] ［瑞士］皮亚杰. 皮亚杰教育论著选［M］. 卢濬，选译. 北京：人

民教育出版社，2015.
［15］［美］Damon W，［美］Lerner RM．儿童心理学手册［M］．林崇德，李其维，董奇，译．6 版．上海：华东师范大学出版社，2015.
［16］李季湄．《3～6 岁儿童学习与发展指南》实施问答［M］．北京：北京师范大学出版社，2014.
［17］李阳．幼儿基本动作的发展干预研究［M］．重庆：重庆大学出版社，2021.
［18］王占春．幼儿园体育活动的理论与方法［M］．北京：人民教育出版社，2006.
［19］汪超．幼儿园体育活动设计与指导［M］．上海：复旦大学出版社，2011.
［20］马丽枝．学前儿童教育活动设计的理论与实践［M］．北京：中国人口出版社，2016.
［21］陈冬华．幼儿园体育活动的理论与实践手册［M］．北京：人民教育出版社，2018.
［22］杜素珍．幼儿园一日体育活动整合手册［M］．南京：南京师范大学出版社，2010.
［23］人民教育出版社体育室．幼儿园体育活动的理论与方法［M］．北京：人民教育出版社，2002.
［24］刘彩云．幼儿园集体教学活动设计与案例［M］．北京：中国轻工业出版社，2016.
［25］陶宏．幼儿体育教学活动实践手册［M］．上海：华东师范大学出版社，2017.
［26］李燕．学前儿童发展心理学［M］．上海：华东师范大学出版社，2008.
［27］李燕．游戏与儿童发展［M］．杭州：浙江教育出版社，2008.
［28］杨延秋．学前儿童体育教程［M］．上海：复旦大学出版社，2020.

[29] 杨枫. 幼儿园教育环境创设与玩教具制作 [M]. 2 版. 北京：高等教育出版社，2013.

[30] 袁爱玲. 幼儿园教育环境创设 [M]. 北京：高等教育出版社，2010.

[31] 中国营养学会. 中国居民膳食指南（2022）[M]. 北京：人民卫生出版社，2022.

[32] 武松，潘发明. SPSS 统计分析大全 [M]. 北京：清华大学出版社，2014.

[33] 李季湄，冯晓霞. 《3～6 岁儿童学习与发展指南》解读 [M]. 北京：人民教育出版社，2013.

[34] 中华人民共和国教育部. 幼儿园教育指导纲要（试行）[M]. 北京：北京师范大学出版社，2001.

[35] 国家体育总局. 国民体质测定标准手册（幼儿部分）[M]. 北京：人民体育出版社，2003.

[36] 中华人民共和国教育部. 2016 版幼儿园工作规程：附《3～6 岁儿童学习与发展指南》[M]. 北京：首都师范大学出版社，2016.

[37] 管莹莹. 幼儿大肌肉动作发展的活动设计与实证研究 [D]. 北京：北京体育大学，2018.

[38] 许慧敏. 动作技能发展视角下幼儿体育游戏实施效果的实证研究 [D]. 北京：北京体育大学，2017.

[39] 肖艺. 体育游戏对幼儿运动能力发展的实验研究 [D]. 长沙：湖南师范大学，2011.

[40] 李庆. 趣味体育游戏对儿童身体素质影响的实验研究 [D]. 长春：东北师范大学，2017.

[41] 高云. 粗大动作发展对 3～6 岁幼儿身体素质的影响研究 [D]. 开封：河南大学，2020.

[42] 莫月红. 3～6 岁幼儿大肌肉动作发展现状及促进策略研究 [J]. 运动，2015（14）：34-35，

[43] 莫月红. 动作发展视角下 5～6 岁幼儿体质健康促进的实验研究[J]. 运动-休闲：大众体育，2023（2）：148-150.

[44] 吴升扣，姜桂萍，李曙刚. 动作发展视角的韵律性身体活动促进幼儿粗大动作发展水平的实证研究 [J]. 北京体育大学学报，2015，38（11）：98-105.

[45] 辛飞，蔡玉军，鲍冉，等. 国外幼儿基本动作技能干预研究系统评述 [J]. 体育科学，2019，39（2）：83-97.

[46] 李静，刁玉翠. 3～10 岁儿童基本动作技能发展比较研究 [J]. 中国体育科技，2013，47（3）：129-132.

[47] 任园春，李亚梦，张茜，等. 小学一年级学生动作发展测评方法探索 [J]. 中国学校卫生，2017，38（8）：1248-1251.

[48] 周毅，庄弼，辛利. 儿童早期发展与教育中最重要的内容：动作教育与综合训练 [J]. 广州体育学院学报，2014，34（6）：108-112，120.

[49] 钱建龙. 对动作教育的若干思考 [J]. 体育学刊，2007，14（1）：82-84.

[50] 王政淞，李红娟，张柳. 动作能力对儿童青少年体力活动与健康促进的重要意义：基于动作能力研究模型的综述分析[J]. 体育科学，2017，37（11）：72-80.

[51] 任园春，赵琳琳，王芳. 不同大肌肉动作发展水平儿童体质、行为及认知功能特点 [J]. 北京体育大学学报，2013，36（3）：79-84.

[52] 张莹. 我国 3～6 岁幼儿基本动作发展特征研究：以北京市某一级幼儿园幼儿的投掷动作发展为例 [J]. 中国体育科技，2013，49（4）：92-102.

[53] 宁科，沈信生，邵晓军. 学前儿童大肌肉动作发展水平年龄和性别特征研究 [J]. 中国儿童保健杂志，2016，24（12）：1322-1325.

[54] 戴雯，李雪佩，张剑，等. 学前儿童大肌肉动作发展特点与规律：

基于身体移动与物体控制能力具体动作任务的分析［J］. 学前教育研究，2017，270（6）：29-39.

［55］刁玉翠，董翠香，李静. 大肌肉动作发展测验上海市常模的建立［J］. 中国体育科技，2018，54（2）：99-105.

［56］胡水清，王欢，李一辰. 北京市 3～6 岁儿童国民体质测试成绩与粗大动作技能发展的关系［J］. 中国体育科技，2018，54（5）：32-37.

［57］刘大维. 儿童动作协调能力的内涵、影响因素及其培养策略［J］. 学前教育研究，2011，（6）：45-47.

［58］桂春燕，王荣辉，刘鑫. 儿童基本动作技能与体力活动关联性研究进展［J］. 体育学刊，2019，26（2）：89-95.

［59］吴升扣，姜桂萍，张首文，等. 3～6 岁幼儿粗大动作发展特征与体质健康水平的研究［J］. 中国儿童保健杂志，2015，23（2）：172-175.

［60］扆铮，王姣姣. 幼儿体质健康和粗大动作技能水平的相关研究［J］. 福建体育科技，2022，41（4）：11-16.

［61］郜卫峰，顾大成. 我国 3～6 岁幼儿健康的现状及影响因素分析［J］. 体育科技，2016，37（2）：92-93.

［62］李向宇. 民间体育游戏对 3～6 岁幼儿体质健康影响的实验研究［J］. 吉林体育学院学报，2007，12（5）：179-180.

［63］杨斌，唐吉平，王岐富，莫冰莉. 当前幼儿体质健康促进困境与社会支持现状分析［J］. 学前教育研究，2018（6）：60-63.

［64］吴升扣，姜桂萍. 儿童早期动作发展测量的研究进展［J］. 北京体育大学学报，2014（4）：81-87.

［65］杨清轩. 动作发展视域下学前儿童大肌肉动作发展的实验干预［J］. 西安体育学院学报，2017，34（3）：341-347.

［66］吴升扣，姜桂萍，龚睿. 3～6 岁幼儿本体感觉能力和粗大动作发展水平的特征及相关性研究［J］. 体育学刊，2016，23（1）：131-135.

［67］赵仲龙. 幼儿运动安全防护要点［J］. 家庭教育（幼儿版），2009

（11）：45-45.

［68］何建龙，李燕，王琳. 现代体能教学对幼儿基本动作技能发展比较研究［J］. 宜春学院学报，2014，36（3）：121-124.

［69］冷小刚. 幼儿体育活动中的卫生与安全[J]. 南京体育学院学报(社会科学版)，2002，16（5）：117-118.

［70］宁科，邵晓军，米青. 大肌肉动作发展量表（TGMD-2）在学前儿童中的验证性因素分析［J］. 陕西学前师范学院学报，2016，32（1）：65-68.

［71］张莹. 动作发展视角下的幼儿体育活动内容实证研究［J］. 北京体育大学学报，2012，35（3）：133-140.

［72］张利芳. 动作发展视角下的幼儿体育游戏创编探究——以操作性技能为例［J］. 当代体育科技，2018，8（21）：246-247.

［73］王雪芹，杨涛，陈士强等. 多元体育活动模块促进 4～5 岁幼儿粗大动作发展的实证研究［J］. 西安体育学院学报，2020，37（4）：480-487.

［74］警惕！学前“小胖墩儿”太多了［EB/OL］. https://baijiahao. baidu. com/s？id=1652672581419622312&wfr=spider &for=pc, 2019 12 12.

［75］幼儿动作教育如何更科学［EB/OL］. https://baijiahao. baidu. com/s？id=1721554967176977591&wfr=spider &for=pc, 2022-01-10.

［76］Clark J E, Whitall J. What is motor development？The lessons of history［J］. Quest, 1989, 41(3): 183-202.

［77］Haywood K M, Getchell N. Lifespan motor development［M］. 4th ed. Champaign, IL: Human Kinetics, 2005.

［78］Hensch T K, Fagiolini M N, et al. Local GABA Circuit Control of Experience-Dependent Plasticity in Developing Visual Cortex［J］. Science, 1998, 282(11): 1504-1507.

［79］Gallahue D L, Frances C and Donnelly. Developmental physical education for all children [M]. New York: Wiley, 2003: 62-63.

[80] Bardin J. Unlocking The Brain [J]. Nature, 2012, 487(7): 24-26.

[81] Gallahue D L, Ozmun J C, Goodway J D. Understanding Motor Development: Infants, Children, Adolescents, Adults [M]. New York: McGraw-Hill, 2012: 1-5.

[82] Clark J E, Humphrey J H. Motor development: Research and reviews [J]. NASPE Publications: Reston, VA. 2002, (2): 163-190.

[83] Robinson L E. The relationship between perceived physical competence and fundamental motor skills in preschool children [J]. Child Care Health Development, 2011, 37(4): 589-596.

[84] Davis E E, Pitchford N J, Limback E. The interrelation between cognitive and motor development in typically developing children aged 4-11 years is underpinned by visual processing and fine manual control [J]. Psychology, 2011, 102(3): 569-584.

[85] Kees De Bot. A dynamic systems theory approach to second language acquisition [J]. Bilingualism: language and Conition, 2007, 10(1): 7-21.

[86] Newell K M. Constraints on the development of coordination [J]. Motor development in children: Aspects of coordination and control, 1986, (34): 341-360.

[87] Bronfenbrenner U. Developmental Research, Public Policy and the Ecology of Childhood [J]. Child Development, 1974 (45): 1-5.

[88] Pate R R, Peiffer K A, Trost S G, et al. Physical activity among children attending pre-schools [J]. Pediatrics, 2004, 114(5): 1258-1263.

[89] Gabbard C P. Lifelong motor development [M]. 6th ed. San Francisco: Pearson Higher Ed, 2011.

[90] Gagen L M, Getchell N. Using constraints to design developmentally appropriate movement activities for early childhood education [J]. Early Childhood Education Journal, 2006, 34(3): 227-232.

[91] Jascenoka J, Walter F, Petermann F, et al. The Relationship Between Motor and Cognitive Development in Preschool Age[J]. Kindheit Und Entwicklung, 2018, 27(3): 142-152.

[92] Flores F S, Rodrigues L P, Copetli F, et al. Affordances for Motor Skill Development in Home, School, and Sport Environments：A Narrative Review. Perceptual and Motor Skills [J]. 2019, 126(3): 366-388.

[93] Barnett L, Lai S K, Veldman S L C, et al. Correlates of gross motor competence in children and adolescents：A systematic review and meta-analysis. Sports Medicine [J]. 2016, 46(11): 1663-1688.

[94] Seefeldt V. Psychology of Motor Behavior and Sport[M]. Champaign, IL：Human Kinetics, 1980：314-323.

[95] Hondt E D, Deforche B, Gentier I, et al. A longitudinal analysis of gross motor coordination inoverweight and obese children versus normal-weight peers [J] International Journal of Obesity, 2013, 37：61-67.

[96] Lloyd M, Saunders T J, Bremer E, et al. Long-term importance of fundamental motor skills；A 20-year follow-up study [J]. Adapt Physical Activty, 2014, 31(1): 67-78.

[97] Haga M. Physical fitness in children with high motor competence is different from that in children with low motor competence [J]. Phys Ther, 2009, 89(10): 1089-1097.